シリーズ 脳科学 4

甘利俊一 監修 | 岡本仁 編

脳の発生と発達

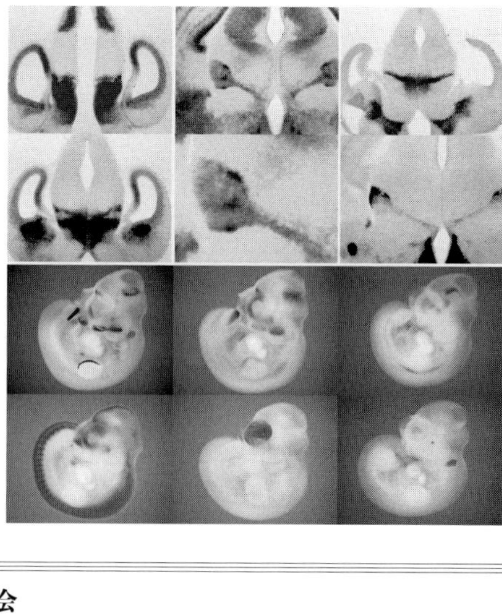

東京大学出版会

Brain Science 4
Shun-ichi AMARI, Supervising Editor
Brain Development and Neural Differentiation
Hitoshi OKAMOTO, Editor
University of Tokyo Press, 2008
ISBN978-4-13-064304-7

シリーズ脳科学発刊に寄せて

脳は人の最も精妙で複雑な器官である．人が人たる由縁は，脳のはたらきにある．脳はこころを宿し，そのこころが私たちの行動を律しているように見える．人を理解するには，こころを，そしてその物質的な基盤である脳を理解する必要がある．

脳は昔から医学の研究対象として，重視されてきた．しかし今では，脳の科学は生命科学だけでなく，情報科学，人間科学その他多くの学問に支えられた総合科学となっている．この10年，その傾向は特に著しい．

脳は物質で出来ている．したがって，その仕組みを知るには，まず脳の中の物質のはたらきを理解しようとするのは当然であろう．分子のレベルまで遡って脳の仕組みを物質の観点から解明する，分子生物学が大いに発展した．

しかし，脳の機能は情報処理である．それは脳を個々の要素に分解してみれば分かるわけではなくて，全体が結合したネットワーク，すなわちシステムとしてそのはたらきを見なければならない．この観点からは，システム科学，情報科学が脳研究の主役になる．

こころのはたらきのレベルで考えれば，認知，言語，コミュニケーション，教育，哲学などの，多くの学問分野を総合して考えなければならない．精神疾患も，物質的な基礎と同時に，心のはたらきの不具合というように，こころの問題と密接に関係してくる．

10年ほど前に，脳にかかわる広い範囲の研究者の総意に基づき，これからの脳研究に必要な総合的な研究を行う機関として，理化学研究所の脳科学総合研究センターが誕生した．あれから10年，脳の研究を支える多くの学問分野が手を携えて，協力しながら研究を進めていく体制が日本に整いつつある．

脳科学総合研究センター発足10周年に当たるこの年に，脳科学の最近のすばらしい発展を見ていただこうと企画したのが本シリーズである．理化学研究所脳センターの研究者のみならず，日本の広い分野の研究者に協力いただいて，脳科学の広がりと将来の発展方向がよく分かるように試みたつもりである．専門家ばかりでなく，社会人，学生にもその実情が分かるように配慮されている．

第 1 巻は「脳の計算論」と題し，理論からの導入とした．ここでは，脳の中で情報がどのように表現されているかに焦点を当て，ニューロンの発火スパイク系列の確率論的な解析，神経回路のダイナミックス，さらに学習の問題が扱われている．最近のこの分野の動向を知る良い手がかりであろう．

第 2 巻は「認識と行動の脳科学」である．これはシステム脳科学の本道を行く研究を集めたもので，認識，運動，記憶，そしてそれらを行動と結びつける脳のメカニズムに焦点を当てている．システム脳科学の最新の成果が示されている．

第 3 巻は「言語と思考を生む脳」とした．ここでは幼児の言語の獲得と発達に始まり，動物のコミュニケーションと音声の利用を論じ，これを人の言語の一つの起源として取り上げる．これはさらに，概念の形成や思考の仕組み，そして生物の社会形成にかかわる問題に発展する．

第 4 巻は，「脳の発生と発達」である．脳の発生と発達の過程は，脳の設計図を遺伝情報に基づいて実現していく過程である．これによって，脳の物質的な基礎とそれに基づく構造が示される．さらに，近年注目を浴びている，神経細胞の再生が扱われる．

第 5 巻では「分子・細胞・シナプスからみる脳」を扱う．ゲノムが脳をどのように支配するのか，細胞の仕組み，その中での情報の伝達の仕組みを調べさらに記憶と学習を支える分子機構を明らかにする．

第 6 巻は「精神の脳科学」を取り上げる．精神はこころと直接に結びついているから，脳の仕組みの不具合は，直接に精神にかかわる病として現れる．その症状には多種多様なものがあり，現象として何が現れるのか，物質的な基礎であるゲノムは，ここにどう絡まるのか，人格とどう関係するのかなど，精神医学の最前線が論じられている．

各巻の順番に意味があるわけではない．このなかから，好みの順番で読んでいただき，脳科学の壮大な広がりを見ていただくとともに，これらが次第に融合していく様を理解していただければ幸いである．

2007 年 10 月

甘利俊一

まえがき

本書は，2つの異なるタイムスケールで，脳が成り立つに至ったのかを論じている．1つは，億年単位の時間経過で起こる進化の観点から，2つ目は，数時間から数ヵ月のオーダーの時間経過で起こる発生の観点からである．本書では，脳の高次機能の遂行に最も関わっている脳の部分として，終脳に，とくに焦点を当てている．

脳の機能を研究し，その機能の精巧さを知れば知るほど，脳がどのようにしてつくられるのか，という疑問がわいてくる．この問いは，いくつかの異なる意味を持っている．第1には，受精から胎生期に，組織としての脳がどのような発達を遂げるのかという純粋に発生生物学的な問いかけである．第2には，そもそも脳のような一見複雑な構造を持つ組織が，地球の生命誌のなかで，どのようにして存在可能になったのかという，進化生物学的な問いかけである．さらには，脳は，個体の経験や学習に応じて，その中での神経配線図を時々刻々と変更するという性質をもっている．この意味で第3の解釈として，この問いを，経験が脳の発達にどのような影響を及ぼすか，という問いかけであると捉えることもできる．最近になって，発生生物学の進歩によって急速に蓄積された知識が，これらのどの側面からの問いかけに対しても，統一された観点からの答えを見いだすのにきわめて役に立つことが明らかになってきた．本書では従来の神経科学の枠組みを越えて，これらの課題を論じている．本書が，脳という魅力的な存在物の由来に興味をもつ読者が，これから学んでいくための出発点として，役に立てば幸いである．

2008年9月

岡本 仁

目次

執筆者紹介

編者

岡本　仁	理化学研究所脳科学総合研究センター	第 1 章，第 2 章

執筆者（五十音順）

上口裕之	理化学研究所脳科学総合研究センター	第 6 章
近藤　亨	理化学研究所発生再生科学総合研究センター	第 7 章
今野大治郎	理化学研究所発生再生科学総合研究センター	第 4 章
下郡智美	理化学研究所脳科学総合研究センター	第 5 章
戸島拓郎	理化学研究所脳科学総合研究センター	第 6 章
久恒辰博	東京大学大学院新領域創成科学研究科	第 8 章
松崎文雄	理化学研究所発生再生科学総合研究センター	第 4 章
宮田卓樹	名古屋大学大学院医学系研究科	第 3 章

第1章
総論

1.1　はじめに——神経科学におけるドグマ

脳は複雑である．したがって，脳の細胞のすべてを観察し，その神経回路を完全に把握することは，少なくとも現在までは，到底不可能であった．そこで，神経科学者は，一部の観察の結果から“正しいのではないか”という作業仮説を立て，これを検証する実験を繰り返すことによって，作業仮説を“ほぼ間違いなく正しい”と信じる“ドグマ（教義）”に高める，という不断の努力を積み重ねてきた．たとえば，神経科学の創始者ともいえる Santiago Ramón y Cajal は，作業仮説の提唱者としては神業的天才だったといってよい．ニューロンや成長円錐，小脳の神経回路など，彼自身がはじめての記載に関わり，命名を行い，形態観察と直感のみに頼って，その機能を推定したなかで，後世になって正しかったとわかった例は 1 つや 2 つではない．数学の研究では，Fermat や Poincaré などの大数学者の予測を証明しようとする努力が，数学の進歩の大きな原動力となってきた．神経科学において，Cajal の仮説は，これと同じ役割を果たしてきた．Cajal が予測した小脳の神経回路での情報の流れが，Eccles や伊藤といった神経科学者や，Marr などの数学者によって，学習機械としてはたらくのに最適であることが明らかにされてきたのは，20 世紀も後半を過ぎてからであった．また 20 世紀も終わり近くになってようやく，成長円錐による，神経軸索の伸展の制御のしくみを分子レベルで明らかにしようとする努力が，実り始めてきている（第 6 章参照）．

作業仮説は，その形が明快なほど，本当だと信じられやすい．また，それが正しければ，他の多くの現象をうまく説明できる場合は，ことのほかそうである．このような作業仮説は，ドグマ（教義）となる．DNA が 2 重螺旋構造を取ることや，そこからタンパクがつくられるまでのしくみは，提唱から長い間，そうであればすべてすっきりするというドグマ（セントラルドグマ）であった．気をつけなければならないのは，ドグマは教義であって，検証を要しない前提的真実とは限らないということである．本書の多くの章には，脳科学者が，ヒトに至る脳の進化や，脳の発生のしくみを考えるうえで，どのようなドグマをつくり上げ，その後，それをどのように葬り去り，新しい作業仮説を生み出してきたかの物語が述べられている．本書の執筆者の多くが，この激しい変革の当事者として活躍している．

1.2　本書の構成

各章の構成は以下のとおりである．

第 2 章で岡本は，激変する脳の進化観を説明している．欲求や恐れに基づいて目的を持った行動をするためにはたらくヒト型脳の原型は，脊椎動物のはじまりまで遡れることを述べている．

第 3 章で宮田は，大脳皮質の層構造の形成に関する放射状グリア説という，20 世紀後半の脳科学で最強と思われたドグマを，崩し去った変革の当事者として，変革後の新しい “大脳皮質の形成観” を熱く語っている．

第 4 章で，今野と松崎は，第 3 章で語られた新しい “大脳皮質の形成観” を分子生物学的実態として説明しようとする試みに，ブレークスルーを開きつつあるという，まさに実況中継的な最新の報告を行っている．

第 5 章の下郡は，18 世紀の Franz Gall の骨相学に端を発し，一度は完全に否定されたものの，19 世紀になって，Korbinian Brodmann 以後に別の意味で復活を遂げた脳機能局在論の，分子発生生物学的しくみを，遂に明らかにした．さらに，このような知見が，大脳皮質の進化観にどのような影響を及ぼしているかを述べている．

第 6 章で，戸島と上口は，Cajal が神経軸索成長の原動力となっているはずだと推察し，その思い込みに基づいて命名した，“成長円錐” で，何が起きているのかの詳細な実態が最近急速に明らかになってきたことを報告している．また，その成長と縮退を制御するしくみが何なのかを明らかにしている．

第7章で，近藤は，一度分化した神経細胞やグリア細胞が別の細胞種に分化転換することはありえないというドグマを打ち破っている．それによって，神経再生医学に新しい道が生まれる可能性を示している．

第8章で，久恒は，成人の脳で，神経細胞が新しく生まれることはないというドグマを破っている．それどころか，知的活動に依存して，海馬での神経細胞の新生が促進されるメカニズムに迫っている．

学者にとって，ドグマとはほとんど掟といってよい．それに刃向かうには，相当の勇気と覚悟がいる．本書の執筆者たちは，その意味で掟破りの猛者ぞろいといえる．本書を読破するには，多少の予備知識と忍耐が必要である．読者の皆さん自身がその障壁を乗り越えて，執筆者たちが苦労の末に勝ち得た知的興奮を共有していただけることを切に願っている．

第2章

脳の基本設計図と心の進化，多様化，障害

最近の神経発生生物学の進歩によって，脊椎動物の脳の発生が，ツールキット遺伝子群と呼ばれる，進化によって高度に保存された一群の因子によって制御されることが明らかになった．脳の主要なパーツの構成は，どの脊椎動物でも共通しており，脳の多様化は，それぞれのパーツの大きさや形の変化によってもたらされると考えられる．主要パーツの神経細胞のつながりによってつくられる神経回路のうちで，行動の学習と制御に関わる神経回路も，進化の過程で保存されている．脊椎動物の進化を越えて保たれている脳の設計思想とは何か？　その中で保たれている基本神経回路網とは何か？　遺伝子の微妙な変化は，基本神経回路網の形成や動作特性にどのような影響を及ぼすのか？　さらにそれが，動物の行動やヒトの精神疾患の発症とどのように関わるのか？　本章ではこれらについて考察する．それによって，ゲノムに書き込まれた脳の基本設計図によって規定される脳の発生が，脳機能（心）の進化や多様化や障害と密接に結びつく可能性があることを解説する．

2.1　脊椎動物の脳の進化における基本設計の保存と多様化

2.1.1　神経系の部域特異化の概要

ヒトの胎児では，はじめは均一な板（神経板：neural plate）の形をした神経組織が，胎生22日目までに折れ曲がる．さらにその背側が融合し，神経管 (neural tube) が形成される．胎生第4週になると，神経管の吻側端 (rostral end) に，3つの膨らみが見られるようになる．これらは1次脳胞 (primary brain vesicle) と呼ばれ，前方から前脳胞 (prosencephalon) あるいは前脳 (forebrain)，中脳胞 (mesencephalon) あるいは中脳 (midbrain)，菱脳胞 (rhombencephalon) あ

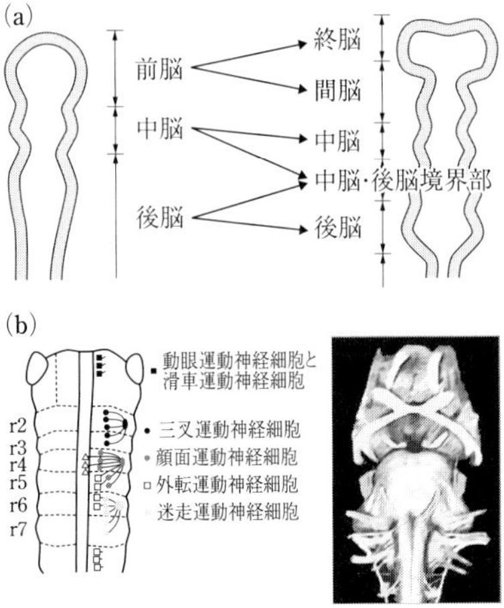

図 2.1　脊椎動物の脳の発生

(a) 発生過程での脳の区分，(b) 菱脳節（左）とヒト延髄の腹面図.

るいは後脳 (hindbrain) と呼ばれる（図 2.1 (a)）. 胎生第 5 週には，前脳は終脳 (telencephalon) と間脳 (diencephalon) に細分化し，中脳と後脳の間には顕著なくびれ（峡部：isthmus）が形成される．この部位からは将来小脳 (cerebellum) が発生する（図 2.1 (a)）(岡本，1999，2006).

2.1.2　後脳の菱脳節の特異化

さらに後脳では，発達の一時期に，菱脳節 (rhombomere) と呼ばれる “ふくらみ” が 7 ないし 8 個連なったような構造が観察される（図 2.1 (b)）（菱脳節は前から順に r1〜r7，r8 と呼ばれるのが慣わしとなっている）. 鰓弓 (branchial arch) 由来の筋肉を支配する脳神経 (branchimotor nerves)，すなわち三叉神経（第 V 脳神経），顔面神経（第 VII 脳神経），舌咽神経（第 IX 脳神経）の運動枝は，各々 r2，r4，r6 から伸び出す．このような観察から，後脳は 2 分節ごとに性質を少しずつ変える周期的構造を持っていると考えられた．この時期，節くれだった後脳から左右 3 対ずつ鰓弓運動神経が伸び出る様子は，節くれだった昆虫の体から脚や翅が伸び出ている様子を連想させる.

最近，このような連想が，あながち見当外れのものではないことが明らかになってきた．ショウジョウバエの胚では，14 回の体節 (segment) の繰り返しが見られる．体の前後の軸に沿って並んだ体節は，すべてが同じわけではなく，各々の体節ごとに固有の特徴を持っている（図 2.2 (a) 上）．昆虫の多くは，3 つの胸部体節のみが腹側に脚を持っており，前方 2 つの胸部体節のみが背側に翅を持っているが，ショウジョウバエでは，後ろの翅は平均棍（へいきんこん）と呼ばれる構造に替わっている．このような体の前後軸に沿った体節ごとの個性（翅がはえるか脚がはえるかなど）の違いは，ホメオティック遺伝子群 (homeotic genes) によって決定されていることが明らかになっている．ショウジョウバエでは，5 つの遺伝子からなるアンテナペディア複合体 (Antennapedia Complex) と 3 つの遺伝子からなるバイソラックス複合体 (Bithorax Complex) が，この役割を担っている（図 2.2 (a) 上）．これらの 2 つのグループの遺伝子群は，染色体上の 2 ヵ所に集中 (cluster) して並んでいる．実は，コクヌストモドキ (*Tribolium castaneum*) のようにもっと原始的な昆虫では，これらの 2 グループの遺伝子群は染色体の 1 ヵ所でつながって存在しており，それが進化の過程で 2 つに分断されたことがわかっている．各遺伝子の転写の方向は一致しており，すべて図の右から左に転写される，すなわち図の配列の左側がすべてのホメオティック遺伝子の $3'$ 側に，右側が $5'$ に相当する．興味深いことに，ホメオティック遺伝子群の並びの $3'$ 側に位置する遺伝子ほど，ショウジョウバエの体の前側で発現しており，体の前側の体節の個性決定に関わっていることがわかっている．

昆虫のみでなく，ヒトを含む脊椎動物もホメオティック遺伝子群を持っていることが明らかになっている．マウスは，ゲノム 4 ヵ所に HoxA，HoxB，HoxC，HoxD という 4 つのホメオティック遺伝子群のクラスターを持っている（図 2.2 (a) 下）．各クラスター内の遺伝子は，ショウジョウバエの場合と同じく，すべてが同じ向きに転写され（左が $3'$ 側），並びの $3'$ 側に位置する遺伝子ほど，体の前側まで発現しており，体の前方の部位の個性決定に関わっている．各クラスター内の構成遺伝子には，他のクラスター内や，ショウジョウバエのホメオティック遺伝子群内に最も構造的に類似する構成遺伝子を見つけることができ，対応する遺伝子のクラスター内での並び方も共通している．このように，ホメオティック遺伝子群の構造と配置には，驚くべき保存性と発現パターンの類似性が見られる．さらに，脊椎動物の Hox 遺伝子群の発現の組み合わせ（Hox コード：Hox code）は体の前後軸に沿った部域特性，とくに菱脳節の個性の決定に関わっていることが示されている．

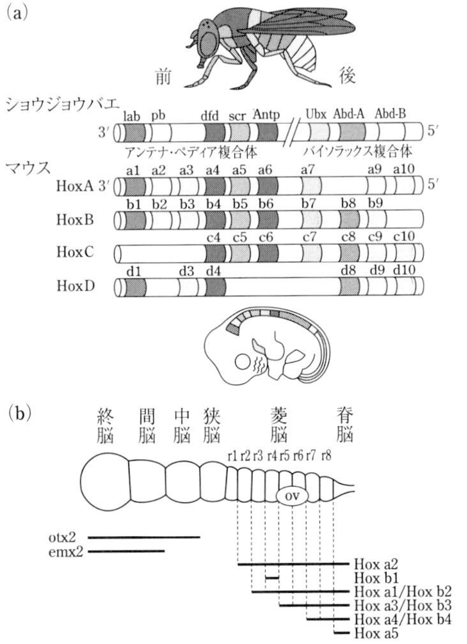

図 **2.2**　ホメオティック遺伝子群

(a) ハエとヒトのホメオティック遺伝子群の比較，(b) 脊椎動物の脳でのホメオティック遺伝子群の発現領域．

図 2.2(b) は，HoxA と HoxB 遺伝子群の発現パターンを示している．各遺伝子の発現領域の前端は菱脳節の境界に一致しており，Hox a1→Hox a3, Hox b2→Hox b3→Hox b4→Hox b5 の発現部位の前端は，ちょうど 2 菱脳節ごとに後ろにずれている．

2.1.3　ホメオドメインとホメオボックス

ホメオティック遺伝子群の塩基配列を解析したところ，これらのすべての遺伝子が，非常に類似した 60 個のアミノ酸配列をコードする 180 塩基の領域を持っていることが明らかになった．この塩基配列はホメオボックス (homeobox) と呼ばれ，これによってコードされるアミノ酸配列は，ホメオドメイン (homeodomain) と呼ばれる．コーディング領域にホメオボックスを持つ遺伝子は一括してホメオボックス遺伝子と呼ばれ，ホメオドメインを持つタンパクはホメオドメイン

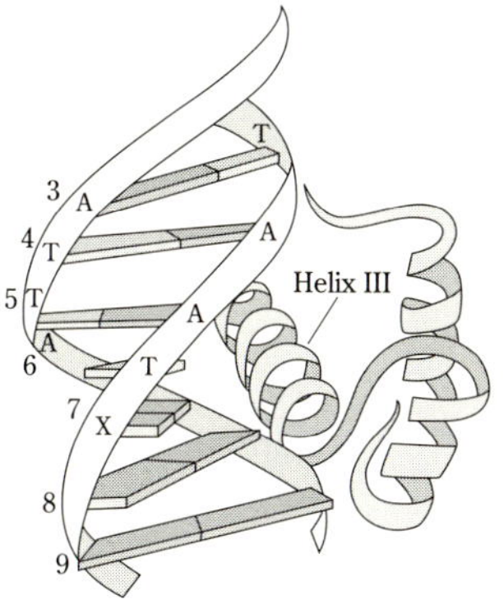

図 **2.3**　ホメオドメインと DNA との相互作用

タンパクと呼ばれる．

ホメオドメインは，α ヘリックスというアミノ酸残基がつながってできる螺旋構造が，3 つつながってできている（図 2.3）．2 番目と 3 番目の α ヘリックスは，螺旋・屈曲・螺旋 (helix-turn-helix) 構造と呼ばれる DNA との結合に適した構造を持っており，DNA の 2 重螺旋の主溝 (major groove) と呼ばれる側に結合する．なかでも，3 番目の α ヘリックスが DNA 結合に最も重要で，4 つの塩基がつながった TAAT という，ほとんどのホメオドメインに共通して認識される塩基配列と，それに隣接する数塩基対の，結合するホメオドメインの種類ごとにある程度特異的な塩基配列とに結合する．単独のホメオドメインによって認識される標的遺伝子の塩基配列の特異性は，それほど高いものではない．特定のホメオティック遺伝子の産物は，結合する DNA の塩基配列の特異性が比較的低いため，ゲノムに存在する多く（おそらく数百以上？）の標的配列に結合する．その結果，結合部位の近くの遺伝子からタンパク質の鋳型となる mRNA が読まれるかどうかを制御していると考えられる．

2.1.4　ホメオティック遺伝子群は進化の過程でなぜ保存されてきたのか

すでに述べたように，ホメオティック遺伝子群は，発現制御領域の並び方も含めて，体の前後軸に対して共直線性 (colinearity) を保っている．このことは，進化の過程でホメオティック遺伝子の並び方の順序が変わることをきわめて困難にしている．たとえばショウジョウバエの，アンテナペディアホメオティック

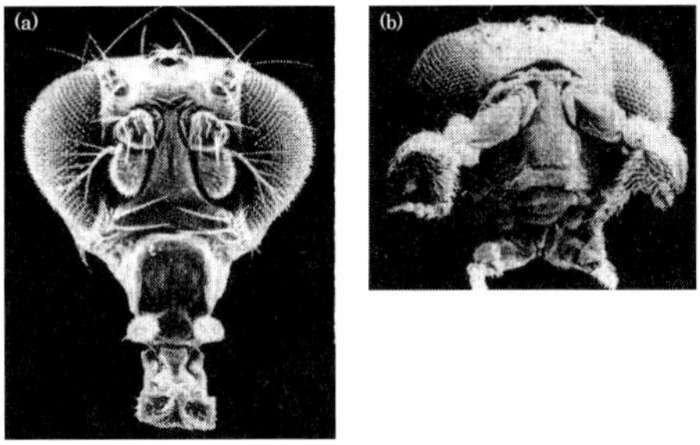

図 2.4　アンテナペディア突然変異でみられるショウジョウバエ頭部異常 (Kaufman et al., 1990)
(a) 正常なハエの頭部，(b)Antp 突然変異個体の頭部，触覚が脚に換わっている．

遺伝子の優性突然変異体では，本来触覚になる部分に脚が生えている（図 2.4）．これは，この遺伝子を含む染色体の一部に逆位 (inversion) が起きたために，この遺伝子が，本来の胸部での発現を促す制御領域の支配下から離れて，頭で発現する別の遺伝子の発現制御領域の支配下に入ったために起きた現象だ．このようなハエは，自然界では生きていくことはできない．このように，いったんセットとしてホメオティック遺伝子群が成立すると，その順序が変わるような突然変異体は，進化の過程で容易に淘汰されてしまったと考えられる．

特定のホメオティック遺伝子の産物は，結合する DNA の塩基配列の特異性が比較的低いため，多く（おそらく数百以上？）の標的遺伝子の発現を制御していると考えられる．このタンパク自体の，とくに DNA 結合領域（ホメオドメイン）に起きる変異は，標的遺伝子のレパートリーを数百単位で同時に変化させることになる．このような急激な変化も，進化の過程では受け入れがたいものと考えられる．したがって，ホメオドメインのアミノ酸配列そのものは，進化の過程で容易には変わりにくくなっている．

進化における多様性を生み出すための変異としては，むしろ，ホメオティックタンパクが結合する遺伝子の発現制御領域を，さまざまな遺伝子の近くに新たに加えたり，既存の箇所から抜け落ちさせるような変化，あるいはホメオティックタンパク自体の構造変化ではなくて，その発現様式を少しだけ修正するような変化の方が，発生過程に与える影響が緩慢で，進化の過程で許容され，蓄積されていきやすいと考えられる (岡本，1999，2006; Gerhart et al., 1997; Caroll et al., 2002).

2.1.5　脳の分節構造の進化的保存性——ツールキット遺伝子群

前脳でも，後脳と同じく発達の過程で各部を細分化するくびれが観察され，後脳の菱脳節のように分節 (prosomere) に細分化されるという考え方が提唱されている．すでに述べたように，菱脳節では，それぞれのホメオティック遺伝子が活性化される領域の前端が，節と節との境界線に一致する．同じように，前脳で発現する他の転写因子も，その発現領域は，分節の境界線によって，くっきりと区切られることがわかってきた（図 2.2 (b)，2.5)．

発生過程の脳を，各部分ごとに，どのような転写因子が発現しているかによって，色分けしてみると，脳は，異なる転写因子の組み合わせを発現する区画（コンパートメント：comapartment）のつぎはぎ（パッチワーク）でできていることが明らかになってきた (Gerhart & Kirschner, 1997; Rubenstein et al., 1997)．前脳と中脳の分節に特異的に発現する遺伝子のうちで *Otx*1 と *Otx*2 はショウジョウバエの *otd* (*orthodenticle*) という遺伝子と，*Emx*1 と *Emx*2 はショウジョウバエの *ems* (*empty spiracle*) という遺伝子ときわめて高い類似性を持っている．これらの遺伝子はいずれも，ショウジョウバエの頭部形成や，脊椎動物の前脳と中脳の形成において，それらの遺伝子が発現している部分が，特徴的な形態を持つために重要な役割を果たしている（図 2.2 (b)，2.5)．

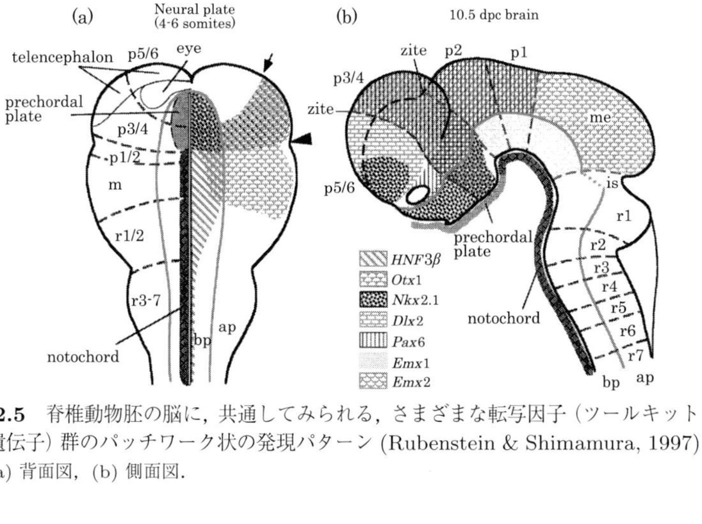

図 2.5　脊椎動物胚の脳に，共通してみられる，さまざまな転写因子（ツールキット遺伝子）群のパッチワーク状の発現パターン (Rubenstein & Shimamura, 1997)
(a) 背面図，(b) 側面図．

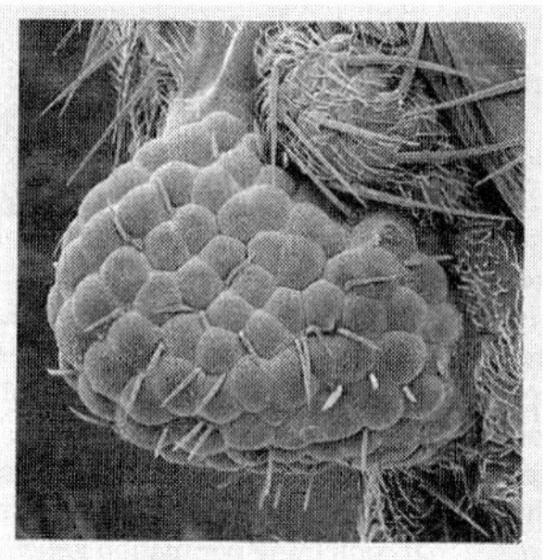

図 2.6　ショウジョウバエの脚で，マウスの *Pax6* 遺伝子を強制発現することによって発生した，複眼 (Carroll et al., 2001).

このように，体や脳のパターン形成の際には，ホメオティック遺伝子のほかにも，ショウジョウバエとマウスで，きわめて構造が類似するさまざまな遺伝子群が，司令塔としてはたらく．このような遺伝子は，体作りのためのツールキット遺伝子 (tool kit genes) と呼ばれている (Carroll et al., 2001)．進化の過程で，ツールキット遺伝子は，それ自身は変わらない道具箱としてはたらく．中に入っている部品（ツールキット遺伝子の産物によって転写活性が直接調整される標的遺伝子群）が少しずつ入れ替わることによって，同じ道具箱から組み立てられるもの（体）の形も変わってくる．

たとえば，ショウジョウバエで *eyeless* という遺伝子に突然変異が起こると，ショウジョウバエは複眼を失う．この遺伝子は，マウスやラットの *Pax6* という遺伝子と，構造が大変類似しており，これらの遺伝子からは，いずれも構造が大変よく似た転写制御因子がつくられる．マウスの *Pax6* 遺伝子を，人為的にショウジョウバエのゲノムに組み込んで，ショウジョウバエの脚だけでこの遺伝子が読まれるようにしくむと，驚いたことに，このようなハエでは，脚から複眼が生えてくる (図 2.6)．このことは，*Pax6* の遺伝子産物が，ハエの組織を複眼にするためのマスタースイッチ (master switch) としてはたらくことを示している．すなわち，マウスの眼も，ハエの複眼も，きわめて類似したツールキット遺伝子によってつくられ，ハエとマウスの間で，似た役割を果たすツールキット遺伝子どうしに互換性があることを示している．一方で，このとき脚からマウスの眼でなくて，ハエの複眼ができてくることから，同じツールキット遺伝子でも，それがはたらく動物種が異なれば，それによって支配される標的遺伝子の組み合わせが変わり，できてくる構造は，動物種ごとに異なる固有のものになることを示している．

このような区画のつぎはぎの様式（パターン）を，さまざまな脊椎動物の胚の脳で調べたところ，哺乳類（マウス），両生類（カエル），鳥類（ニワトリ），魚類（ゼブラフィッシュ），の間でパターンはほとんど変わらないことが明らかになった．すなわち，脳のでき方は，少なくとも発生の初期の過程までは，全脊椎動物を通じて高度に保存されていると考えられるようになってきた．

西洋のキリスト教的な生命観では，あらゆる存在は，鉱物 → 植物 → 魚 → 鳥 → 哺乳類 → 人 → 天使 → 神という階層に断続的に区分けされており，階層を超えて生き物が変化することことは不可能と考えられてきた．このような生命観は，自然の階梯（かいてい）（ハシゴ）(Scala Naturae) と呼ばれ，19 世紀に Charles Darwin が，生命が連続的に少しずつ変化するという進化論を提唱するまで，根強く信じられてきた．

興味深いことに，このような Scala Naturae 的な考えは，神経科学の分野では，現在までも根強く残ってきた．MacLean は，このような考え方に基づき，1968 年に，ヒトの脳は，3 つの階層をもった部分から成り立っており，反射や本能的行動に関わる "爬虫類脳" の上に，情動を制御する "哺乳類原脳" が加わり，さらにその上に理性を制御する "新哺乳類脳" が加わってできているという，"脳の三位一体説" を唱えた（図 2.7）(MacLean, 1990).

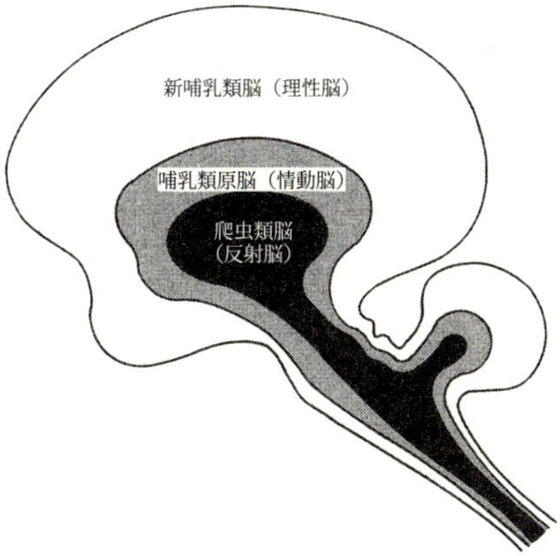

図 **2.7** MacLean によるヒト脳の三位一体的構造 (MacLean, 1990)

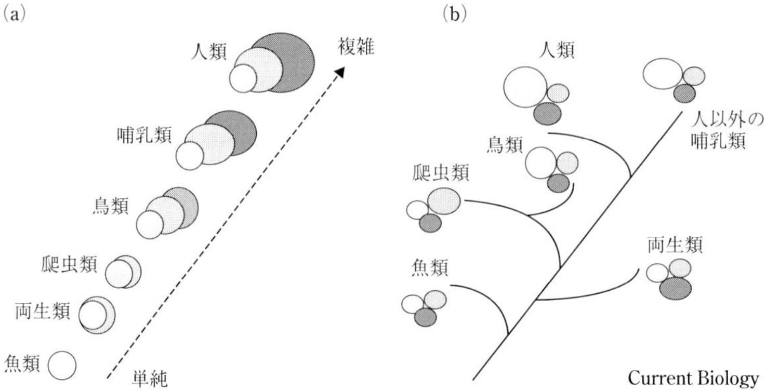

図 2.8　脳の進化に関する考え方の変遷 (Emery & Clayton, 2007 より改変)

ここで述べた，脊椎動物の脳の発生におけるツールキット遺伝子群の構造と発現パターンの保存の発見によって，このような見方を修正せざるを得なくなった．すなわち，これまでの Scala Naturae 的脳の進化観では，進化に従って，脳に新しい部分が付け加わることによって，脳が複雑化されたと考えられた（図 2.8 (a)）．一方，新しい脳の進化観では，基本的な脳のパーツはどの脊椎動物も持っている．進化による脳の多様性は，脳の各部位の大きさや形が変動することによってもたらされたと考えられるようになってきた（図 2.8 (b)）．

2.1.6　鳥の脳の部分の名称の変更

19 世紀後半から 20 世紀の初頭にかけて，Lutwig Edinger は，Scala Naturae 的な自然観に基づいて，鳥の脳の各部分に名前をつけた（図 2.9 (a)）．彼は，鳥が，反射や本能的な行動を行えることから，それに関わる脳の構造は，ヒトの脳と共通しているはずだと考え，脊髄，脳幹部（後脳と中脳と間脳），小脳には，鳥とヒトとで共通する名称を，各部分に与えた．ところが，鳥には理性がないので，ヒトだけに顕著に見られる大脳皮質に相当する部分はないはずだと考え，鳥の終脳の大部分は，ヒトの基底核の内の線条体 (striatum) にあたる部分が，鳥特有のやり方で発達してできたに違いないと考えた．そこで，鳥の終脳の大部分に，旧線条体 (paleostriatum)，新線条体 (neostriatum)，上位線条体 (hyperstriatum)，原線条体 (archistriatum) といった，線条体と関連する名前をつけた．ここで旧 (paleo-) や原 (archi-) という接頭語は，それぞれが

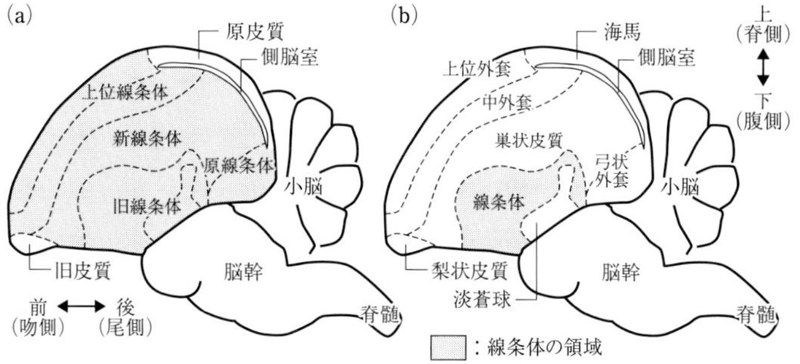

図 2.9　鳥の終脳の部位の命名法の変遷 (奥村, 2005 より改変)
(a) 従来の見方，(b) 新しい見方．

“最も古い”，“古いが最古ではない” という意味で使われている．終脳の前方腹側で嗅覚を司る部分と，背外側のヒトの脳の海馬に類似する部分だけが，哺乳類の皮質 (cortex) にあたると考え，それぞれを旧皮質 (paleocortex)，原皮質 (archicortex) と名づけた．

脊椎動物の脳の発生過程で, 神経管の背中半分に由来する部分は, 外套(がいとう)(pallium) と呼ばれ，神経管の腹側半分に由来する部分は，外套下部 (subpallium) と呼ばれる．哺乳類の終脳では，外套からは大脳皮質ができ，外套下部からは基底核（線条体と淡蒼球）ができてくる．すでに述べたように，外套と外套下部のそれぞれで，哺乳類と鳥の胚でのツールキット遺伝子群の発現パターンはほとんど変わらない．にもかかわらず，Edinger が考えたように，できあがった終脳において，哺乳類では皮質が大きな部分を占めているのに，鳥ではほとんど皮質に相当する部分がないというのは，理にかなっていない．また次に説明するように，鳥が，哺乳類であれば皮質がなければできないような，さまざまな知的行動を示すことが次々にわかってきた．このような観察と考察の蓄積から，鳥の脳機能の研究者達は，脳の解剖学的名称の変更のための委員会を発足させて，2005 年に，鳥と哺乳類の脳の構造的類似性に基づいた新しい命名法を採用することにした（図 2.9 (b)）(Emery & Clayton, 2007; The Avian Brain Nomenclature Consortium, 2005)．

従来の命名法で呼ばれた終脳の部分のうちで，旧線条体と呼ばれた部分以外は，外套から由来することから，終脳の残りの部分はすべて，哺乳類の皮質に相当する外套であるとした．そして，これまで旧線条体と呼ばれていた部分を，哺乳類の基底核と同じように線条体と淡蒼球という 2 つの領域に分けて命名した．また，それ以外の原線条体と新線条体とこれまで呼ばれていた部分を，それぞれ，弓状外套 (arcopallium)，巣状外套 (nidopallium) という名称に変更し，上位線条体と呼ばれていた部分を 2 分して，中外套 (mesopallium) と上位外套 (hyperpallium) と命名した．これまでも皮質様構造をもつと考えられていた，前方腹側で嗅覚を司る旧皮質 (paleocortex) と呼ばれていた部分と，背外側のヒトの脳の海馬に類似する原皮質 (archicortex) と考えられていた部分は，哺乳類の構造が対応する領域の名称にちなんで，梨状(りじょう)皮質 (piriform cortex)，海馬 (hippocampus) と呼ばれるようになった．

このような新しい命名法に従って，鳥の脳とヒトの脳を比べると，一部の鳥の脳とヒトの脳との間では，外套の外套下部に対する比率が，ほとんど変わらないことが明らかになった．

2.2　脊椎動物の脳に進化的に保存された基本神経回路はあるか

2.2.1　行動制御のための基本神経回路

これまでに，脊椎動物の神経系は，進化の過程で保存された基本プランに従って発生することを説明した．では，このようにしてつくられる神経系には，種を越えて保存される行動制御のための基本神経回路は存在するのだろうか？

Coghill は，1914 年から 22 年の歳月をかけて，アメリカ・サンショウウオ (*Amblystoma punctatum*) の胚の脳の連続切片を観察し，この動物の脳の発生過程の初期に生まれる神経細胞は，すべての胚の脳の表層近くに位置しており，しかもそれらが，脳のごく限られた領域のみに集中して分布していることを見いだした．さらに，これらの神経細胞によって，比較的単純な構造をもった初期神経回路網 (initial axonal scaffolds) が脳の表層につくられることに気づいた．彼の師であった Herrick は，この研究を発展し，1937 年に独自の観察結果とあわせて初期神経回路網のマップを完成させた（図 2.10 (a)）．さらに，ニワトリやゼブラフィッシュの胚の脳でも，類似した走行様式をもつ神経回路網がつくられていることが明らかになり，この回路網は，動物種を越えて脊椎動物で保存されている脳の基本的枠組構造であると考えられるようになった (岡本，1993; 倉谷，2004)．

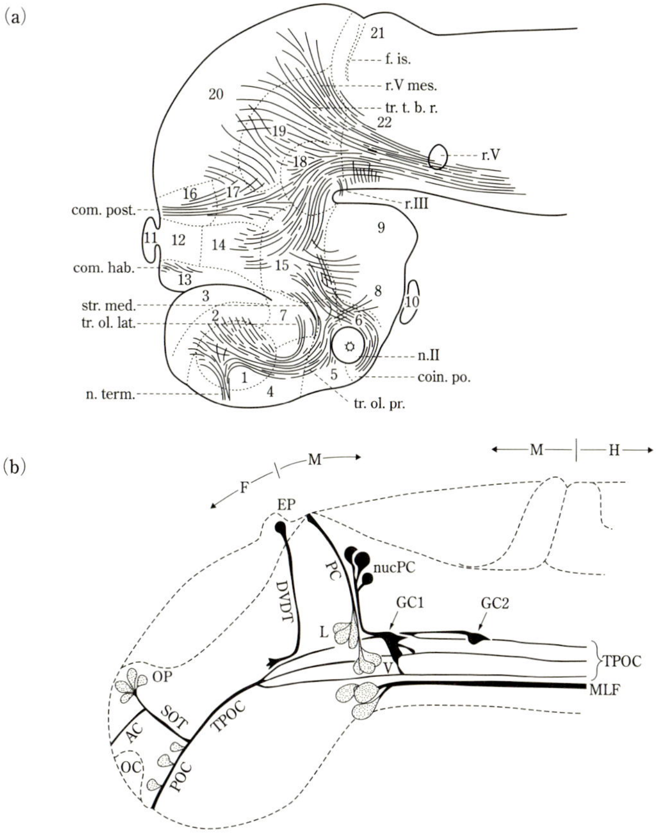

図 2.10 脊椎動物の脳に共通してみられる初期神経回路網
(a) サンショウウオ，(b) ゼブラフィッシュ．

このように，発生の初期過程でつくられる神経回路網は，全脊椎動物を通じて高度に保存されている．はたして脊椎動物の成体の脳は，行動を制御するための基本神経回路網と呼べるものを，進化を通じて保存して持っているだろうか？ もしこのような回路が存在するなら，その成分はどのようなものだろうか？ この節では，以下に，この問題について論じたい．

(a) 情動と扁桃体

喜怒哀楽は，人種や性別を超えてヒトであれば誰にも備わっている．人種や性別が違っていても，人の顔を見れば，その人が怖がっているのか，喜んでいるのか，すぐに判断することができる．喜怒哀楽に関する反応のうちで，人それぞれの主観的な受け止め方とは別に，周囲の状況に応じて，“意識をするしないに関わらず”起きる体の反応をコントロールするような脳の機能は，情動 (emotion) と呼ばれる．情動は，このような恐怖だけでなく，快楽（心地よい気持ち）をもたらす状況への反応にも関係する．情動，とくに恐怖刺激に対する生体の反応に関与する神経回路は，動物種を超えて保存されている．情動記憶，とくに恐怖条件付け学習の成立には扁桃体 (amygdala) が重要な役割を果たしている（図 2.11 (a)）(Ledoux, 2003; Damasio, 1999).

哺乳類の脳では，感覚系入力から扁桃体の外側核に入力する情動刺激は，中心部を経た扁桃体からの出力によって“立ちすくみ，発汗，心拍数の増加”などといった恐怖反応を引き起こす．それ以外に，恐怖にかかわる情動刺激は，扁桃体の基底部と呼ばれるところを介して，腹側線条体の側坐核に信号を伝え，後から述べるような恐怖に対応した目的を持った行動を引き起こす（図 2.11 (c)）.

このように，扁桃体は外界の状況が，生体の生存に好ましいか好ましくないかという価値判断を行い，それに応じた行動を誘発するための信号を，脳の他の部分に送り出す中継核としての役割を果たしている．

(b)　記憶と海馬

海馬は，記憶において重要な役割を果たす（図 2.11 (a)）(Purves et al., 2004; 利根川，2001).

ネズミの学習を調べる方法として，Morris によって考案された水迷路試験では，大きな水槽に不透明の白い液体が入れられている（図 8.5 参照）．そして，水槽の中の好きな場所に，水面よりも低い高さの踏み台を置いてある．実験に使われるネズミは，はじめは踏み台がどこにあるのかわかっていない．このような状況でネズミを水槽の中に入れてみると，ネズミは水に浮くことができ，上手に泳ぐことができるが，踏み台がどこにあるのかわからないので，踏み台が見つかるまでずっと，水槽のあちこちを泳ぎ続けることになる．ネズミは踏み台の上のゴールに達した後，周囲にある風船玉とか十字架とか流し台を見て，自分が立っている踏み台が周囲の環境の中でどこにあるのかを学習する．同じような訓練を 1 日当たり数回，何日間か繰り返していくと，ネズミは水槽に置かれたら，すぐにゴールにたどり着くことができるようになる．海馬を外科的に破壊したネズミでは，何度も学習を繰り返した後でもやはり踏み台の位置を

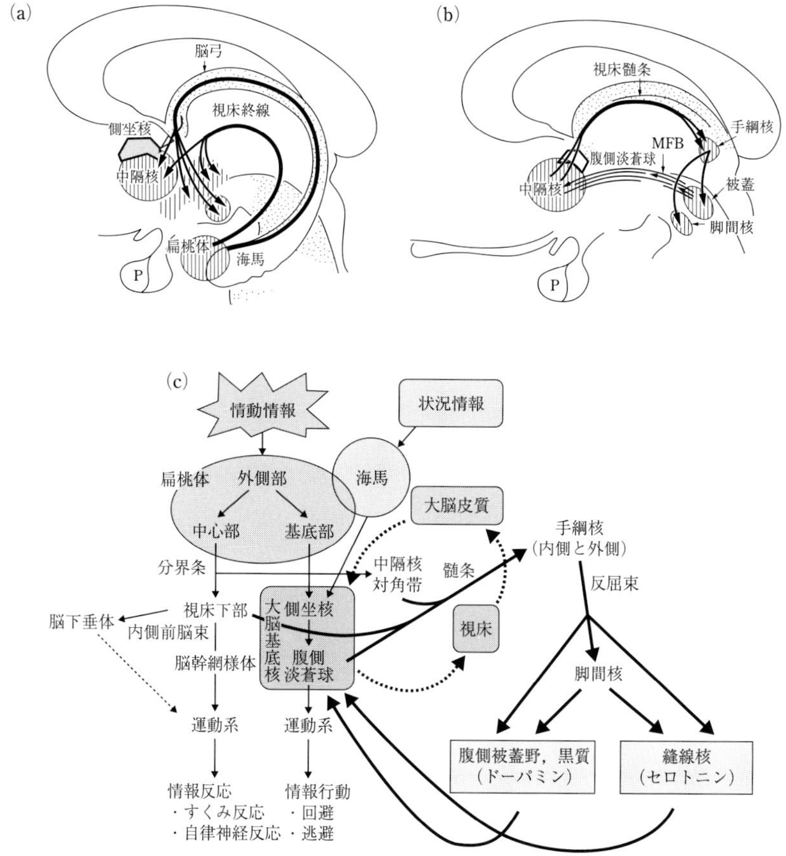

図 2.11　行動制御のための基本神経回路網

(a) ヒトの脳での扁桃体および海馬と，側坐核とのつながり，(b) 手綱核を介した，ヒトの脳の終脳と終脳モノアミン神経細胞群とのつながり，(c) 筆者らによって提唱される行動制御基本神経回路網の模式図．

覚えることができなくて右往左往と泳ぎ続ける．

水槽の中の不透明な液体に隠れた踏み台の位置を覚える過程は，自分が立っている踏み台と，水槽の周りに置かれたさまざまな手がかりとを関係づけて，それらの位置を１つの集合体として覚えることにほかならない．これは海馬が，本来独立して存在するさまざまなものを，１つのグループとしてまとめて関連づけて記憶するという行為に関わっていることを意味している．

(c)　皮質—基底核—視床ループ

我々は，「こういう体験をして大変楽しかった」とか，「ああいう体験をして苦しい目にあった」というふうに，経験した出来事に，自分にとって情動的価値判断を付加させた情報を，脳の中に，記憶として蓄えていく．すなわち，出来事は海馬を介して，その価値判断は扁桃体を介して脳に入力される (Ledoux, 2003; Damasio, 1999; Purves et al., 2004)．

このような "情動的価値判断を伴った記憶の集合体" は，人それぞれに特有のもので，"自伝的自我"(autobiographical self) とよばれる人格の基礎を形づくる (Ledoux, 2003; Damasio, 1999)．これが，人それぞれの価値観となり，行動の規範としてはたらくことによって，次の行動が規定されることになる．このような情動的価値判断を伴った記憶に基づいた行動プログラムは，哺乳類では，大脳の皮質と基底核と，間脳の視床の神経細胞どうしがループ状につながって形成される皮質—基底核—視床ループ (cortico-basal ganglia-thalmic loop) とよばれる神経回路に記憶として蓄えられる（図 2.11 (c)）．皮質—基底核—視床ループは，情動行動だけでなくさまざまな行動のプログラムに関わっている．歩行の開始と停止，物を注視するために視線を変えるなどといった運動の制御にも深く関わっている．

扁桃体の基底部を介した情動的価値判断の情報と，海馬を介した周囲の状況に関して統合された情報は，それぞれ視床終線，脳弓という経路を介して，大脳基底核の一部である側坐核に入力する（図 2.11 (a)）．側坐核は，腹側線条体に属し，皮質，腹側淡蒼球，視床との間で，皮質—基底核—視床ループを構成する．Anthony Grace らの研究によると，側坐核では，海馬や扁桃体からの入力を受けた神経細胞の状態は，興奮しにくい "やや過分極の状態"（down-state: ダウンステート）から，興奮しやすい "やや脱分極した状態"（up-state: アップステート）に遷移する（図 2.12 (a)）(Grace, 2000)．このとき，皮質から入力を受けると，この神経細胞は興奮し，腹側淡蒼球へと信号をつなげることができ，この神経細胞が関わる皮質—基底核—視床ループの神経回路を活性化することができる（図 2.12 (b)）．したがって，側坐核の神経細胞は，海馬や扁桃体からの入力によって，閉じたり開いたりすることによって，特定の皮質—基底核—視床ループだけを活性化するためのゲーティング・スイッチとしてはたらいている可能性がある．海馬や扁桃体を介した，情動的価値判断付きの状況情

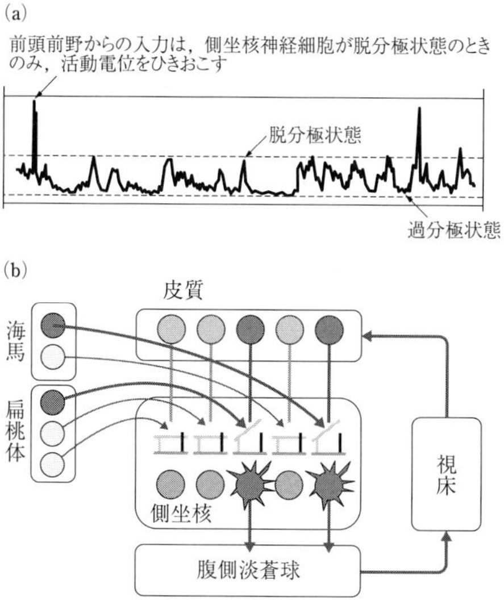

図 2.12　皮質—基底核—視床ループにおける側坐核神経細胞のゲーティング作用脊（Grace, 2000 より改変）

(a) 側坐核神経細胞の静止膜電位の 2 値性，(b) 外部情報による，皮質—基底核—視床ループの行動プログラムの選択におけるゲーティング仮説.

報が，皮質—基底核—視床ループに蓄えられた行動プログラムから，その時々の状況にふさわしい物を選択できるためには，このようなしくみがはたらいているのではないかと考えられている．一方，次に述べるように，既存の行動規範（ルール）に従った行動プログラムが，ルールの変更によって現実にそぐわなくなったときなどには，側坐核に入った情報は，行動プログラムの書き換えに貢献する．

(d)　モノアミン系神経細胞

行動プログラムの成立や書き換えには，中脳や脳幹に分布するドーパミン (dopamine) やセロトニン (serotonin) という神経伝達物質を産生する神経細胞による調節が重要な役割を果たしていると考えられている．これらの神経細胞はモノアミン神経細胞 (monoamine neurons) と呼ばれ，中脳の腹側被蓋野(ふくそくひがいや)(ventral tegmental area) と黒質(こくしつ)(substantia nigra) のドーパミン神経細胞や，後脳の縫線核(ほうせんかく)(raphe nucleus) のセロトニン神経細胞などを含む（図 2.13）．これらの神経細胞からは，大脳皮質，基底核を含む脳のさまざまな領域に，軸索が伸び

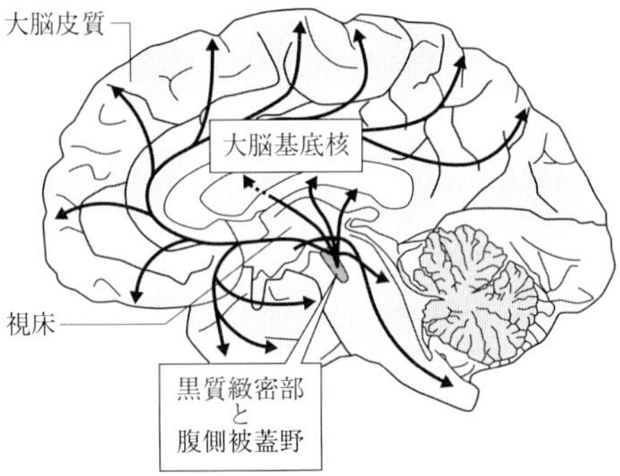

図 **2.13**　中脳ドーパミン神経細胞からの軸索投射

て広がっている．

大脳基底核の神経回路は，数理神経科学の分野で“教師付き強化学習”と呼ばれる学習を行うのにふさわしい特徴を持っており，ドーパミン神経細胞は，“行動を起こすときに，得られると期待される報酬 (reward) の量”と“行動をとった結果，実際に得られた報酬の量”の誤差（予測誤差）に応じて興奮し，興奮の度合いに比例して，行動を起こすのに関与した神経結合のシナプス伝達効率を向上させると考えられている (Schultz, 2007; Barto, 1988)．

扁桃体や海馬を介して側坐核に入力される情動的価値判断を伴った周囲の状況に関する情報は，普段は，大脳皮質—基底核—視床ループに蓄えられた行動プログラムを選択し，始動させるためのきっかけとしてはたらくが，予想外の事態が起こってドーパミン神経細胞が興奮した場合は，この情報は，予想外の事態に新たに対応すべく，行動のプログラムを書き換えるために使われる（図 2.14）．すなわち，ドーパミンの入力は，同じ大脳皮質—基底核—視床ループという神経回路に入力する価値判断を伴った周囲の状況に関する情報が，行動プログラムの選択のきっかけとして使われるか，行動プログラムの変更のための書き込みに使われるかという切り替えスイッチとしてはたらいている可能性がある．

(e)　手綱核を介した神経回路

このように，中脳と脳幹のモノアミン神経細胞群は，大脳基底核などに投射し，情動行動のプログラムの成立に関わっているが，これらモノアミン神経細胞自身が，大脳基底核 → 髄条 (stria medullaris) → 間脳の背側にある手綱核（たづなかく）

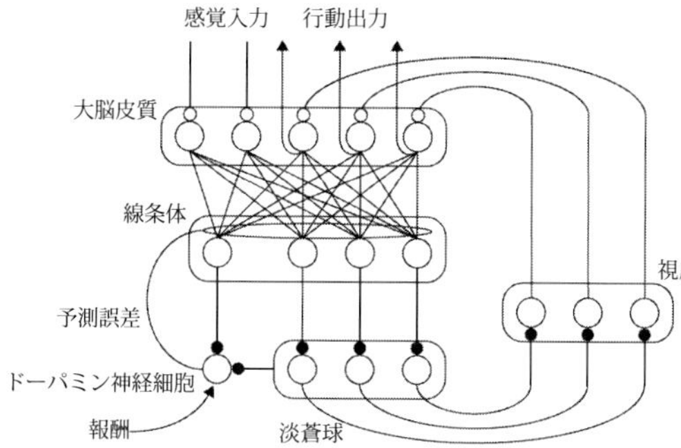

図 **2.14**　予測誤差による行動学習のモデル (Doya, 2002)

(habenula)→ 反屈束 (fasciculus retroflexus)→ 脚間核 (interpeduncular nucleus)→ モノアミン神経細胞群，という経路を介して制御を受けている (Sutherland, 1982; Klem, 2004)．すなわち，情動行動の制御に関わる神経回路も，ループを形成している（図 2.11 (b)，(c)）．このいわば第 2 の神経回路ループと，大脳皮質—基底核—視床ループとは，基底核のうちでとくに側坐核を介して交わっている．

哺乳類では，手綱核は内側核と外側核からなる（図 2.15 (a)）．

外側手綱核から，反屈束 (fasciculus retroflexus) を介して伸びる神経軸索は，脚間核を介さずに直接に，中脳の腹側被蓋野 (ventral tegmental area: VTA)，黒質緻密部 (substantia nigra pars compacta) や縫線核 (raphe nucleus) に投射している（図 2.15 (a)）．外側手綱核の神経細胞は，腹側被蓋野や黒質緻密部のドーパミン神経細胞に対しては抑制性に作用する．最近サルでは，報酬が期待される作業を行い，報酬を得られなかった場合に外側手綱核の神経細胞の興奮が高まり，ドーパミン神経細胞の興奮を抑制することが知られている (Matsumoto & Hikosaka, 2007)．外側手綱核神経細胞は，ドーパミン神経細胞の興奮を制御することによって，強化学習過程と深く関わっている可能性がある．

外側手綱核には，選択された行動プログラムに関わっている大脳皮質—基底核—視床ループの細胞集団の興奮に関する情報が，腹側淡蒼球から運ばれる（図 2.15 (c)）．一方，内側手綱核には，海馬と扁桃体からの，外界の状況とその情動的価値判断の情報が，中隔核や分界条核を介して伝えられる（図 2.15 (b)）．このような神経回路の特徴から筆者は，内側と外側の手綱核の活動には各々，外

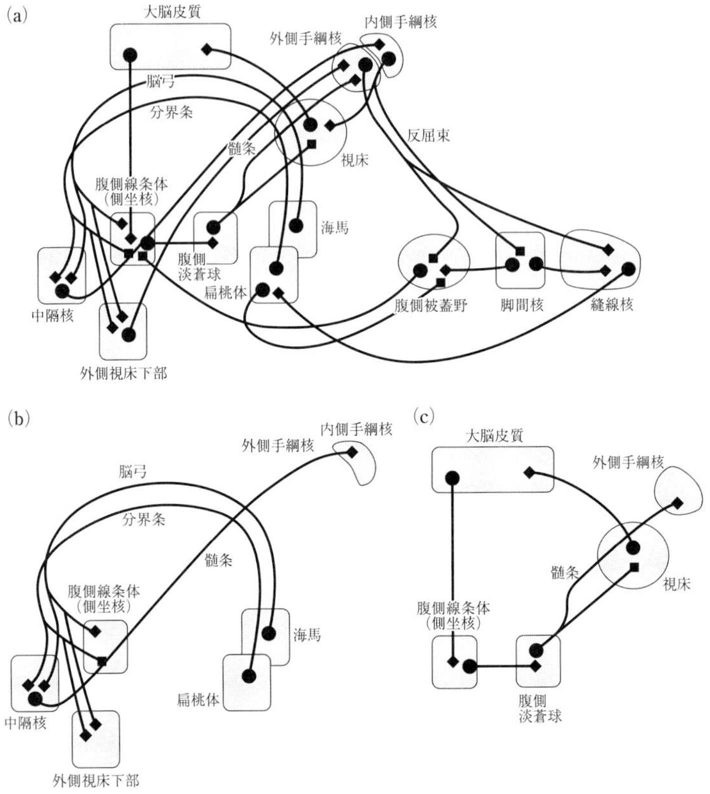

図 2.15　手綱核からみた行動制御基本神経回路
(a) 全体像，(b) 内側手綱核への入力系，(c) 外側手綱核への入力系.

界からの行動選択のきっかけとなる入力情報と，それに呼応して選択された行動プログラムに関する内部情報がそれぞれ反映されている可能性があると考えている．さらに筆者らは，手綱核が，この2つの情報を比較して，その場の状況にふさわしい行動プログラムが選択されているかどうかを検証するメカニズムに関与しているのではないかと考えている．

実際に人では，スクリーンに映った異なる速度でゴールに向かって走る2つのボールのどちらが先にゴールに達するかを被験者に予想させた場合，被験者が間違った解答をしたと知らされた場合に，手綱核の活動が選択的に亢進することが報告されている (Ullsperger & Cramon, 2003)．またすでに述べたように，サルでは，報酬を期待する作業を行い，報酬を得られなかった場合に，外側手綱核の興奮が高まることが，最近報告されている (Matsumoto & Hikosaka, 2007).

2.2.2　基本神経回路の保存と鳥

ゼブラフィンチ，ジュウシマツ，オウムといった鳥は，親から習って歌をさえずることができる．このような鳴禽類(めいきんるい)の脳で，歌制御に関わる神経回路を図 2.16 に模式図で表している．この図からわかるように，外套・基底核・視床は発声運動を制御するための神経回路ループを形成しており，このループからの出力が RA と呼ばれる神経核を介して，発声に直接関わる運動神経細胞を制御している．この様子は，哺乳類の脳で，大脳皮質—基底核—視床ループが，行動や運動を制御している様子と大変似ている (関・西川，2005).

鳥はこれまで思われてきた以上に賢いということが，最近明らかになってきている (Emery & Clayton, 2007; Clayton et al., 2003; Gould & Gould, 1998). ミツオシエ（蜜教え：honey guide）と呼ばれる鳥は，少し飛んではチュルチュルという特有の甲高い鳴き声で誘うという方法で，アナグマを蜂の巣まで案内することが知られている．最後にはアナグマに巣を壊してもらい，アナグマは蜂蜜を，ミツオシエは蜜蠟を手に入れる．そのときこの鳥は，何ヵ所かの蜂の巣の場所を同時に覚えていて，自分とアナグマが今いるところから一番近い所にある巣まで，案内する．このことは，この鳥が，一番近い巣がどれかを判断す

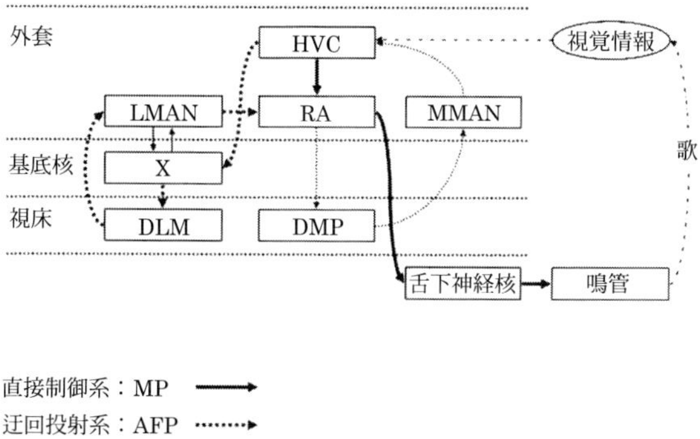

図 2.16　鳴禽類の脳での歌学習に関わる神経回路 (関・西川, 2005)

るために，蜂の巣の位置が書き込まれた地図を記憶していることを示している．

アメリカカケス (western scrub jay) は，腐りやすいハチミツガの幼虫と腐りにくいピーナッツとを別の場所に隠した場合，隠してからあまり時間が経っていないときには好物のハチミツガの幼虫を穫りに戻ってくるが，餌を隠してから幼虫が腐ってしまうほど時間が経ってからでは，ピーナッツを穫りに戻ってくることが知られている (Clayton et al., 2003)．このことは，この鳥が，いつどこで何をやったかという出来事を覚えられる，というエピソード記憶と呼ばれる能力を持っていることを示している．また，この鳥が，一度他の仲間が隠した餌を盗むという経験をすると，自分が餌を隠しているところを，パートナー以外の他のアメリカカケスに見られた場合，他の鳥がいないときにまた戻ってきて，別の場所に餌を隠し直すことも知られている．これは，過去の自分の経験から，他の鳥の心を推測して，餌が盗まれるかもしれないと思う能力（心の理論：Theory of mind）を，この鳥が持っていることを示している．

カラスは賢いことで有名だ (Gould & Gould, 1998)．外界から孤立した飼育室で育てられたカラスが，止まり木にひもでぶら下がった餌を穫るために，はじめて餌を見てから何時間かしてから突然，あるものは，止まり木に立って，ひもを脚で押さえながら，くちばしを使って少しずつひもをたぐり寄せることによって，別の個体は，くちばしにひもを引っ掛けたまま，止まり木に沿って横方向に移動することによって，餌を引き寄せて，餌を獲得することに成功したことが報告されている．これは，カラスが，過去の経験によらないで，個体ごとに独創的な方法で，目的を達成する方法を編み出せる能力を持っていることを示している．

このような，単に反射や本能のみに基づいたとはとても考えられない鳥の行動にも，これまでに述べてきた基本神経回路が深く関わっていると考えられる．

2.2.3　基本神経回路の保存と魚

金魚やタイやヒラメなどの魚は硬骨魚 (teleost) と呼ばれる．最近，Wullimanらは，小型の硬骨魚であるゼブラフィッシュの脳の発生の初期段階では，ツールキット遺伝子群の発現パターンは，哺乳類の胚の脳での発現パターンとまったく変わらないことを発見した (Wullimann & Mueller, 2004)．彼らは脳の各部分ごとに特異的な分子の発現パターンを発生段階ごとに追跡することによって，

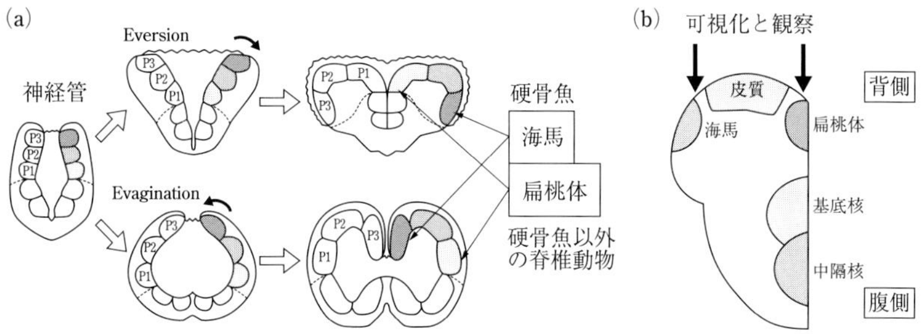

図 2.17　脊椎動物の終脳の発生様式 (Wulliman & Mueller, 2004; Portavella et al., 2004)
(a) 硬骨魚とそれ以外の脊椎動物の終脳の発生様式の比較，(b) 硬骨魚の終脳の部域分け．

哺乳類の外套は，風船が膨らむように大きくなるのに対して，ゼブラフィッシュなどの硬骨魚類の終脳は，チューリップのつぼみが開くとき花びらが外向きに反り返るように，終脳の背中側の真ん中から割れて終脳全体が反り返ることによって，元々背中側の真ん中近くにあった構造が最終的には背中の一番外側に落ち着くようになることを明らかにした（図 2.17 (a)）．このような硬骨魚類だけにみられる終脳の発達様式は，反転 (eversion) と呼ばれ，哺乳類型の終脳の発達時にみられる膨出 (evagination) と区別される．その結果，哺乳類では終脳の背側中心部にできる海馬にあたる部位が，硬骨魚類では背側の最も外側に，哺乳類では終脳の腹側にできる扁桃体にあたる部位が，硬骨魚類では背側の最も内側に存在することが明らかになってきた．

哺乳類の終脳の外套下部 (subpallium) からは，基底核や中隔核と呼ばれる構造がつくられる．基底核の神経細胞では，GABA，サブスタンス P，エンケファリンといった神経伝達物質が，中隔核の神経細胞ではアセチルコリンが産生される．これらの物質は，魚の終脳の外套下部でもやはりつくられており，魚にも，基底核や中隔核に相当する神経核が存在することがわかる（図 2.17 (b)）．

また，魚の脳でも，間脳からは手綱核や視床や視床下部といった構造が，哺乳類の脳と同じようにつくられる．哺乳類の大脳皮質が，魚の外套にあたることを考慮すると，魚でも，外套，基底核，視床のつながりによってつくられる行動制御神経回路ループは存在すると考えた方が自然である．

さらに，哺乳類で中脳や後脳に見られるモノアミン神経細胞群や，これらの神経細胞と終脳とを結ぶ，間脳の手綱核を介した神経回路も，魚の脳で存在す

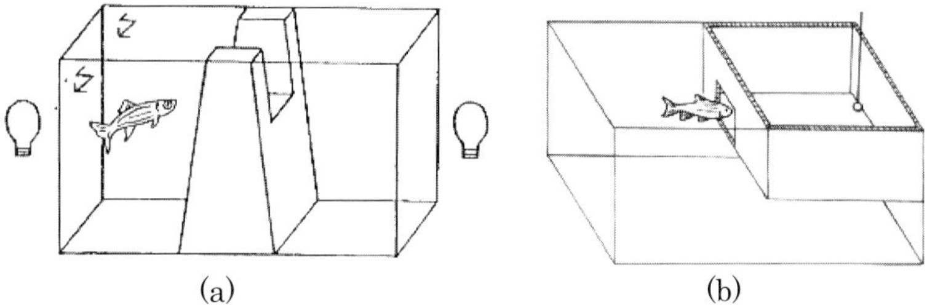

図 2.18　ゼブラフィッシュの各種行動実験装置

(a) 魚を用いた two-way active avoidance test(Pradel et al., 1999), (b) ゼブラフィッシュの餌の認知における左右の眼の使い方の違いを調べるための検定装置．小部屋の入り口の反対側に，色か縞模様の付いた玉をぶら下げ，ぶら下げられた玉をどちらの眼を使って見ながら近づくかを調べる (Miklosi & Andrew, 1999).

ることがわかっている．このことから魚は，終脳の神経回路ループを調整する，手綱核とモノアミン神経細胞群を含む第 2 の行動制御神経回路ループも持っていると考えられる．

キンギョを用いた二方向性能動的回避試験 (two-way active avoidance test)（図 2.18 (a)）では，非条件刺激（電気ショック）と条件刺激（緑の光の点灯）とを組み合わせて与えることを繰り返すと，魚は自分がいる部屋で緑の光が点灯しただけで，光がついていない反対側の部屋に逃げるようになる (Portavella et al., 2004)．条件刺激（光の照射）と非条件刺激（電気ショック）を同時に与える場合には，扁桃体に相当する外套 (pallium) の背内側のみが，非条件刺激を条件刺激との間に時間差を入れて与える場合 (trace conditioning) には，外套の背内側に加えて，海馬にあたる背外側の両方が必要であることが，選択的破壊実験から示された．

ゼブラフィッシュは，明るいところよりも暗いところを好む．魚を，アンフェタミンの腹腔内投与の直後に明るいところにとどめるという操作を繰り返し加えると，明暗の嗜好が逆転する (conditioned place preference: CPP) (Ninkovic et al., 2006)．ゼブラフィッシュでは，コカインを使っても同様な CPP が引き起こされることが報告されている (Darland & Dowling, 2001)．このことから魚でも，記憶の成立には，モノアミン，とくにドーパミンを介した報酬系が関与することが示されている．

野生型のゼブラフィッシュは，体表面に縦縞の模様をもっているが，豹柄などさまざまな模様の色素沈着パターンを示す突然変異系統が単離されている．

特定の色素沈着パターンの魚を，稚魚の段階から別のパターンの魚の群れの中で育てると，その魚は，自分と同じ模様の魚よりも，自分と一緒に育った別の模様の魚たちと一緒に過ごしたがることが示されている．この結果は，ゼブラフィッシュでは，仲間とともに行動するという社会性の獲得に経験が必要であることを示している (Engeszer et al., 2004).

2.2.4　魚類に見られる内側手綱核・脚間核結合の左右非対称性

外側手綱核の機能解析が深まってきたのに対して，内側手綱核の役割は，ほとんど知られていない．しかしながら，この神経核の神経細胞の軸索は，反屈束を介して，直接脚間核に投射する．内側手綱核に由来する神経軸索は，脚間核の周辺部を，あたかも電磁石のコイルのように幾重にも巻き囲むようにして終わっている (図 2.19)．このような特徴的な神経結合様式は，Cajal や Herrick といった神経解剖学の始祖たちの時代から人々を魅了してきているが，その機能は未だ明らかになっていない (Ramón y Cajal, 1911; Herrick, 1966).

筆者らは，脊椎動物の進化を通じて保存された手綱核を介した情動制御に関わる神経回路の解析を，ゼブラフィッシュを使って進めてきた (Aizawa et al., 2005, 2007).

ゼブラフィッシュでは，哺乳類の内側手綱核にあたる構造は手綱核の背側に位置し，さらに内側と外側の亜核に分かれる (Aizawa et al., 2005)．内側亜核のみで緑色蛍光タンパクを発現する遺伝子導入魚を用いて内側亜核および外側亜核の神経細胞を識別したところ，内側亜核と外側亜核は，それぞれが特異的

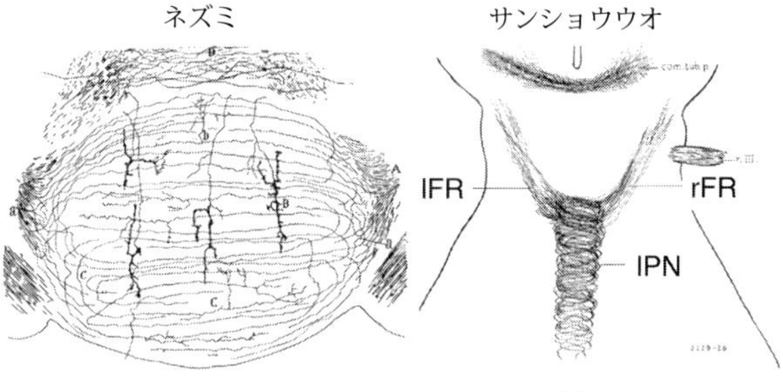

(a)　(b)

図 **2.19**　Cajal や Herrick によって描かれた，ネズミやサンショウウオの脚間核での神経軸索走行

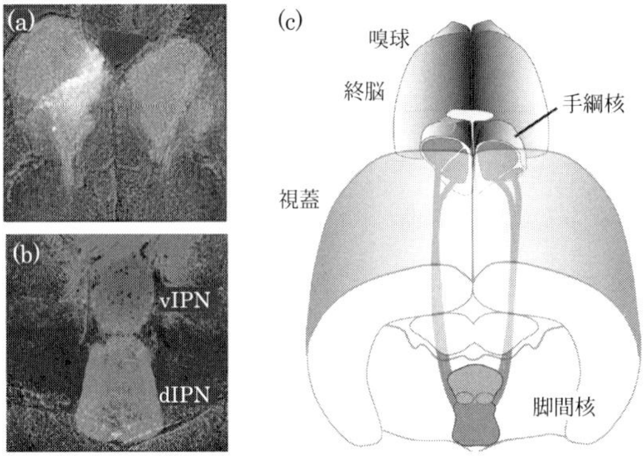

図 2.20　手綱核亜核から脚間核への神経軸索投射パターン
(Aizawa & Okamoto et al., 2005)（カバー袖に再掲）

(a)，(b) Bran3a 遺伝子の発現制御領域の支配下で GFP（緑）を，内側手綱核の内側亜核で発現するトランスジェニックゼブラフィッシュの脚間核の背中側 (dIPN) に DiI（赤）を注入することによって (a)，逆行性に内側手綱核の外側亜核の神経細胞が染まる (b)．(c) 内側手綱核の外側亜核（赤）は，左側の方が右側よりも大きく，その神経細胞からの軸索は，脚間核の背側に投射する．内側手綱核の内側亜核（緑）は，右側の方が左側よりも大きく，その神経細胞からの軸索は，脚間核の腹側に投射する．

に標的の脚間核の腹側と背中側に結合することが明らかになった（図 2.20）．さらに，左の手綱核では，外側亜核が内側亜核よりも大きく，右の手綱核では，内側亜核が外側亜核よりも大きいという，亜核の大きさの左右非対称性のために，左の背側手綱核からの神経軸索は大部分が脚間核の背側に，右の背側手綱核からの神経軸索は大部分が脚間核の腹側に投射することになる（図 2.20(c)）．

さらに，この非対称性の方向は，内臓の左右軸決定に中心的役割を果たす Nodal シグナルにより制御されていることを明らかにした（図 2.21）．

aboutface(*abf*) 変異体は，心臓のループ形成（正常では右ループ）や胆嚢の位置（正常では右側）にみられる非対称の方向がランダムになり，ホモ接合体では，正常型と逆位型がほぼ同数みられる．内臓逆位を示す *abf* 変異体のうち，約半数では Nodal シグナルが右手綱核原基で活性化され，残りの個体では，Nodal シグナルがどちら側の手綱核原基でも活性化されなかった．

Nodal シグナルを右手綱核原基で活性化した *abf* 変異体では，投射パターンは左背側手綱核が主に腹側脚間核へ，右背側手綱核が主に背側脚間核へ投射するという逆転パターンを示した（図 2.21(d)）．しかし，Nodal シグナルが手綱核原基で発現しない *abf* 変異体では，非対称の方向はランダムになるものの，脚

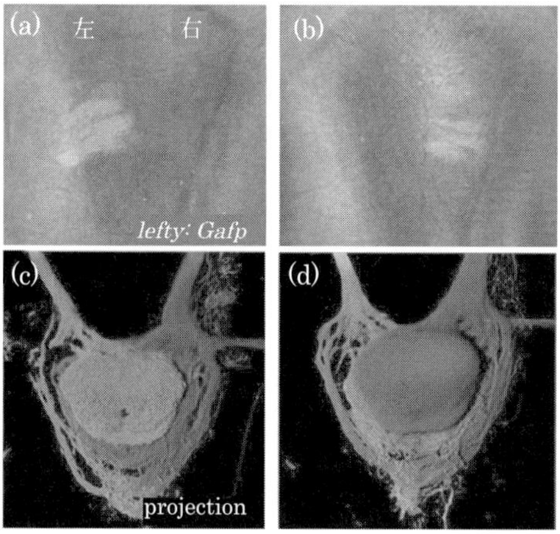

図 2.21 発生途中での一過性 Nodal シグナルの活性化の場所と，手綱核・脚間核神経投射パターンとの関係 (Aizawa & Okamoto et al., 2005)（カバー袖に再掲）

(a) Nodal シグナルによって活性化される遺伝子 lefty1 の制御領域の下流で GFP を発現するトランスジェニック・ゼブラフィッシュでは，受精後 28 時間目頃に一過性に，左側の手綱核原基で GFP の発現が見られる．(b) このトランスジェニック個体が *abf* 突然変異を持つ場合，ホモ接合体の半数で，GFP は右側の手綱核原基で発現する．(c) 野生型の稚魚の右側と左側の手綱核に DiO（緑）と DiI（赤）を注入することによって順行性に染まった脚間核．(d) GFP が右側手綱核原基で発現する *abf* 突然変異体の稚魚では，手綱核脚間核軸索投射パターンが逆転している．

間核における左右背側手綱核軸索の分離は形成されていた．これらの解析結果は Nodal シグナルの活性化の方向が背側手綱核投射パターンの方向を特異化することを示唆する一方，非対称な投射形成自体には Nodal シグナルは必要ではないことをも示唆している．実際，Nodal 経路が脳内で作用しない *late-zygotic one-eyed pinhead* 変異体や Nodal シグナルが脳の両側で活性化する *no tail* 変異体においても，非対称の方向はランダムになるものの，脚間核における左右手綱核軸索の分離は形成され，非対称な投射パターンを形成していた．

2.2.5 ゼブラフィッシュの手綱核で左右非対称な神経細胞の特異化を制御する機構

さらに，それぞれの誕生時期を BrdU を用いたパルス標識法で詳細に調べたところ，外側亜核前駆細胞はより早期に誕生し，内側亜核前駆細胞はより後期に誕生することがわかった（図 2.22 (a)）(Aizawa et al., 2007)．興味深いことに，早期に誕生する外側亜核前駆細胞は左側でより多く誕生し，後期に誕生す

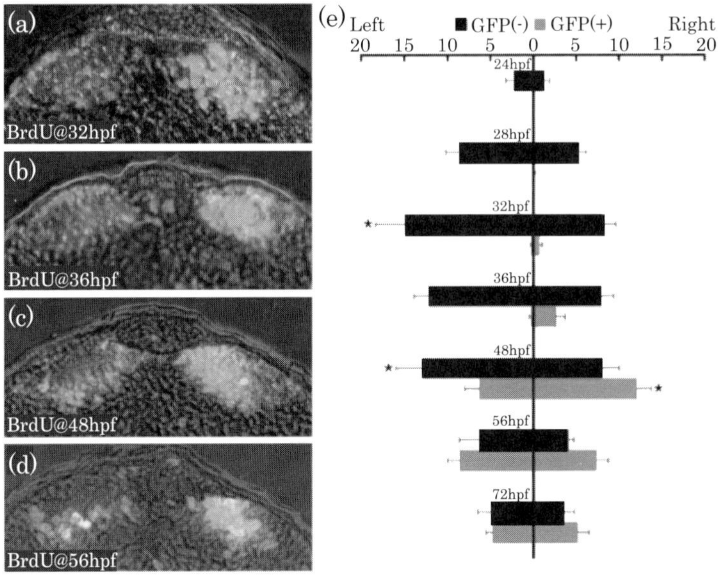

図 **2.22**　神経細胞誕生のタイミングとゼブラフィッシュ手綱核の左右非対称性 (Aizawa & Okamoto et al., 2007)（カバー袖に再掲）

(a)–(d) 各発達段階におけるゼブラフィッシュ手綱核の横断面．BrdU を取り込んだ神経細胞は赤く染まっている．受精後 32，36 時間付近で BrdU を取り込ませた場合，BrdU は GFP を発現しない外側亜核の神経細胞に取り込まれている．受精後 56 時間目に BrdU で標識すると，BrdU は GFP を発現する内側亜核の神経細胞に取り込まれる．(e) 発生段階ごとに生まれる左右の手綱核の神経細胞の数を，GFP を発現する内側亜核の神経細胞（緑）と，GFP を発現しない外側亜核の神経細胞（赤）ごとに集計した表．

る内側亜核前駆細胞は右側でより多く誕生していた（図 2.22 (b)）．これらの結果は，神経細胞誕生のタイミングが外側亜核および内側亜核神経細胞の特異性を決定しており，同時に，発生段階ごとの神経細胞分化の効率の左右差が，左右の外側亜核および内側亜核の神経細胞数の非対称性の原因になっていることを示している（図 2.23）．

2.2.6　脳の機能的左右差

ヒトの大脳では，右半球と左半球とが異なる機能を持っていることはよく知られている (Wolman, 2005)．魚でも，右脳と左脳とで，情報処理の特性に差があることが示されている (Miklosi & Andrew, 1999)．

ゼブラフィッシュは，餌なのか敵なのかわからないような新しい物体に近づくとき，右眼を優先的に使うことが示されている（図 2.18 (b)）(Miklosi &

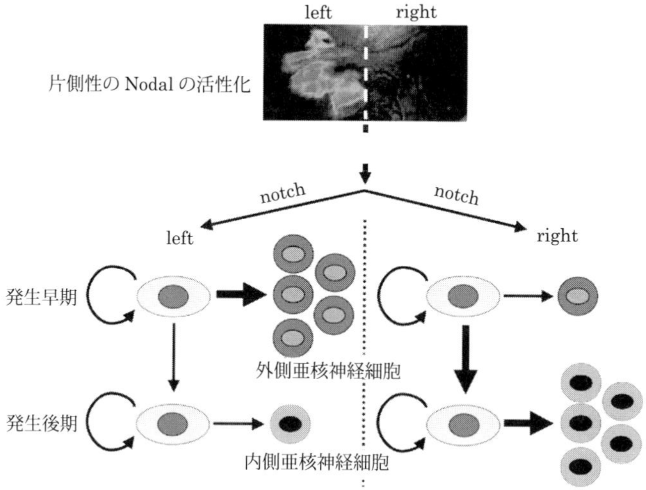

図 **2.23** 手綱核亜核の神経細胞の発生機構の模式図

Andrew, 1999). 片方の壁に小さい入り口開いていて，反対側の壁の近くに餌かもしれない物体がぶら下がっているような茶室のような部屋を用意する．ゼブラフィッシュは，入り口から入って，その物体をはじめて見るときには，右眼で物体を見ながら物体に近づこうとすることがわかっている．すなわち，体の右側が物体に向くように泳ぎながら物体に近づいていく．その物体を見慣れてくると，右眼と左眼の使用頻度に差はなくなるが，物体を再び新しい模様のものに換えると，再び右眼で観察しながら近づくようになる．新規な物体を注意深く観察するときには，恐怖を抑えながら物体に近づく必要があり，右眼から左側の脳の入る視覚刺激は魚ではこのような情報処理に向いている．一方で，物体が過去に見たことがあるものかどうかを判断するような場合は，左眼が優先的に使用されるのだろうと推察されている．

さらに興味深いことに，手綱核の左右差の向きが逆転する突然変異系統では，左眼が選択的に使われることが示されている (Barth et al., 2005).

我々の研究結果から，手綱核の左右の非対称性の向き（それぞれの亜核が，左右のどちらで大きいか）は，手綱核原基での一過性かつ片側的な Nodal シグナルの活性化によってデジタルに（右向きか左向きか）指定されるが，左右差の程度は神経分化を支配する Notch シグナルの活性化の程度の左右差に依存して

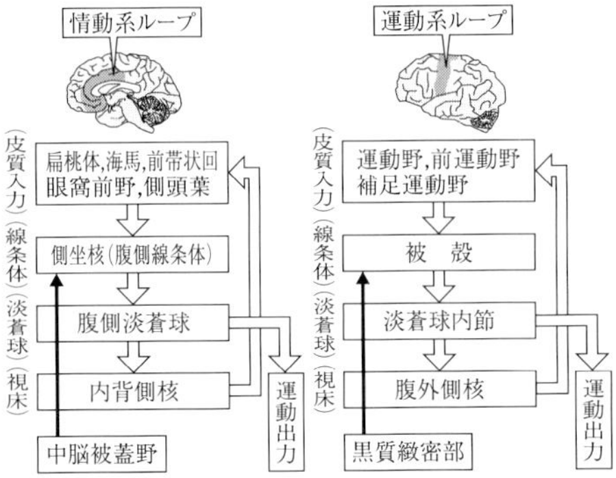

図 2.24　皮質—基底核—視床ループの並列性 (Purves et al., 2004)

アナログに（わずかな差から著しい差まで連続的に）指定可能であることが示された（図 2.24）(Aizawa et al., 2007).

それぞれの動物種の社会性（群れとして行動する度合い）は，同じ動物種内の個体間の脳の左右差の向きの一致率と，動物種ごとに固有な脳の左右差の程度とに相関するといわれている (Ghirlanda & Vallortigara, 2004). 我々の研究は，進化の過程での，それぞれの動物種の社会的適応戦略に，どのような分子パラメーターの調整がはたらいているのかを研究していくうえで重要な糸口を与える可能性もある.

2.3　ヒトの脳の特殊化と機能異常——大脳の巨大化と並列化

哺乳類，とりわけヒトでは，胎児発達の初期過程では，ほかの動物と比べてそれほど大きいとは思えなかった終脳が，発生が進むにつれて巨大化する．大脳皮質は，一番内側に，空洞である脳室 (ventricle) があり，その外側に軸索からなる白質 (white matter) があり，その外側に細胞体を含む灰白質 (gray matter) が見られる．灰白質は，脳の表面から内側に向かって異なる神経細胞を分布しており，層構造 (layer structure) を持っている（第 3，4 章参照）.

このような大脳皮質のさまざまな神経細胞は，そのさらに内側に位置する脳室帯 (ventricler zone) から，胎児期に発生する．大脳皮質は，後からできた神経細胞が，前にできた神経細胞の層を追い越すことによって層をつくっていくという，非常に特徴的な “裏返し様式”(inside-out) でつくられる（第 3，4 章参照).

裏返し様式による皮質の層形成によって，脳室の付近で生まれた神経細胞は，脳の表層に移動するために，いくら増加しても脳室が塞がってしまう心配がなくなった．このため，大脳皮質で，行動プログラムを蓄えるための記憶素子である神経細胞の数を飛躍的に増大させることができた．このことは大脳皮質の増大をもたらし，取り扱う情報の種類によって異なる皮質—基底核—視床ループをあてがうことによって，異なる情報を並列的に，迅速に処理することが可能になってきた．

図 2.24 に示すように，情動に関わる行動のプログラムは，大脳皮質—基底核—視床ループのうちで，大脳皮質の前帯状回や眼窩前野と呼ばれる部分，基底核の側坐核と腹側淡蒼球，視床の内背側核からなる情動系ループに蓄えられると考えられる．

一方，単純にボールを投げたり歩行したりする動作では，皮質の運動野や前運動野，基底核の一部である被殻と淡蒼球，視床の腹外側核からなる運動系ループによって制御されている．

これら 2 種類の行動の制御以外でも，目的を達成するための行動を脳の中で計画したり，特定の事象への注意を喚起したり，暗算をするためにいくつかの数字を一時的に覚えたりするために，脳は，皮質と基底核と視床の異なる部分をつなげた神経回路ループを利用するらしいということが明らかになってきた．

このような見地からみると，ヒトの脳は，異なった種類の情報に対処するための行動プログラムを蓄えるために，異なる複数の皮質—基底核—視床ループを持つ，並列コンピューターであると見なすことが可能だ．

さらに，このような皮質—基底核—視床ループの並列的な増加によって，皮質—基底核—視床ループは，単に見たもの，聞いたもの，触れたもの，嗅いだものという感覚的入力と，それに対応する行動といった，単純な入出力の応答を制御するだけでなく，ほかのループによってすでに処理された情報を入力として使い，さらにその出力を別のループに入力するといった，脳の中だけでの情報のやり取りが可能になってきた．抽象的な思考や，何手も先を読むような予測など，ヒトの脳の高度な能力も，このような行動制御神経回路ループ群の直列つなぎを可能にする脳の進化と深く関わっているのではないかと，筆者は考えている．

2.3.1 行動制御基本神経回路とヒトの精神神経疾患との関わり

うつ病，躁うつ病，統合失調症，自閉症といった，いわば古典的精神障害に加えて，最近では，強迫神経症，薬物などへの依存症，注意欠陥・多動性障害 (attention deficit hyperactivity disorder: ADHD)，心的外傷後ストレス障害 (post-traumatic stress disorder: PTSD)，衝動的敵対的攻撃（きれる）といった精神・行動障害への取り組みの必要性が，社会的にも大きな課題となってきている．後者の疾患群では，患者は “自分でもおかしいとわかっているのに，やめられない” という共通した特徴的な行動を示す．これらの疾患は，情動系神経回路の異常として一括できるだろう．

すでに述べたように，情動行動は，側坐核を中心として，情動系ループ（大脳皮質，側坐核，腹側淡蒼球，視床内背側核など）と中脳・延髄のモノアミン神経細胞群（ドーパミン，セロトニンなど）とが相互に影響し合って制御されていることが，明らかになってきた．

大脳基底核と大脳皮質の間の情動系ループが，目的を持った運動の開始と停止を制御する運動系ループと類似することから，情動的思考と運動では共通した開始と停止の制御メカニズムがはたらいているのではないかと考えられるようになってきている．したがって，「手が汚れているという観念を拭いされないで，皮膚が剥けても手を洗い続ける」というような強迫神経症は，運動を思いどおりに止められないハンチントン舞踏病と類似する発症機構によって，引き起こされるのかもしれない．また，チック，トゥレット症候群の子供は，まばたきや顔をしかめる等の間欠的異常運動のほかに，道徳的に言ってはいけないような言葉を突然口にしたりする．この場合，運動系ループと情動系ループの両方に影響する，何らかの共通する障害がもたらされている可能性が考えられる．

すでに述べたように，ドーパミン神経細胞は，行動によって期待される報酬と実際に得られる報酬との大きさの差に応じて興奮し，脳が，外界で起きる事象を，得られた報酬の大きさに応じた意義付けを付与して，記憶として貯蔵する際に重要な役割を果たす．このようにして脳に蓄積された，“価値判断（好ましいか，好ましくないか）を付与された外界の出来事の記憶の集合体” が，神経科学的な “自我” を形成する．統合失調症では，このような自我の形成の過程のどこかに障害があるのかもしれない．筆者らは，内側手綱核と外側手綱核との相互作用によって，価値判断を伴った外界状況に関する情報（外部環境情報）と，それによって喚起された目的を持った行動に関する情報（内部行動プログラム情報）との照合が行われ，照合がうまくいかなかったときに，ドーパミンやセロトニン作動性神経細胞の活性の調節によって，行動プログラムのための大脳皮質—基底核—視床ループの神経回路の改変が行われるのではないかと考えている．手綱核の障害によって，このような外部情報と内部情報の照合に狂いが生じた場合，誤った行動プログラムの選択や，誤った行動プログラムの習得（思い込み，妄想）などが生じるであろう．このような点からも，手綱核の機能異常は，精神疾患と密接に関わっているのではないかと，筆者らは考えている．

慢性的に軽度のストレスを与えられたラットは，強制的に泳がなければいけない条件にさらすと，脱出行動を取らずに無動作でいる時間が増加し，抑うつ症に類似した学習性無力状態に陥る．このようなラットでは，背側縫線核の神経細胞からのセロトニン分泌が低下している．外側手綱核の破壊によって，セロトニン分泌の低下や，学習性無力状態への移行が防げることが示されている (Lecourtier et al., 2007).

2.3.2 基本神経回路の進化的保存・多様化と精神神経疾患

本章で「行動制御のための基本神経回路」と呼んだ神経回路は，進化を通じて，全脊椎動物に共通して存在する可能性が高い．しかしながら，手綱核のような神経核での神経細胞の新生の効率の微妙な違いによって，動物種ごとにことなる社会的行動パターンを規定しているかもしれない．

同様に，同じ動物種の中でも，個体差によって，この神経回路に誤作動がおこれば，さまざまな精神行動異常につながる可能性がある．

基本神経回路を構成するさまざまな神経細胞は，複雑な遺伝子ネットワークとシグナルカスケードの結果発生分化する．図 2.25 は，中脳のドーパミン神経細胞が分化するまでに関わる分泌因子や転写因子のネットワークを図示している (Prakash & Wurst, 2006). このネットワークに関わる遺伝子群の微妙な機能不全や発現異常は，ドーパミン神経細胞の発生異常を引き起こし，精神活動に大きな変調を及ぼす可能性がある．このように正常の発生過程において，基本神経回路を構成するさまざまな神経細胞の分化や，軸索投射を制御する因子

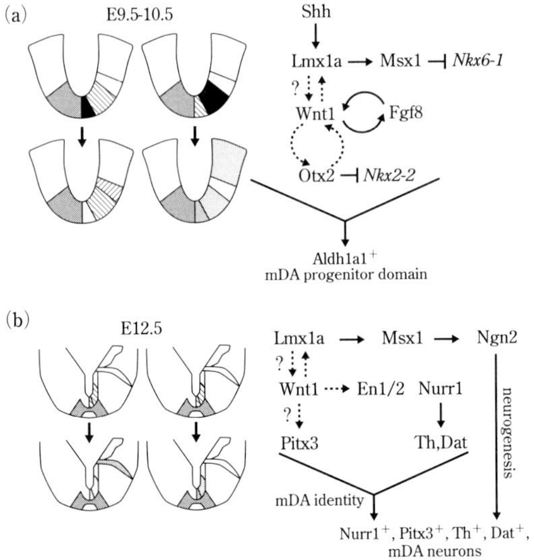

図 2.25　中脳ドーパミン神経細胞の分化制御に関わる遺伝子のネットワーク (Prakash & Wurst, 2006)

(a) ドーパミン神経細胞産生中脳領域の決定に関わる反応経路，(b) ドーパミン神経細胞の誕生と分化に関わる反応経路，左は中脳断面における各遺伝子の発現部位，右は遺伝子どうしの相互作用を模式化している．

群を同定し，その相互作用を明らかにすることは，精神疾患の発症原因の解明に直接つながる可能性が高い．

多くの精神疾患の発症には遺伝的要因が強く示唆されてきているが，機能異常が発症に関わっていることがはっきりとわかっている遺伝子は，いまだ少数である．これらの遺伝子についても，脳のどの部分で，どのように発症と関わっているのか，理解にはほど遠い．本章で述べた基本神経回路の形成に関わる遺伝子の異常が，精神疾患とどのように関わるのかを調べることは，人の精神活動の制御機構の探求に，新しい光をもたらすであろう．

参考文献

[1] Aizawa H, Bianco IH, Hamaoka T, Miyashita T, Uemura O, Concha ML, Russell

C, Wilson SW, Okamoto H (2005) Laterotopic representation of left-right information onto the dorso-ventral axis of a zebrafish midbrain target nucleus. *Curr Biol* **15**: 238–243.

[2] Aizawa H, Goto M, Sato T, Okamoto H (2007)Temporally regulated asymmetric neurogenesis causes left-right difference in the zebrafish habenular structures. *Dev Cell* **12**: 87–98.

[3] Barto AG (1988) Adaptive critics and the basal ganglia. in Houk JC, Davis JL, and Beiser DG (eds) *Models of Information Processing in the Basal Ganglia.* The MIT Press, 214–232.

[4] Barth A, Miklosi A, Watkins J, Bianco IH, Wilson SW, Andrew RJ (2005) fsi zebrafish show concordant reversal of laterality of viscera, neuroanatomy, and a subset of behavioral responses. *Curr Biol* **15**: 844–850.

[5] Carroll SB, Greinier JK, Weatherbee SD (2001) *From DNA to Diversity: Molecular Genetics and the Evolution of Animal Design*, Blackwell Publishing（上野直人・野地澄晴監訳 (2002)『DNA から解き明かされる形づくりと進化の不思議』羊土社）.

[6] Clayton NS, Bussey TJ, Dcickson A (2003) Can animals recall the past and plan for the future? *Nat Rev Neurosci* **4**: 685–691.

[7] Damasio AR (1999) *The Feeling of What Happens: Body and Emotion in the Making of Consciousness*, Harcourt（田中三彦訳 (2003)『無意識の脳，自己意識の脳——身体と情動と感情の神秘』講談社）.

[8] Darland T, Dowling JE (2001) Behavioral screening for cocaine sensitivity in mutagenized zebrafish. *Proc Natl Acad Sci USA* **98**: 11691–11696.

[9] Doya K (2000) Complementary roles of basal ganglia and cerebellum in learning and motor control. *Curr Opin Neurobiol* **10**(6): 732–739.

[10] Emery NJ and Clayton NS (2007) Evolution of the avian brain and intelligence. *Curr Biol* **15**: 46–250.

[11] Engeszer RE, Ryan MJ, Parichy DM (2004) Learned social preference in zebrafish. *Curr Biol* **14**: 881–884.

[12] Gerhart J and Kirschner M (1997) *Cells, Embryos, and Evolution, toward a Cellular and Developmental Understanding of Phenotypic Variation and Evolutionary Adaptability*, Blackwell Science.

[13] Ghirlanda S, Vallortigara G (2004) The evolution of brain lateralization: A game theoretical analysis of population structure. *Proc Biol Sci* **271**: 853–857.

[14] Gould JL and Gould CG (1998) Reasoning in animals, animal intelligence. *Scientific American* **9**(4): 52–59.

[15] Grace AA (2000) Gating of information flow within the limbic system and the pathophysiology of schizophrenia. *Brain Res Rev* **31**: 330–341.

[16] Herrick CJ (1966) *Brain of the Tiger Salamander* new impression ed. (Ambystoma

Tigrinum) Univ Chicago P.

[17] Kaufman TC, Seeger MA and Olsen G (1990) Molecular and genetic organization of the Antennapedia gene complex of Drosophila melanogaster. *Adv Genet* **27**: 309–362.

[18] Klem WR (2004) Habenular and interpeduncularis nuclei: shared components in multiple-function networks. *Medical Science Monitor* **10**: RA261–273.

[19] 倉谷　滋 (2004)『動物進化の形態学』東京大学出版会.

[20] Lecourtier L, Kelly PH (2007) A conductor hidden in the orchestra? Role of the habenular complex in monoamine transmission and cognition. *Neurosci Biobehav Rev* **31**(5): 658–672.

[21] Ledoux J (2003) *Synaptic Self: How Our Brains Become Who We Are*, Penguin（谷垣暁美訳 (2004)『シナプスが人格をつくる——脳細胞から自己の総体へ』みすず書房）.

[22] MacLean PD (1990) *The Triune Brain in Evolution: Role in Paleocerebral Functions*, Plenum Press（法橋　登訳 (1994)『三つの脳の進化——反射脳・情動脳・理性脳と「人間らしさ」の起源』工作舎）.

[23] Matsumoto M and Hikosaka O (2007) Lateral habenula as a source of negative reward signals in dopamine neurons. *Nature* **447**: 1111–1115.

[24] Miklosi A, Andrew RJ (1999)Right eye use associated with decision to bite in zebrafish. *Behavioural Brain Research* **105**: 199–205.

[25] Ninkovic J, Folchert A, Makhankov YV, Neuhauss SC, Sillaber I, Straehle U, Bally-Cuif L (2006) Genetic identification of AChE as a positive modulator of addiction to the psychostimulant D-amphetamine in zebrafish. *J Neurobiol* **66**: 463–475.

[26] 岡本　仁 (1993) ゼブラフィッシュ神経回路網の基本構造．実験医学 **11**: 1283–1289.

[27] 岡本　仁 (1999) 神経の発生——神経組織の領域化と細胞特異化．『脳と神経——分子神経生物科学入門』（金子章道・植村慶一・川村光毅編）共立出版，17–32.

[28] 岡本　仁 (2006) 神経系の成り立ち——神経誘導とパターン形成．『脳神経科学イラストレイテッド　第 2 版』（森　寿・真鍋俊也・渡辺雅彦・岡野栄之・宮川　剛編）羊土社，104–116.

[29] 奥村　哲 (2005) 鳥類の脳の解剖用語の改訂——鳥の脳を見直す．遺伝 **59**(6): 33–38.

[30] Portavella M, Torres B, Salas C (2004) Avoidance response in goldfish: Emotional and temporal involvement of medial and lateral telencephalic pallium. *J Neurosci* **24**: 2335–2342.

[31] Pradel G, Schachner M, Schmidt R (1999) Inhibition of memory consolidation by antibodies against cell adhesion molecules after active avoidance conditioning in zebrafish. *J Neurobiol* **39**(2): 197–206.

[32] Prakash N and Wurst W (2006) Genetic networks controlling the development of midbrain dopaminergic neurons. *J Physiol* **575**: 403–410.

[33] Purves D, Augustine GJ, Fitzpatrick D, Hall WC, LaMantia A-S, McNamara JO,

Williams SM (2004) *Neuroscience* 3rd Edition Sinuer Associates Inc, Chapter17, 417–434.

[34] Ramón y Cajal S (1911) *Histology of the Nervous System.*

[35] Rubenstein JLR and Shimamura K (1997) Regulation of patterning and differentiation in the embryonic vertebrate forebrain, in *Molecular and cellular approaches to Neural Differentiation*, Cowan WM, Hessell TM, and Zipursky SL (eds) Oxford Univ. Press, 356–390.

[36] Schultz W (2007) Behavioral dopamine signals. *Trends Neurosci* **30**: 203–210.

[37] 関　義正・西川　淳 (2005) 鳥の歌学習と誤差修正機構.『遺伝』**59**: 44–48.

[38] Sutherland RJ (1982) The dorsal diencephalic conduction system: A review of the anatomy and functions of the habenular complex. *Neuroscience and Biobehavioral Reviews* **6**: 1–13.

[39] The Avian Brain Nomenclature Consortium (2005) Avian brains and a new understanding of vertebrate brain evolution. *Nat Rev Neurosci* **6**: 151–159.

[40] 利根川進 (2001)『私の脳科学講義』岩波新書.

[41] Ullsperger M, von Cramon DY (2003) Error monitoring using external feedback: specific roles of habenular complex, the reward system, and the cingular motor area revealed by functional resonance imaging. *J Neurosci* **23**: 4308–4314.

[42] Wolman D (2005) *A Left-Hand Turn Around the World: Chasing the Mystery and Meaning of All Things Southpaw*, Da Capo Press（梶山あゆみ訳 (2006)『「左利き」は天才？——利き手をめぐる脳と進化の謎』日本経済新聞出版社）.

[43] Wullimann MF and Mueller T (2004) Teleostean and mammalian forebrains contrasted: Evidence from genes to behavior (Review). *J Comp Neurol* **475**: 143–162.

第3章
大脳皮質の形成機構

3.1　大脳皮質とは

「大脳皮質 (cerebral cortex)」という用語は，厳密には，成体の大脳の外側，すなわち脳膜や頭蓋骨に近い側に存在する層（数ミリ厚）のことを指す．古皮質を包み込むように覆いかぶさっていることから「外套（pallium，外套という意味のラテン語由来)」とも呼ばれる．ヒトの脳の外観を示す写真や漫画で最も目立つ「シワ」(脳回と呼ばれる；図5.1参照）に相当する箇所が「大脳皮質」である．成体の大脳皮質には，種類の異なる無数（ヒトで約50億と推定）のニューロンが整然と配列しており，その深部には，大脳皮質ニューロンどうしあるいは大脳皮質ニューロンと遠隔地のニューロンとの間での電気的交流を担う「電線・ケーブル」(軸索）が分厚く配されている．種類の異なるニューロンが脳の表面付近に並んでつくる層のことを「皮質」と称するのは，小脳 (cerebrum) にもあてはまるが，小脳皮質 (cerebellar cortex) は，その組成，構造ともに大脳皮質とは大きく異なる．

3.1.1　大脳には皮質とそれ以外の場所がある

(a)　成体の大脳で表面の皮質と深部の基底核

成体の大脳の外側は皮質で覆われるが，それ以外の大脳の構造物としては，深部に線条体 (striatum) と淡蒼球 (pallidum) からなる「基底核 (basal ganglia)」がある．そこではニューロンが集合塊を形成しており，層構造が広い面積にわたって続く皮質部分とは組織学的な様子がまったく異なる．由来としては，胎生期の大脳の原基の中で頭のてっぺん方向（背側：dorsal）が後に皮質となり，

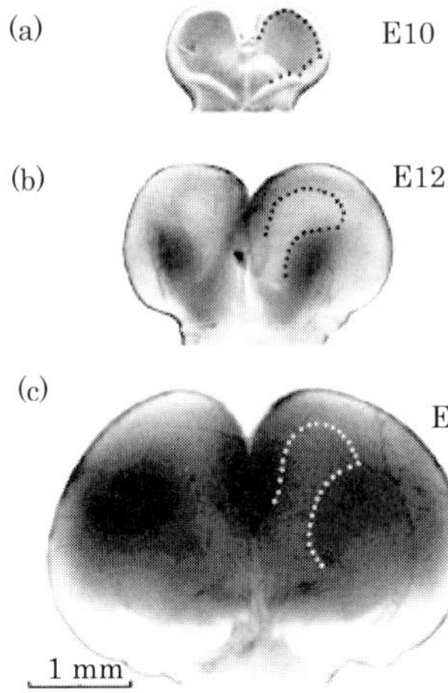

図 3.1　胎生期マウス大脳半球の拡大の様子

実体顕微鏡で，胎生期 10，12，14 日目 (E10，E12，E14) の大脳半球を前方から観察した．点線で，左半球の内部の脳室の輪郭を示してある．半球の下半分（腹側）で徐々に膨らみを増してくるのが基底核原基部分，その上方（背側）の「逆 U 字型」の部分が外套．外套と基底核原基の関係性については図 3.2 で解説する．

大脳原基のうちアゴ方向（腹側：ventral）部分が基底核となる．

(b)　発生期の皮質原基と基底核原基

「大脳皮質あるいは外套」という言葉は，「時」について頓着せず，基底核との区別のみを意識し広義の使われ方をすることが多い．すなわち，将来皮質となるべき場所，あるいは基底核ではない側，という意味，発生の途中段階における部域や「方角」を表す意味で，頻繁に「皮質・外套」が用いられる（図 3.1, 3.2）．この拡大解釈の背景には，「将来の皮質になるべきところ」と「将来基底核になるところ」とが発生過程のかなり初期に「なわばり決め」を終え，いろいろな「個性」を持ち始めると，近年の脳の領域形成（パターニング）に関する研究がどんどん明らかにしてきているということがある．対比的な呼称法の一環として，基底核領域を subpallium とか，subcortical な場所，と言い表すことも多い．

(c)　これら 2 つの区域は，異なる皮質ニューロン群の源

大脳皮質（狭義）に組み込まれるニューロンは，2 つのグループに大別できる．一方は，大脳皮質原基で生まれた（生え抜きの）ニューロンであり，グルタミン酸作動性で，投射型（軸索を長く伸ばすので遠隔的な作用をする）であ

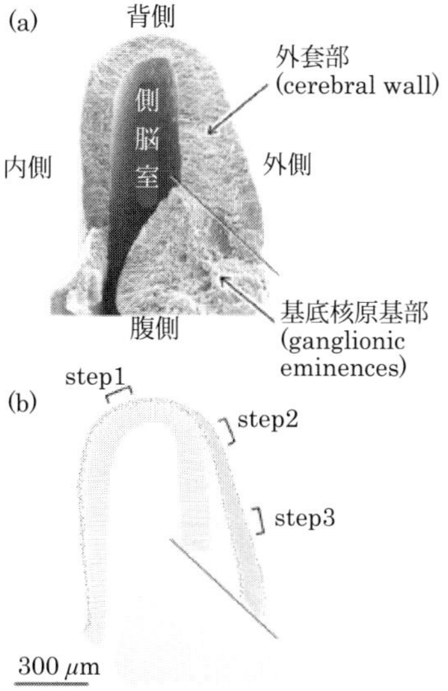

図 3.2　形成中の大脳半球断面の走査型電子顕微鏡写真

E13 のマウス大脳半球の割面の写真 (a) とその模式図 (b) を示す．半球の深部に側脳室 (lateral ventricle) が存在する．上が背側 (dorsal)，下が腹側 (ventral)，右が外側 (lateral)，左が内側 (medial)．膨らんだ基底核原基部 (subpallium) と「逆 U 字型」の外套部 (pallium) の違いがわかる．外套部の step1–3 に相当する場所の拡大写真を図 3.4 で紹介する．

り，細胞体の形態から錐体細胞 (pyramidal neurons) と総称される．もう一方が，GABA 作動性（抑制性）の介在型（軸索伸長が狭い範囲に限定するので局所的な作用をする）ニューロンであるが，後者が基底核原基で生まれ，越境的に大脳皮質原基に向けて移動し，皮質に参入することが 10 年ほど前に明らかになった (Anderson et al., 1997; Tamamaki et al., 1997)（詳しくは後述）．したがって，これら，外套と基底核という大きな 2 つのテリトリーを発生期の主要な皮質ニューロン源として，区別して意識することが重要である．

3.2　胎生期マウス大脳皮質原基の立体的な変化

3.2.1　大脳皮質づくりは「水たまりの包み紙」から始まる——膨らむ「大脳半球風船」の中身

図 3.1 と図 3.2 は，胎生期マウス大脳の立体的な形成の様子を，それぞれ実

体顕微鏡と走査型電子顕微鏡を用いて観察・撮影した写真によって示す．図3.1では，胎生10，12，14日目（以降E10，E12，E14と記す）のマウス胎仔の頭部から取り出した大脳を前方から撮影しており，大脳の左右の半球が風船玉のように膨らむ様子がわかる．左の半球には皮質と基底核の輪郭を点線で描いている（胎齢が進むにつれて組織が厚くなり輪郭を透かし見ることが難しくなっている様子もわかる）．点線よりも表面側が細胞の詰まった組織であり，上方が皮質（または大脳壁），下方が基底核である．

(a)　脳室と脳膜

(1) 脳室

図3.1の点線よりも深いところは脳脊髄液が存在するため池のような状態になっている（E13の大脳を割った標本を用いた図3.2の電顕写真では，「ほらあな」のように写っている）．ため池は「脳室 (ventricle)」と総称され，どの脳領域にも存在する（脊髄では，中心管と呼ばれる）が，大脳半球におけるそれは「側脳室 (lateral ventricle)」と称される．脳室は神経管形成時に羊水の一部を閉じ込めるようにしてできるが，以降「脈絡叢 (choroid plexus)」という組織（神経上皮が特殊化したもの，大脳原基では背内側の端に存在）によって脳脊髄液が産生され続ける．成体の大脳ではこの液がある種のニューロンの移動を促す物質の濃度勾配づくりに役立っている（脳質に面する「上衣細胞 (ependymal cells)」の繊毛の動きによって）と考えられている (Sawamoto et al., 2006) が，胎生期における脳脊髄液の意義はほとんど知られていない．

(2) 脳膜

半球の外面は「脳膜 (meninges)」で覆われている．脳膜側（すなわち脳室側の反対）との方向性を示す目的で，将来的に脳膜の最内層を構成することになる「軟膜 (pia mater)」という用語の一部を借用し「pial」という形容詞が発生期（まだ真のpiaは無い）においても多用される．脳膜の形成に異常があると，脳の細胞が外へ飛び出したり，逆に深部に落ち込んでしまったりするので，脳膜方向へ向けた（法線方向の）細胞の移動・配置にとって大切な存在であると示唆されている (Halfter et al., 2002)．さらに，最近，皮質原基最表層を接線方向に移動するニューロンの動きを促すとの分子的知見も増えつつある（後述）．

(b)　前駆細胞集団としての神経上皮が原材料

E10の大脳壁は，まだほとんどニューロンを含まず，ほぼ前駆細胞のみで構成されている．個々の前駆細胞の形態については詳しく後述するが，ここでまず簡単にいっておくと，糸こんにゃく状のひょろ長い（0.1 mm 程度）細胞がまるでえのき茸のように束になって大脳皮質原基の壁を構成している（神経上皮 neuroepithelium と呼ばれる）．ちょっとズームアウトすれば，とても薄く「包み紙」のように思える構造が次第に体積と厚さを増していく（それを構成する前駆細胞たちのその後の細胞産生や新しく生じた細胞たちの成熟などを反映して）．

3.2.2 「包み紙」が広がり，厚くなる

(a) 胎生期皮質原基シートの広がり

形成中の大脳半球のうち皮質原基部分に切れ込みを入れてみかんの皮をむくように広げると「展開図」ができる．図 3.3 には，E10，E12，E14 の皮質原基の脳室露出面の大きさを例示し，同様にして測量した脳室面のステージ依存的変化のグラフを示す．E15 までの急激な増大と以降の漸増がわかる．このよう

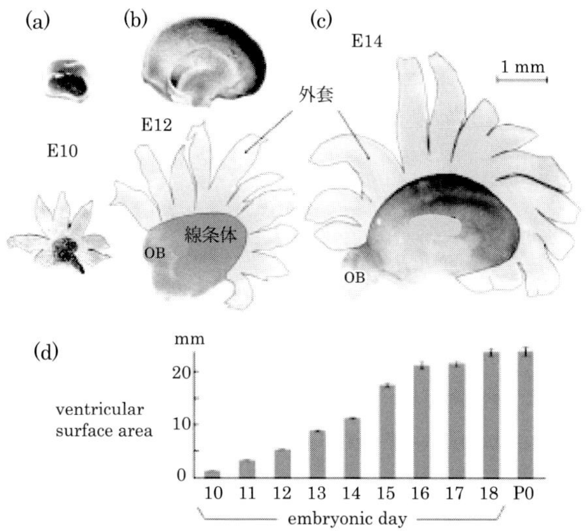

図 3.3 マウス外套の脳室露出面の発生ステージ依存的拡大の様子

E10(a)，E12(b)，E14(c) の外套 (pallium) 部分をみかんの皮をむくようにして切り開いた（E10 と E12 については展開前の半球を内側面から撮影した写真を添えた）．脳室面を撮影した写真に縁取り線をつけ外套部分に白く着色した．OB = olfactory bulb（嗅球）．Striatum = 線条体（基底核原基部分）．そのような手法で測量した外套内面の面積のステージ依存的変化を (d) のグラフに示した．増大のペースが E15 付近で変わっているのがわかる．

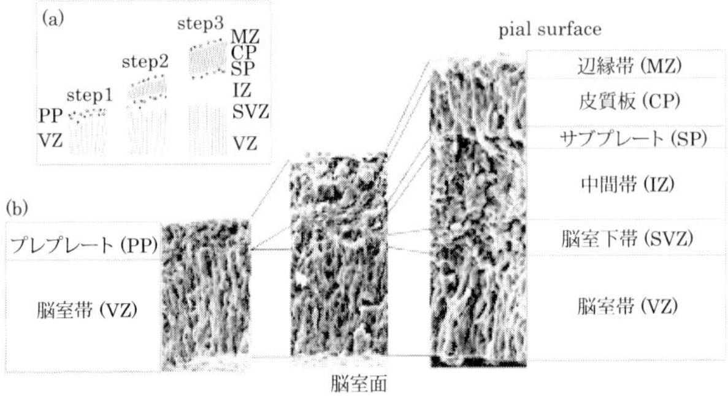

図 3.4　胎生 13–14 日マウス大脳外套部断面の高倍率電子顕微鏡写真

低倍率で見た電子顕微鏡写真（図 3.2）を拡大（step1–3 に相当する部位で）し，層の出現の様子をまとめた．下が外套（大脳壁）の内面（脳室面：ventricular surface），上が外面（脳膜面：pial surface）．各々の層の説明は本文を参照．皮質板 (CP) は E13 で出現して E14 にかけて徐々に背内方にその存在範囲が広がるが，それは外套の背内側部分においてニューロンの産生と配置の進行度合いが外側部よりも約 1 日遅れていることを反映している（皮質板が外側部から背内側部に向けて伸展するのではない）．

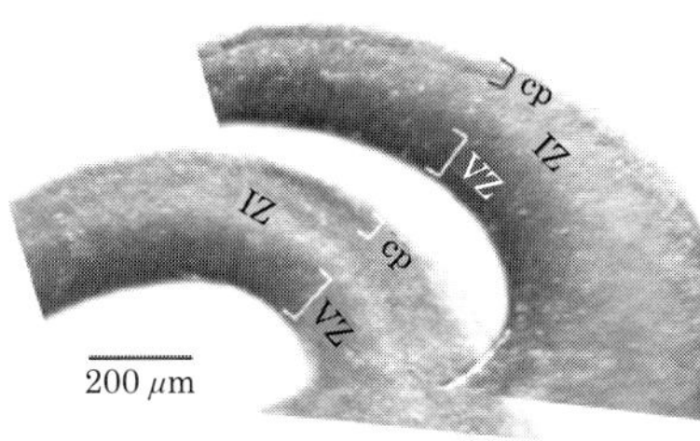

図 3.5　外套部分の実体顕微鏡写真

脳室帯 (VZ) と皮質板 (CP) は透光性に富む（暗視野での撮影で暗く写っている）が，それは細胞が放射状に配向（整列するごとくに；図 3.4 参照）していることによる．対照的に，中間帯 (IZ) は白く輝いて（ざわついて）見えるが，これはこの層が，細胞の配向が一定でなく，多極型細胞も含み，かつ軸索も走行するなど，光の反射を起こしやすい状況にあることを反映している．

に皮質原基はその広さを増していく（とくに発生過程の前半部で）が，それに大きな貢献をするのは前駆細胞である．その理由は，細胞の形態と挙動に基づいて，後の項で説明する．前駆細胞の挙動に基づくシートの広がりの問題は，進化のモデルの討論材料としても使われる（後述）．

(b)　胎生期皮質原基ビルディングの背伸び

胎齢が進むにつれて大脳壁の肥厚が検出できる（図 3.1，3.6）．一方，任意の胎齢のマウスの大脳壁において，局所的な組織形成度の差（外側 (lateral) が内

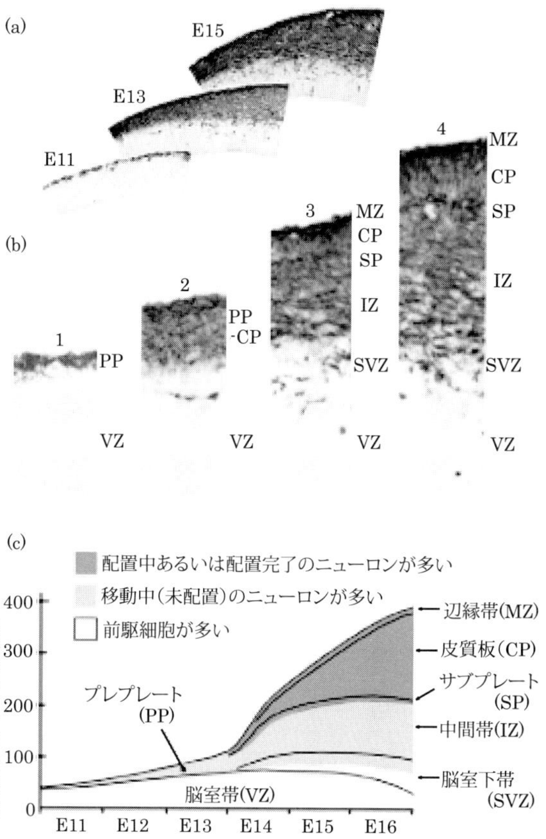

図 3.6　大脳壁とニューロン層の肥厚

凍結切片に対して抗 βIII-tubulin 抗体による染色を施し，肥厚する大脳壁のなかでどの範囲がニューロン域なのかを示した ((a)，(b))．低倍率の写真 (a) では，各ステージの大脳壁の右が基底核原基側である．勾配をもってニューロン域の拡大が進んでいく様子がわかる．高倍率の写真（(b) 数字の 1–4 はステージの進行を表す）ではニューロン層群の出現の様子がわかる．中間帯 (IZ) と皮質板 (CP) では同じ βIII-tubulin 陽性でもニューロンの配向が異なる（同じ視点で撮影した走査電顕像と比較；図 3.4）．脳室帯 (VZ) に散見される βIII-tubulin 陽性細胞は基底核原基からの越境的移民ニューロン（図 3.7，3.8，3.14 参照）が一過性に進入していることを反映している．大脳壁とニューロン層の肥厚は胎生期間中ずっと続くが，脳室帯は E15 を境に薄くなる ((c) は Takahashi et al., 1996 を改変)．

側 (medial) よりも進行が速い）を反映した厚さの違いが明瞭に認識できる（図 3.2，3.4–3.6）．厚さが増すにつれて，内部（断面）の構造にも変化が生じ，新たに識別されるようになった層には次々に名称が与えられていく（図 3.4–3.6）．個々の層について以下に詳しく説明する．

3.2.3　大脳皮質（外套）原基の肥厚に伴うニューロン層の出現と増加

(a)　最内層に脳室帯，外側にニューロン層

図3.4には，E13大脳半球断面の走査電顕写真（図3.2）から3ヵ所を拡大し，壁の厚さすなわち発生ステージの順に並べた．大脳皮質原基の背内側では2つの層(step1)が，そして外側では少なくとも3つの層(step3)が，細胞の配向の仕方の違いに基づいて認められる（図3.4(b)）．両者の中間的な場所を拡大観察すると，層の出現の様子も中間的である(step2)．

どの拡大図においても，最も内側（脳室側）には「脳室帯（ventricular zone，図中VZと略)」と称される層がある．ここでは，細胞がまるで眼球の水晶体におけるがごとくに整然と一定方向に（脳室―脳膜の軸に沿ってタテ長に）並んでいる．図3.5に，別の方法（実体顕微鏡）で同様のステージの皮質原基を撮影した写真を載せたが，脳室帯が透き通っている（写真では黒く写っている）のがわかる．

組織形成期間中，最内層に前駆細胞域（脳室帯），その外側にニューロン域，という細胞分布パターンをとるのは，大脳皮質に限らない．どの脳領域（脳幹や脊髄など）の原基にも共通である．「なぜニューロンは外側に配されるのか」という素朴な問いに対する答えは，まだない．

(b)　プレプレートとその派生層群，そして皮質板

E10頃には大脳壁まるごとが脳室帯だけでできているようなものだが，やがてE11頃からニューロン群が独自の層を脳膜側に形成する．最初にできるものが「プレプレート（preplate，図中PPと略)」と呼ばれる（図3.4，3.6）．次いで，E13（lateral部）からE14（dorsal部）にかけて，このプレプレートの中に，脳室側からやってきた若いニューロンたちが割り込み，新しい層がつくられ始める．それが「皮質板（cortical plate，図中CPと略)」である．皮質板にも脳室帯と同様の透光性に富む細胞整列が著明である（図3.4，3.5）．皮質板の挿入によってプレプレートが分離され，脳膜側の「辺縁帯(marginal zone)」と深部の「サブプレート(subplate)」と呼び分けられる．

皮質板への新しいニューロンの挿入は胎生期を通じて続き，皮質板はどんどん厚みを増す．皮質板が成熟したのものが，将来の大脳皮質（狭義）である．したがって，大脳皮質形成の中心的イベントが皮質板作りであると理解してよい．

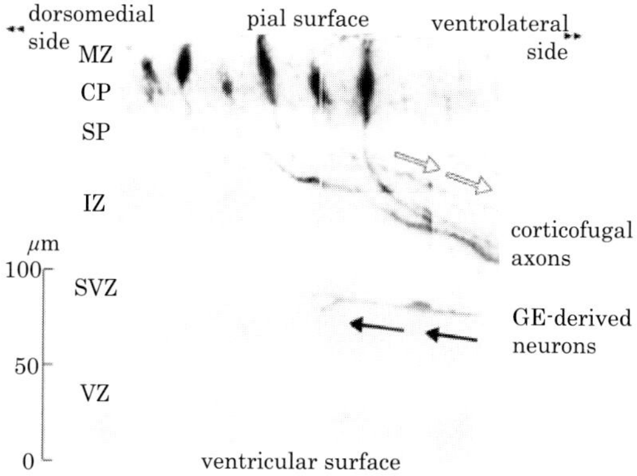

図 3.7 接線方向走行成分（皮質板由来遠心性線維と基底核原基由来「移民」ニューロン）の蛍光標識による描出.

DiI（脂溶性蛍光色素）の粒子を散発的にまぶした E14 大脳壁スライスの培養の途中に観察された. 右が基底核原基隆起 (GE) 方向. 皮質板 (CP) に並ぶ投射型ニューロン 6 個は脳膜面に付着した DiI によって標識されたと考えられるが, それぞれが軸索を中間帯 (IZ) のなかに発している. 一方, GE 由来の越境ニューロンが脳室下帯 (SVZ) を移動中である（図 3.6 (b) 中のパネル 2 を参照；脳室下帯に横長に見える βIII-tubulin 陽性細胞が移民ニューロン).

この皮質板の中にニューロンたちがどのようなルールで落ち着くのかについては後述する.

(c) 中間帯と脳室下帯

皮質板が登場する頃には, 大脳壁の厚さがプレプレート期より増しているが, そんな大脳壁の深部に, 脳室帯および皮質板とは細胞配向（そして位相差観察における透光性）においてまったく異なる層が認識できる（図 3.4–3.6）. それが「中間帯 (intermediate zone, 図中 IZ と略)」と「脳室下帯 (subventricular zone, 図中 SVZ と略)」である. 形態的には両者の境界が明確に把握できるわけではなく, 中間帯と脳室帯の境付近を脳室下帯と称している傾向にある. ただし, 各種 mRNA やタンパクの発現がなぜか脳室下帯を染め出す例が多くあり, 組織区域の理解に役立っている.

中間帯は皮質板から発される軸索（皮質からの出力線維）の通り道であり（図 3.7), また, 後に皮質に向かう入力線維が通ることになる場所でもある. いずれの線維も, 大脳壁の表面に平行に（接線方向に）走行する. 脳室下帯は「基底核原基 (ganglionic eminences)」で誕生したニューロンが皮質板を目指して行う越境的移動（接線方向への移動：tangential migration）の主要なルートであ

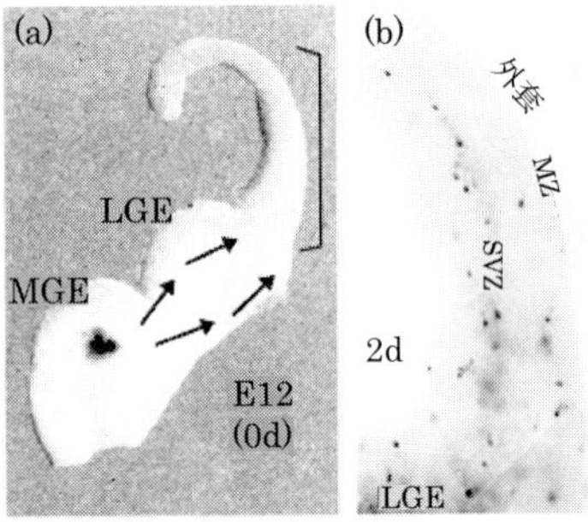

図 3.8　基底核原基から外套への「移民」ニューロンの侵入経路．
DiI 液を E12 大脳スライスの内側基底核原基隆起 (MGE) に注入して 2 日間培養すると，DiI で標識された多数のニューロンが外套部を移動中であった．辺縁帯 (MZ) と脳室下帯（SVZ，個々のニューロンの形態は，図 3.6 (b) の 2，図 3.7 のものと同様）の 2 ルートがあることがわかる．

る（図 3.7，3.8）．もう 1 つの重要な越境的移動路が，先述の辺縁帯である（図 3.8）．基底核原基からの越境的ニューロン移動は，後に説明する．

脳室下帯から中間帯にかけて，細胞分裂像が観察される．先述の脳室面での分裂像に比べると少ない．古典的な考えはこの脳室下帯における分裂をグリア細胞づくり専門的あるいは血管内皮細胞のそれであるとしてきたが，最近の研究によって，この深部での細胞分裂がニューロンづくりに大きく貢献していることがわかってきている（後述）．そして，この深部での細胞分裂がヒト型大脳皮質の進化を論じる新しい材料として最近注目を集め始めている（後述）．

脳室下帯から中間帯にかけてという区域は，最終的には皮質板に到達すべき大脳壁「生え抜き」のニューロンたちが形態をダイナミックに変えながら移動（放射状のあるいは法線方向への移動：radial migration）をしていく場所でもある．

このように，中間帯および脳室下帯は，複数の要素，成分が同居する区域であり，ヨコ糸（接線方向成分）とタテ糸（法線方向成分）の主要な交差路である．

3.3　皮質板におけるニューロンの積み重ねのルール——「誕生日—位置」相関

3.3.1　大脳皮質ニューロンの細胞体位置と機能との関係性

成体の大脳皮質には 6 つの層がある．脳膜に接する最外層にはニューロンの樹状突起先端が詰まっていて，残りの層群（layer II-layerVI，第II–VI層）が，皮質ニューロンの細胞体のありかである．大脳皮質の部域によって第II–VI層の厚さ比にばらつきがあることが知られている．たとえば第一次視覚野（17野）においては第IV層が厚いが，第一次運動野（4野）においては第V層が厚い．また，連合野（39野や46野）などでは第III層が厚い．その「各層の厚さ比が部域・領野によって変わりうる」ということにもヒントがあるのだが，「ニューロンが細胞体をどの深さに置くか」と「そのニューロンがどういう仕事をするか」との間には関連性がある．たとえば，皮質の深部（第V–VI層）に細胞体を置くニューロンは，視床や脳幹・脊髄など大脳皮質以外の場所 (subcortical regions) へ軸索を投射するのに対して，皮質の表層（第II–III層）のニューロンは同側または反対側の皮質に投射する（総説として Molyneaux et al., 2007 などを参照）．

大脳皮質が異なる種類・機能のニューロンを「層」ごとに配置している様子は，役所・企業のビルが「部門」ごとに「階」を使い分けさせている様子を思い起こさせる．その「層」の形成・保持が，皮質内でのまたは皮質と外とを結ぶ「配線」，ひいては情報の流れ・処理の手順に大きく影響を与えることになる．つまり，皮質ニューロン配置のルールが，神経系全体の活動を統合的に制御する大脳皮質の機能の前提としてきわめて重要である．以下に，その「ルール」の詳細，また「ルール」破綻時の病態について紹介する．

3.3.2 「インサイド・アウト」パターン

ニューロンが皮質板においてどこに配置されるかということと，そのニューロンがいつ生まれたかということとの間に相関がある．早くに生まれた年長者ニューロンは，皮質の深いところに並び，発生後期に誕生したニューロンは皮質の浅い（脳膜寄りの）場所に並ぶ（inside-out pattern と称される）（図 3.9, 3.10）．この「誕生日—位置」相関を 1961 年に Sidman ら (Angevine & Sidman, 1961) が見いだした手法が，核酸標識物質（オリジナルにはトリチウムチミジン，最近ではブロモデオキシウリジンが頻用される）の単回投与（パルス標識）と一定時間後の組織学的解析であった（「標識後の追跡」すなわち「パルス&チェイス」法と称される；図 3.9 (a)）．

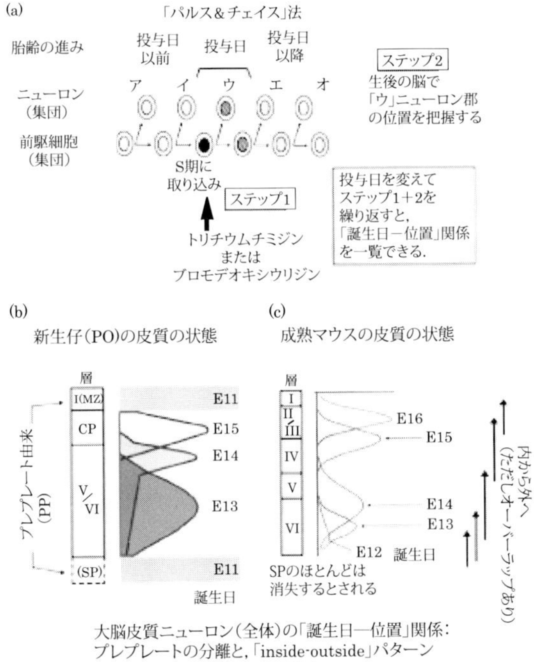

図 3.9　大脳皮質ニューロンの配置先を知るための努力

見いだされた「インサイド・アウト」ルール．妊娠マウスに対してトリチウムチミジンまたはブロモデオキシウリジンを単独回投与し，しばらく待つと，その日に誕生したニューロンだけに標識が残ることになる（ニューロンは分裂しないので標識の希釈が起こらない）．その標識ニューロンの位置を皮質で調べる作業を標識時期を変えながら繰り返し (a)，「深部から表層へ」という順（「インサイド・アウト」パターン）が把握できた ((b)，(c))．

3.3.3　「パルス&チェイス」法の端緒と発展

脳発生の研究において核酸の標識が使われ始めたのは 1959 年 (Sauer & Walker, 1959; Sidman et al., 1959) で，それは，前駆細胞が細胞周期進行に随伴して核移動を行うとの説（1935 年に別の Sauer により唱えられていた）を証明することに貢献した．原理としては，DNA 合成期にトリチウムチミジンを取り込んだときの前駆細胞の核の位置（脳室帯の深部にあった）と，2–3 時間後の核の位置（かなりのものが脳室面にあった）の違いを検出するというものであった．S 期を深部で過ごし M 期を脳室面で過ごす（G1 期と G2 期に行き来する）この現象は「interkinetic nuclear migration」あるいは「エレベー

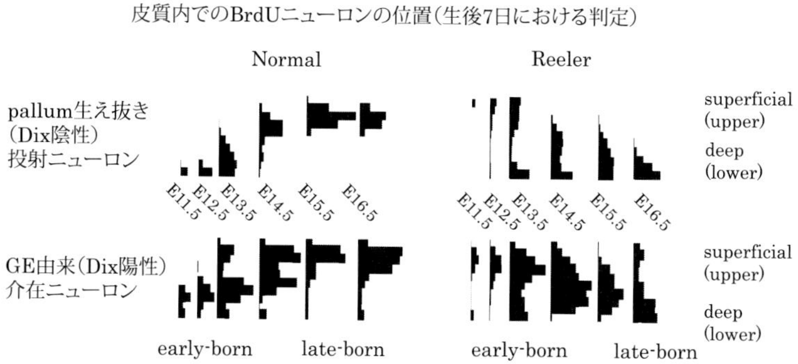

図 **3.10** 正常マウスとリーラーマウスの大脳皮質における投射ニューロンと介在ニューロンの「誕生日—位置」関係

Hevner らがブロモデオキシウリジンによる「パルス&チェイス」法と基底核原基由来を示すマーカー (Dlx) 染色とを組み合わせて，生後 7 日時点（すでに移動・配置を完了している時期）に調べた（Hevner et al., 2004 を改変）．Dlx 陰性の投射ニューロンは，正常マウスで「インサイド・アウト」，リーラーマウスでその逆転パターンをとる．一方，Dlx 陽性の移民ニューロンは，投射ニューロンと似たパターンをとるものの，かなり違う分布も示した（たとえば，正常マウスの E13.5 標識分や E14.5 標識分のヒストグラム，あるいはリーラーの E13.5，E14.5，E16.5 なども）．

ター運動」と称される．

1961 年のニューロン配置ルールの発見は，同じ「パルス&チェイス」法を用い，待ち時間を延ばすことで達成された．この方法でニューロンの位置取りが調べられるのは，ニューロン自身が分裂しないこと (Fujita, 1974)，したがって親細胞の核が取り込んだ核酸標識物質の半分量が娘ニューロンの核にずっと残ること（図 3.9 (a)）に基づいている（非ニューロン娘細胞では分裂に伴う希釈が起こる）．

(a) 胎生期から「インサイド・アウト」

成体の皮質で知られる 6 層構造は生後 1 週程度で判別できるので，「インサイド・アウト」パターンはその頃に明瞭に把握できる．そして，それより早い時期，たとえば出生期やその直前にも，成熟中の皮質板においてこのパターンが部分的に検出される．つまり，「インサイド・アウト」パターンは，異なる誕生日のニューロンが出揃い，いったん 1 列に集まったのちに各層に振り分けられるのではなく，すでに胎生期から「誕生日の早いものは深部に，遅生まれのものは表層に」ということが順次繰り返されながら進行する（図 3.9 (b)），といえる．

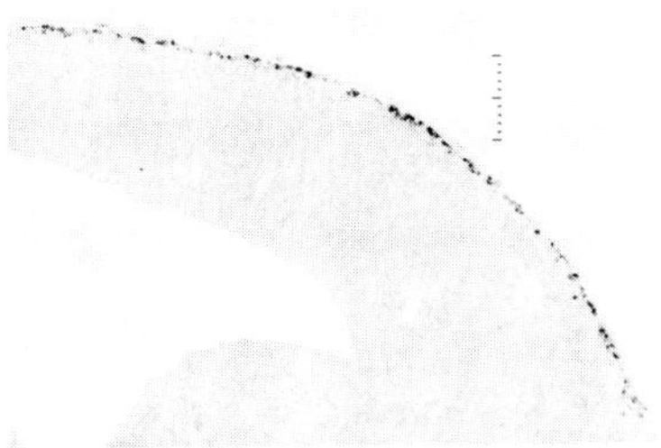

図 3.11　リーリンタンパクを発現しているカハール–レチウス細胞
E14 マウスの大脳壁の凍結切片を CR50（抗リーリン）抗体によって免疫染色した．脳膜に沿って陽性細胞（横長の形態をしている）が分布している（カハール–レチウス細胞と呼ばれる）．スケールバーは全体で 0.1 mm（1 目盛りが 10 μm）．

(b)　パターン逆転のリーラーマウス

「インサイド・アウト」パターンに乱れをきたすことで知られるのが，リーラーという自然発生ミュータントマウスである．1951 年に神経学的症状（歩行障害）によって見いだされたこのマウスの脳に対して 70 年代中に組織学的な検査が行われ，皮質形成異常が示唆されていたが，さらにパルス&チェイス法に基づいて，リーラーの大脳皮質において「誕生日—位置」関係がおおむね逆転していることが報告された (Caviness, 1982)（図 3.10）．原因遺伝子は 1995 年に Curran のグループにより発見され（リーリン (reelin) と命名），細胞外基質タンパクをコードすると判明した (D'Arcangelo et al., 1995)．小川・御子柴グループは，同年，独自に，そのリーラーに欠損するタンパクを認識する抗体を作成することに成功（リーラーマウスを正常胎仔脳で免疫するという手法によって）し，さらに培養による機能実験によってニューロン配置へのこの分子の関与を証拠づけた (Ogawa et al., 1995)．後日，その抗体 CR50 がリーリンそのものを認識することが確かめられた．大脳皮質原基における主要なリーリン産生主はカハール–レチウス (Cajal-Retzius) 細胞と呼ばれるニューロンで，このニューロンは辺縁帯の住人である（図 3.11）．カハール–レチウス細胞の生きざまについては別項で解説する．また，リーリンの機能や関連する分子機構についての説明も別項をあてる．ヒトにおけるリーリン欠損では，患児がてんかんや言語障害など重篤な大脳皮質機能不全症状を示し，ニューロン配置の大切さを痛切に教える (Hong et al., 2000)．

(c) 外套生え抜きグルタミン作動性ニューロンも基底核原基由来 GABA 作動性ニューロンも「インサイド・アウト」，しかし両者で違いあり

遠路はるばる移動してくる基底核由来 (以下,「越境移民」と称する) の GABA 作動性介在ニューロンも，投射型ニューロンも，ともに，その皮質における配置に「インサイド・アウト」パターンをとる．このことは 80 年代に GABA に対する免疫染色とトリチウムチミジン標識を組み合わせる手法によって把握されていた．しかし，最近，精度を増した解析によって，越境移民の GABA 作動性ニューロンのとる「インサイド・アウト」パターンは，生え抜きの錐体ニューロンが示すそれとは異なることがわかってきた (Hevner et al., 2004; Yozu et al., 2004)（図 3.10；3.4.2 項 (b) の (2) 参照）．

リーラーマウスにおいて，越境移民 GABA 作動性ニューロンもおおむね「逆転」パターンを示すのだが，その「逆転」の様子も，投射型ニューロン群が示すのとは随分異なる (Hevner et al., 2004)．越境移民ニューロンも上記のリーリンにその配置の制御をゆだねているのかどうかを問うために最近行われた実験については，後に詳しく説明する．

3.4 タテ成分とヨコ成分が織りなす大脳皮質形成

3.4.1 タテ成分（法線に沿った細胞の伸びと動き）

(a) 21 世紀型ライブ観察のはじまり——3 次元 + 個々別々 + 時々刻々

ここまでに，いくつかの異なる能力を持つ顕微鏡を用いて観察した皮質原基の風景写真を示してきた．原基全体の形・大きさを明瞭に教えてくれるそれらの写真は，当然，これから本項で述べるタテ方向の要素たちも含んでいる．しかし，皮質原基内の細胞のひしめき合いのせいで，個々の細胞の形態を正確に知ることはできない（細胞体付近のみが認識できたに過ぎない）．

皮質原基のライブ断面視を可能にする「蛍光標識を施したスライスの培養」（図 3.12），が 90 年代に芽生えた (O'Rourke et al., 1992; Komuro & Rakic, 1992; Chenn & McConnell, 1995)．そして，今世紀に入ってから，この手法は徐々に時間空間分解能を高めながら世界各所で広く行われるようになり，大脳皮質形成研究の日進月歩を支えている．この手法に基づいて得られたタテ方向の要素についての知見について，以下，順に，説明する．

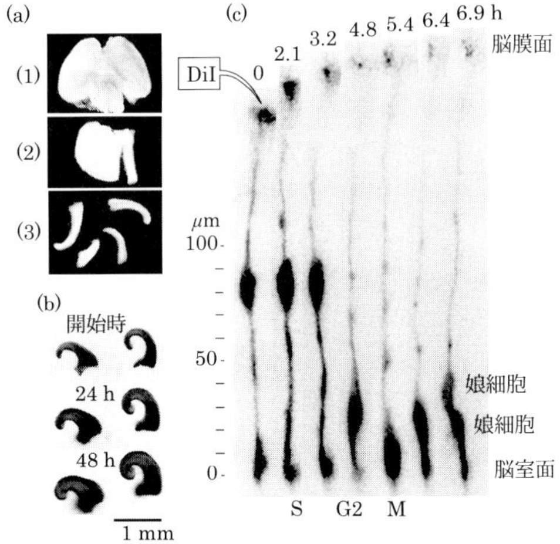

図 3.12　スライス培養と散発的 DiI 標識による前駆細胞および娘細胞の挙動のライブ観察
E13–14 大脳半球 ((a) の (1) から外套部分 ((a) の (2) を切り出したスライス ((a) の (3). コラーゲンゲルに埋めて培養 (b) すると，大脳壁の肥厚と皮質板の形成が再現できる．(c) には，微小 DiI 結晶が大脳壁の外面に付着して双極型の前駆細胞が標識された様子を示す（蛍光像を反転してある）．前駆細胞は DNA 合成が終了すると脳室面に細胞体・核の移動をして分裂することが「パルス&チェイス」法によって間接的に証明はされていたが，単一細胞レベルでの直接の観察例はこの手法ならではである．5.4 h で M 期にある（このとき脳膜側の線維状突起が維持されていることに注意）．6.9 h で明瞭に 2 個の娘細胞が見え（6.4 h 時点ですでに 2 個あるが重なっていて見分けにくい），脳膜側に細胞体のある娘細胞の方が線維状突起の相続主と思われる（一般に相続主の方が脳室面からの核離脱が早い）．

(b)　大脳壁の両端にまたがる（双極）形態の前駆細胞

図 3.12 には，E13 マウス大脳壁スライス作成の様子 (a) と，スライスが培養期間中に成長する様子が低倍率写真 (b) で示してある．この時期の大脳壁の内部を構成する細胞のうちで，脳室面と脳膜面を結ぶ双極型形態（散発的な蛍光標識により個別に観察できる (c)）をとるものは，ほとんどが神経前駆細胞である[1]．そして，前駆細胞の細胞体部分が脳室帯の主要な構成成分である．以下，局所の構造と全体としてのはたらきの両方を意識しつつ，順に解説する．

(1) 細胞体

前駆細胞は細胞周期進行に伴って核・細胞体の位置を変える．したがって，脳室帯とは，異なる細胞周期局面にある双極型前駆細胞の細胞体が描くモザイク絵であるといえる．でたらめなモザイクではなく，DNA 合成中の細胞体は

1)「神経前駆細胞 (neural progenitor cells)」は，神経幹細胞 (neural stem cells) や系譜制限的前駆細胞 (lineage-restricted progenitor cells) などを包括的に表す用語である．

脳室帯の深部（脳膜寄り）の半分に分布し（図 3.12 (c) の 0–3.2 h「S」の時間帯），M 期は脳室面，G2 期と G1 期がその中間の位置に分布する，という大まかな住み分けがなされている．この運動（エレベーター運動）に関しては，動きそのものの原理，動きがどうやって細胞周期進行とリンクしているか，運動の意義，のいずれもが謎に包まれている．

(2) 脳膜側突起

脳膜面と双極型前駆細胞の細胞体との間には，線維状の突起がある．ニューロン登場以前の脳壁（脳室帯だけでできているような状態．神経上皮と称される；図 3.13 中の左端部分に相当）においてはこの部分はきわめて短い（前駆細胞の細胞体が脳膜面近くに位置する）が，やがて前述のように脳膜面近くにニューロンが蓄積される頃（図 3.13 の右半分に相当）には，この突起部分が線維状に長くなっている（VZ から SVZ，IZ，CP をすべて貫通している）．そして，ニューロンは，林立する前駆細胞脳膜側突起（線維）群の合間合間に体を並べている訳である．

いまでこそ前駆細胞であると理解されているこの「長い脳膜側突起を有する双極型細胞」の素性については長年にわたる議論と概念の大転換があったので，以下に歴史的経緯を説明する．

中間帯を移動中のニューロンがこの長い脳膜側突起・線維（「放射状ファイバー」とも称される）に寄り添っている姿が 70 年代に電子顕微鏡などの手法によって捉えられた（図 3.13 の「LC_2」の部分を参照）．そして，その様子に基づいて，ニューロンがこの突起・線維に沿って移動するという「放射状ファイバー依存的なガイダンス」説 (Rakic, 1972) が唱えられた．この概念は，同時に，「この突起・線維の持ち主は（ガイドに専念するであろうために）きわめて安定的であり，むやみに分裂したりするはずがない，つまりニューロンをつくろうはずがない」という推察を含有していた．そして，Rakic は，この長い細胞を，特殊化したグリア細胞と主張（「放射状グリア (radial glial cells)」と呼称）し，先行的に藤田が唱えていた「長い前駆細胞によるニューロン産生」との考え方（マトリックス細胞説；Fujita, 1963）を強く否定した．しかし，2001 年に複数のグループ（Götz，Kriegstein，玉巻，宮田・小川）の機能的な解析により前駆細胞こそが長い（放射状の）形態をしていると証明され (Malatesta et al., 2000; Noctor et al., 2001; Tamamaki et al., 2001; Miyata et al., 2001)，藤田の主張が，的を射ていたことが明らかになった．とはいえ，現在，「グリアにニューロンづくりという新しいはたらきが見つかった」との論法によって，「放射状グリア」との呼称が「前駆細胞」を指す目

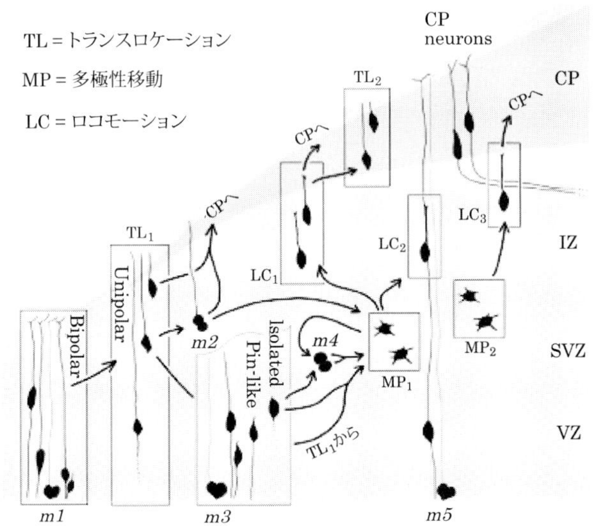

図 3.13　「タテ」成分のまとめ図

これまでに報告された細胞の形態・挙動（DiI や GFP などの蛍光標識による描出に基づく）を模式的にしかし形態の単純化はせずに示した．E13–15 の様子を時間（x 軸）を縮めて示してある．y 軸に相当する脳壁厚の縮尺率に対して細胞体の縮尺率もほぼ同じである（つまり，プロポーショナルなイラストレーションである；図 3.4，3.6，3.7，3.12 参照）．双極型 (bipolar) 細胞の分裂までの流れ（図 3.12 参照）を左端のボックスにまとめた．同様に，トランスロケーション (translocation: TL)，多極性移動 (multipolar: MP)，ロコモーション (locomotion: LC) の局面をそれぞれボックスにしてある．さらに，ピン型 (pin-like) 細胞が脳室面から離れる過程もボックス化した（注：ピン型娘細胞の姉妹細胞と前駆細胞は，それぞれの長い形態の脳膜側半分をスペースの都合で省略してある）．早期のトランスロケーション細胞はそのまま皮質板に入りうるが，後期には多くが多極型へと移行するようだ．多極型にはいくつかの流れ（矢印）が集まる．前駆細胞が M 期 (m) を迎える場所は脳室面 ($m1$，$m3$，$m5$) または脳室下帯–中間帯 ($m2$，$m4$) である．その直前の形態に依存して突起の維持・娘細胞への相続が行われる．非脳室面分裂 ($m2$，$m4$) で誕生したニューロンの多くも多極型をとる．「多極 → ロコモーション」移行が皮質板進入前のニューロンにとって重要である．20 世紀には放射状ファイバーに寄り添うロコモーションニューロン (LC_2) のみが強調され過ぎていた（脳室帯を含めたどの位置でもその形態が描かれる模式図ばかりだった）が，21 世紀に入り，少なくともこれだけ多くの現象群・局面群がタテ（法線）方向の主要成分として認識できるようになった．

的で存続している．

70 年代以来ずっと，この脳膜側突起は神経前駆細胞が M 期に入ると消失すると信じられていた (Hinds & Ruffett, 1971) が，2001 年，蛍光標識ライブ観察によって，突起が維持されること，そして娘細胞のうちの片方に丸ごと相続されることがわかった (Miyata et al., 2001)（図 3.12 (c) の 6.4–6.9 h）．突起を相続した娘細胞は，生まれたときから脳膜面につながっている．

相続しなかった娘細胞は，もしその後，双極型前駆細胞として振る舞うのであれば，脳膜面に向けて新しい突起を伸ばす．ニューロンの軸索の伸長機構についての理解に比べて，この前駆細胞突起の形成機構についての理解はきわめて遅れており，知見はゼロに等しい．ただ，主要な細胞骨格成分として，中間系フィラメントのネスチンとビメンチンの存在が知られている．

(3) 脳室側突起

脳室面で誕生したばかりの娘細胞（図 3.12 (c) の 6.4–6.9 h）はごく短い脳室側突起を持つにすぎないが，やがてそれが双極型前駆細胞として S 期を過ごす頃には，脳室側突起の長さは数十 μm となり，これも脳室帯の立派な構成成分である．

(c)　脳膜面につながり脳室面から離れた形態の細胞（「細胞体トランスロケーション」局面）

(1) 生い立ちと命名

先程述べた双極型前駆細胞が脳室面で分裂（図 3.13 の $m1$）して誕生した娘細胞のうち片方（脳膜側突起を相続した方）は，その親細胞がそうであったような双極型を即座にとる．そして，おおむね 10 時間以内には，それが未分化な前駆細胞としてはたらくか否かが確かにいえるようになる．「否」の根拠が，双極型から単極型への移行という不可逆的な形態変化である．一部の双極細胞は脳室側突起を失い，脳膜面にのみ，つながった状態（単極形態）になる．単極型への移行の間に細胞がまず脳室帯から出て，さらに単極状態で脳膜側突起を短縮させながら脳膜側に移動する（図 3.13 の TL_1）．単極状態での移動様式を 2001 年 Nadarajah たちが「somal translocation（細胞体トランスロケーション）」と名づけた (Nadarajah et al., 2001)．じつは 70 年代に Morest が同じ様式の存在を唱えていた (Morest, 1970)．以下，トランスロケーションと呼ぶ．

(2) ニューロンまたはニューロンづくり専門的前駆細胞が該当する

トランスロケーション中の細胞にはニューロンになることが決まった細胞が含まれる (Nadarajah らはニューロンのみを想定してこの現象を報告した)．たしかにトランスロケーション状態からそのまま皮質板に入る細胞もある．しかし，その後，「ニューロンづくり専門的」前駆細胞（脳室下帯で分裂しニューロンペアを産生；図 3.13 の $m2$ に相当，後述）も同じトランスロケーション様式で移動することがわかった (Miyata et al., 2004)．ニューロンと脳室下帯分裂タイプのどちらが多いのかは不明である．ちなみに，Nadarajah らは，トランスロケーションという用語を，ここで述べたような「脳膜側突起の相続」に基づいて脳膜面との結合を有する細胞（図 3.13 の TL_1 に相当）のみならず，結合をのちに獲得した細胞（図 3.13 の TL_2 に相当）に対しても用いている．一方，グリアの系譜の細胞にも同様の形式での移動があることがむしろ先行して知られていた (Voigt, 1989).

(3) トランスロケーションに関する謎

トランスロケーションが皮質板までのニューロン移動の全行程に用いられる場合というのは，どうもマウスの大脳壁が比較的薄い頃（E13 および E14 の初期）までに限られているようだ．それ以降の大脳壁を対象とするスライス培養において，トランスロケーション細胞が脳膜側突起を退縮し脳室下帯あるいは中間帯において「多極型」(multipolar，図中 MP；後述）に変化するという例をよく見かける．そのような「トランスロケーション → 多極」変化の頻度，および，大脳壁をタテ（法線）方向に移動する細胞全体に対するトランスロケーションの貢献の頻度のいずれもが，いまだきちんと把握できていない．そして，「トランスロケーション → 多極」変化の機序も，不明である．また，そもそも，前述の「双極」からこのトランスロケーションに至るしくみもまったく明らかになっていない．

トランスロケーション局面そのものの詳しい分子機構も，後述する「ロコモーション」(図 3.13 中の LC）と対照的に，ほとんど調べられていない．わずかな知見として，セリン・スレオニンキナーゼである Cdk5 の欠損によってトランスロケーションは影響を受けないようなので，強く影響を被る「ロコモーション」とは細胞内のシグナル伝達や骨格の制御の点でかなり異なるであろう，ということが唱えられている (Gupta et al., 2003; Hatanaka & Murakami, 2002).

(d)　脳膜面には届かず脳室面につながる形態の細胞（ピン型細胞）

(1) ニューロン作り専門的前駆細胞，またはニューロンとして振る舞う

双極型前駆細胞が脳室面で分裂して生じた娘細胞のうち脳膜側突起を相続しなかったものが，待ち針（あるいはツクシ）のような形態をとる場合がある（図 3.13 の $m3$ から誕生した「pin-like」細胞)．これは，「長い脳膜側突起」を伸ばさないタイプの娘細胞である．このピン型細胞のその後の振る舞いにも（上記のトランスロケーション型がそうであったように)，そのままニューロンに

なるか，あるいは脳室下帯で分裂し（図 3.13 の $m4$）ニューロンペアをつくる（「N/N 分裂」と称する）か，の 2 つの道がある (Miyata et al., 2004; Ochiai et al., 2007)．いずれの場合も，脳室面から離れ（脳室側突起を消失させ）たのち，脳室下帯に達する．そして，次に述べる「多極型」(MP) へと変化する．

(2) どうやって旅立つか

「脳室側突起を維持し脳室面分裂」か「脳室側突起を消失させ脳室下帯で分裂」かの選択は，前述の「双極 → 単極」変化をするか否かという選択ともおそらく共通性があると考えられるが，選択・運命決定に関する具体的な機序の全貌はまだ明らかではない．ただ，bHLH 型転写因子のニューロジェニン 2 (Neurogenin2: Ngn2) がこの「脳室側突起消失・旅立ちを実行する」との「意思決定」に関与している可能性がある (Miyata et al., 2004)．Ngn2 は Guillemot らによる一連の遺伝子欠失実験を通じて，前駆細胞の「気持ち」をグリアの系譜の方ではなくニューロンの系譜の方に傾かせると知られている (Nieto et al., 2001; Schuurmans et al., 2004)．いかにして Ngn2 が一部の娘細胞にのみ発現するようになるのか，知る必要がある．

脳室面からの離脱という現象については，このピン型から遊離（図 3.13 中の「isolated」）型への変化も，前述の「双極 → 単極」変化も同じとみなせる．それまで組み込まれていた脳室面（アドヘレンスジャンクション網）から脳室側突起を抜き去るようだ．したがって，一種の「脱上皮」あるいは「上皮 → 間葉」転換とみなすことができる．その具体的な方法およびその制御機構も，今後の研究課題である．

「ピン型 → 遊離型」変化の間に進む細胞体の脳膜方向への移動と「双極 → 単極」変化の間に進むそれを比較すると，後者の方が，より速いことがわかった (Miyata & Ogawa, 2007)．つまり，脳膜側突起は，速やかな細胞体移動に貢献している．「旅立ち」の局面は，後述の移動局面群に比べて研究成果がきわめて乏しく，今後の課題として意識されるべきである．

(e)　多極型形態をとる移動局面——多極性移動

20 世紀に示された「脳室下帯から中間帯にかけて多極型の形態をとる細胞が移動中のニューロンかもしれない」との考え (Stensaas, 1967; Shoukimas & Hinds, 1978) が実証されたのも，やはり今世紀のライブ観察によってであった．田畑と仲嶋によれば，この多極型細胞（図 3.13；multipolar: MP）の脳膜側への移動速度は遅く，数本の短い突起を活発に出したり引っ込めたりしながら細胞体全体として停滞することすらある (Tabata & Nakajima, 2003)．放射状ファイバーを渡り歩く印象を与えるような接線（ヨコ）方向への動きも頻繁に示すにもかかわらず，基底核原基由来の移民ニューロン（介在性；次項参照）ではなく，外套部分生え抜きの投射型ニューロンの幼若な姿であることが確かめられた．

この多極型が，やがて，次に述べる「ロコモーション」型に移行する (Tabata & Nakajima, 2003; Noctor et al., 2004)．この「多極 → ロコモーション」移行に関して，かなり詳しい分子機構がわかってきている（本項 (g) 参照）．

多極性移動の局面に至る流れにはトランスロケーション (TL_1)，ピン型 (pin-like) 細胞，そして脳室下帯での分裂 ($m2$，$m4$) の3通りがあるようだ (Noctor et al., 2004; Miyata et al., 2004; Ochiai et al., 2007)．脳室帯で生まれた細胞と，脳室下帯で誕生したニューロンのいずれもが，かなり劇的な変化を経て，脳室下帯でこの形態をとる（ニューロンのみならず脳室下帯で分裂する直前の遊離型細胞も多極型をとることがある）ので，この形態は，由来や系譜に依存したものであるというよりも，脳室下帯（から中間帯の一部）という区域の状況によって規定されているとの印象を与えるが，原理について詳しいことはまだわかっていない．

(f)　ロコモーション局面のニューロン

放射状ファイバーの説明のところで，ファイバーに寄り添う形態をとる移動中ニューロンがいることを少し紹介したが，それこそがこの項の主役である．20世紀にはこの形態がニューロン移動の代名詞的に用いられてきたが，2001年にNadarajahらがトランスロケーションを報告した際に，その「新入り」との区別のために「ロコモーション」(図3.13；locomotion: LC) との呼び名が付けられた．この様式で移動中のニューロンは，核・細胞体の進行方向前方に長さ0.1 mm前後の先導突起 (leading process) を有する．その先導突起が脳膜面につながっていない点が，トランスロケーションとの区別の理由とされた．

田畑と仲嶋による2003年の報告を皮切りに，マウス大脳原基のライブ観察で，多極性からロコモーションへと移動様式が変わる様子がとらえられている．そして，この「多極 → ロコモーション」変化の制御にあずかる分子群についての知見が日進月歩の勢いで増えてきている（以下に紹介）．

(g)　ロコモーションに関わる分子機構

ニューロンの内部において，さまざまな種類の分子群がそれぞれ他の分子群と協調的にはたらくことによって，最終的には正確な細胞骨格の形成に至り，適切な移動が実行される．こうした理解が，次第にその解像度を増しつつ，進んできている．本章では，分子の種類ごとにまとめるにとどめるので，詳しくはこの移動局面に焦点を当てて記された専門性の高い総説 (Marin & Rubenstein, 2003; Ayala et al., 2007) を参照してほしい．簡単にまとめると，以下の分子たちに欠損や異常があると，ロコモーションがうまく実行されない．

①微小管関連分子：Nudel/Lis1/Dynein 複合体 (Hirotsune et al., 1998; Shu et al., 2004)，DCX(Bai et al., 2003)，DCLK(Deuel et al., 2006; Koizumi et al., 2006)，DISC1(Kamiya et al., 2005) など，②アクチン関連分子：FilaminA(Nagano et al., 2004)，FILIP(Nagano et al., 2002)，myosin II など，③キナーゼ：Cdk5（およびその制御サブユニットの p39 と p35）(Ohshima et al., 1996)，MUK(MAPK-upstreamprotein kinase または dual leucine zipper kinase DLZ)(Hirai et al., 2002)，JNK(c-Jun N-terminal kinase) など，④rho ファミリー：Rac1(Kawauchi et al., 2003)，⑤その他：細胞周期制御因子 p27(Kawauchi et al., 2006; Nguyen et al., 2006)，転写因子 Ngn2(Hand et al., 2005).

この簡易リストのなかで，Nudel，Lis1，Cdk5（および p35，p39)，MUK，Ngn2 などについては，主に遺伝子ノックアウトマウスの解析に基づいて導かれた理解であるが，2001 年以降は「子宮内エレクトロポレーション法」を用いての遺伝子の過剰発現や，阻害（ドミナントネガティブ型の導入または RNA 干渉による）の実験が広く行われるようになっている．また，多くの場合にスライス培養を使った観察も行われ，機能実験をサポートしている．

ヒトの病態との関連性が示唆されているものに，Lis1, DCX, FilaminA, DISC1 がある (Ayala et al., 2007)．Lis1，DCX の欠損は，「滑脳症 (lissencephaly)」と呼ばれる大脳皮質形成不全，FilaminA の欠損は periventricular heterotopia と称される病態（移動できなかったニューロンの脳室周囲への停滞による異所的なニューロン集合塊形成）をそれぞれきたす．DISC1 は統合失調症への関与がいわれている．

(h)　ニューロンの皮質板への配置——リーリンによる制御

(1)「インサイド・アウト」とプレプレート分割への貢献

ロコモーションによって皮質板形成域付近までやってきたニューロンには，もう1つ，配置（皮質板形成）という大仕事がある．これには，3.3.3項(b)（図3.11）で紹介したリーリンが重要な役割を果たしている．リーリンを欠損するリーラーマウスでは，「アウトサイド・イン」という逆転パターンに加えて，本来分割（辺縁帯とサブプレートの2つへ）されるべきプレプレートが分割されないという異常をきたす（図3.10）．分割され損なったプレプレート（スーパープレートと称される）の下に外から内へという順にニューロンが配置してしまうのだ．したがって，リーリンは，プレプレート直下にやってきた最初の皮質板構成要員ニューロン（将来の第VI層ニューロン：トランスロケーションでくるのかロコモーションでくるのか，両方か，まだ定かではない）をきちんとプレプレートのなかにもぐり込ませて，次いで，後続の皮質板構成要員（将来の第V層ニューロン）をその先行ニューロンを越えた脳膜側の位置に並ばせるということを司っている．そして，それが順次繰り返されて，インサイド・アウトのパターンがまっとうされることになる．

リーリンはヒトにもあり，欠損が原因で滑脳症をきたすことが知られている(Hong et al., 2000)．受容体（超低比重リポタンパク質受容体VLDLR，アポリポタンパク質受容体2 ApoER2）の欠損マウス(Trommsdorff et al., 1999)でも，下流のシグナル分子Dab1(disabled homolog 1)の欠損マウス(Sheldon et al., 1997; Howell et al., 1997)でも，リーラーとまったく同じフェノタイプが見られる．こうした分子に支えられた導入局面を経てやがて細胞骨格の制御へとつながる細胞内シグナル伝達が想像されているが，「ニューロンに何をさせているのか？　どんな行動をとらせるのか？」については依然，謎である．

(2) 具体的細胞機序は未解明

主要なつくり主が脳膜直下（大脳壁の最表層：辺縁帯）に位置するカハール–レチウス細胞（図3.11；後述）なので，リーリンは幼若ニューロンをその産生源に向かわせる誘引物質であろうという考えが，その発見当時からあった．しかし，最近，吉田とGroveによって，カハール–レチウス細胞を根こそぎ失わせるような遺伝子操作を施したマウスの大脳でも皮質板がきちんとできると示された(Yoshida et al., 2006)ので，少なくとも単純な誘引では説明できないようだ．微量のリーリンがタテ方向に移動中のニューロンの通過域（中間帯）に散らばっているようなのだが，それを感知しさえすればプレプレート・皮質板へのもぐり込みが果たされるらしいという解釈だ．このことは，リーリンがロコモーションを促している可能性を提示する．

「インサイド・アウト」の異常の中にはCdk5，p35の欠損でも生じるような「はじめにプレプレートの分割は起こるが，その後，遅生まれのニューロンによるさらなるもぐり込みが果たせない」というパターンもあるのだが，それは，配置に先立つロコモーションの局面で障害されていると解釈される．また，同様のパターンを，p35の上流で機能することが知られるBrn1とBrn2（POUホメオドメイン転写因子）の二重ノックアウトマウスも示し (Sugitani et al., 2002)，そのBrn1/2はともにDab1の上流ではたらく（ノックアウトによる発現低下の度合いは，Dab1の方がp35よりも激しい）．これも，リーリンによるロコモーション制御の可能性と矛盾はしない．

その他には，放射状ファイバーからの離脱を（インテグリンシグナルとの協調などを介して）制御しているとの説，あるいは，ここで止まれ，という停止指令であるとの説などが唱えられている．解析の対象とされやすい胎生中期以降には当然，2次的あるいは3次的障害が生じるはずであるから，それがリーリンの作用を複雑に見せている可能性がある．したがって，プレプレートの分離の始まりの頃に存在するであろう初期障害を見いだす努力も求められる．その一環として，正常な「プレプレート分割」時に深部に配置換えとなるサブプレートニューロンがどう振る舞うのか，直接リーリンからの挙動制御を受けているのか，興味が持たれる（ちなみに，このサブプレートニューロンは，起源についても謎に包まれている）．単なる細胞体の配置ということだけでなく，「樹状突起形成を含めてニューロンの3次元的な極性形成もリーリンの管轄？」との可能性を考える必要があるのかもしれない．

(i) 非脳室面分裂の意義

(1) 30年がかりの探査

すでに紹介したように，脳室下帯から中間帯にかけてを分裂の場所とする前駆細胞（図3.13の $m2$，$m4$）が存在する．Smartが，E12–13の大脳皮質原基における非脳室面分裂を「皮質板の深部に向かうべき（早生まれ）ニューロンの産生に貢献する」と唱えた (Smart, 1973) が，その後，なぜか「非脳室面分裂の主はグリアの系譜の細胞である」との説が広がった．2001 年に Svet1 の発現が胎生後期の脳室下帯とのちの皮質表層ニューロン（遅生まれ）に見られることに基づいて,「脳室下帯が皮質表層ニューロンを専門的につくる役割を持つ」との説が唱えられた (Tarabykin et al., 2001)．そして，2004 年に Kriegstein(Noctor et al., 2004), Huttner(Haubensak et al., 2004), 宮田・小川 (Miyata et al., 2004) の 3 グループからライブ観察に基づく報告がなされ，非脳室面分裂のニューロン産生への貢献が直接証拠づけられた．

(2) 早期における役割

非脳室面分裂の頻度は E12–13 で全 M 期細胞体の 20 %程度であるが，様式としては N/N 分裂（ニューロンのペアを産生）がほとんどであり，早生まれニューロンづくりに大きく貢献している（「遅生まれニューロン専門的」ということは決してないどころか，早生まれニューロンについて言えば過半数から 100 %近くの供給源と考えられる）(Miyata et al., 2004)．つまり，このタイプの分裂が，皮質板を登場させているといっても過言ではない．こうした早期の非脳室面分裂の主は，細胞周期の途中までは脳室帯の住人として脳室面につながった形態をしているが，脳室側突起の消失（旅立ち）によって脳室下帯に至りすぐ分裂する (Miyata et al., 2004)．つまり，発生早期の脳室下帯は,「長期滞在」のための場所ではなく，分裂のための場所に過ぎない．

(3) 後期における役割

ステージの進行につれて非脳室面分裂の相対頻度が増加する（非脳室面分裂は横ばいで脳室面分裂が減る）．玉巻グループは，胎生後期の非脳室面分裂が「非 N/N 分裂」すなわち前駆細胞を維持または増幅する分裂でありうることを報告した (Wu et al., 2005)．この場合は，旅立った前駆細胞が脳室下帯から中間帯に「滞在」して細胞周期を進行し分裂に至ることになる．早期の脳室下帯細胞と，後期のそれとで分裂の様式が異なる理由は不明である．

Svet1 の論文で言い過ぎがあったものの,「後期の脳室下帯」が「皮質表層のニューロン」の産生部位として重要であることは確かである．この場所が，カメ → ラット → フェレット → サル → ヒトとの順に拡大していること (Martinez-Cerdeno et al., 2006) に注目した Kriegstein らはこの分裂部位をヒトの大脳皮質進化を説明する鍵として注目を呼びかけている（「intermediate progenitor 仮説」; 3.5.2 項 (b) の (3) 参照）．

3.4.2　ヨコ成分

(a)　GE 由来の抑制性ニューロン——移動パターンと形態

前述したように，基底核原基 (ganglionic eminences: GE) で誕生した後，越境的な接線方向への移動をして外套部分へやってくるのが，GABA 作動性のニューロンたちである (Marin & Rubenstein, 2003)．図 3.8 には，E12 大脳スライスの内側 GE(medial ganglionic eminence: MGE) に蛍光標識を施したのち培養をして 2 日後に外套部分を観察した様子を示すが，MGE 由来のニューロンが脳室下帯と辺縁帯の 2 つのルートで侵入してきているのがわかる．これらのニューロンの形態は，先ほどタテ成分の説明の中で登場したロコモーション局面のものとほぼ同じに見える（脳室下帯を接線方向移動しているニューロンの拡大写真は図 3.7 にある）．皮質板への配置に関して，外套域生え抜きの投射型ニューロン同様に，「インサイド・アウト」パターンをとるが，投射型ニューロンのそれとは若干異なる（図 3.10；本項 (b) で解説）．

(b)　GE 由来ニューロンの移動に関する分子機構

(1) 旅立ち，外套進入，さらなる遠征

外套域生え抜きの投射型ニューロンの移動の分子機構については，その旅程中程から後半にかけてのロコモーション局面に集中して理解が進んでいるが，この GE 由来抑制性ニューロンの旅に関しては，むしろ旅程前半部について，知見が豊富である．Marin らの一連の研究によって，以下のようなストーリーが提唱されている（図 3.14）．抑制性ニューロンは，基底核部分にある彼らの通過に対して許容的な区画（細胞膜結合型ニューレギュリン 1 NRG1-CRD，CRD = cysteine-rich domain）と反発的な区画（セマフォリン Sema3A，3F）とを見極めることができる（これらのニューロンは NRG1 に対する受容体の ErbB4 もセマフォリンに対する受容体のニューロピリン Neuropillin も持っている）．そして，両区画の協調により形成された通路を使って，外套の方へ進む（実験的に反発域を失わせると，基底核中に抑制性ニューロンが散らばってしまうので，この反発が「通路」づくりにとって重要である）(Flames et al., 2004)．

外套の入り口まで来ると，そこには，「よく来た，頑張れ」と，越境的来訪者を歓迎するかのような分子群 (motogenic factors) が待ち受けている．これらのなかでは，外套域の脳室帯と皮質板で発現する hepatocyte growth factor

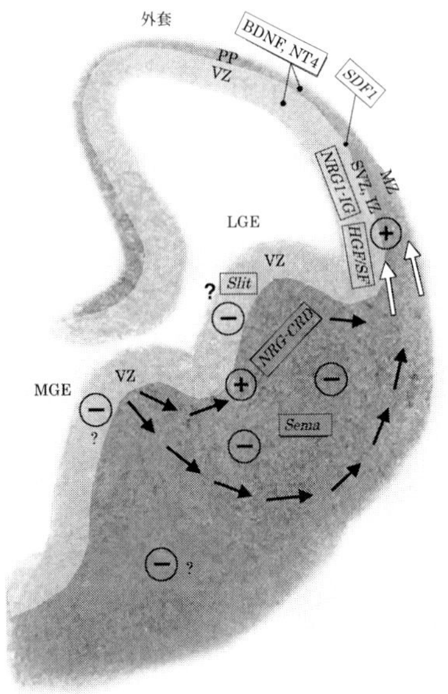

図 3.14　基底核原基からの越境的ニューロン移動に関与する分子機構

E13 の大脳切片を用いて模式的に示す.「+」は許容・誘引的,「−」は反発的作用を表す. 黒矢印が基底核原基中での移動経路, 白抜き矢印が外套部分での移動経路. 基底核中では, セマフォリン (Sema) による反発と細胞膜結合型ニューレギュリン (NRG1-CRD) による許容とが知られている. Slit の反発作用については, 提唱はあるものの疑問視する意見もある. 未知の反発機構が MGE 内側への侵入阻止に貢献していると予想されている. 一方, 外套部分では, BDNF, NT4, HGF（別名 SF）など motogenic 因子による「元気付け」に加えて, SDF1 および分泌型ニューレギュリン (NRG1-Ig) による誘引が知られている. NRG1 は視床から外套への軸索投射路の形成においても重要な役割を果たす（LGE から MGE の方に移動したニューロンが NRG1-CRD を発現して「通路」を提供し, そこを視床由来の線維が通り, さらにその線維は外套部で NRG1-IG 依存的に投射を進めるらしい).

(HGF)(Powell et al., 2001), 同じく外套の全層で発現するニューロトロフィンファミリー分子の brain derived neurotrophic factor (BDNF) と NT4(Polleux et al., 2002) が有名である（抑制性ニューロンは, HGF の受容体 Met もニューロトロフィンの受容体 TrkB も持っている).

これに加えて, 外套に進入した越境ニューロンがさらに背側に向けて「遠征」を続けるのには, 外套の外側部分から背側（背内側）に向けて勾配をもって存在する分子のはたらきが重要と考えられている. 分泌型ニューレギュリン1 NRG1-Ig(Ig = immunoglobulin-like domain) がその代表である. 脳室帯・脳室下帯を中心に発現している. 培養を用いた機能実験で NRG1-Ig による MGE

由来ニューロンの「誘引」が確かめられている (Flames et al., 2004).

もう 1 つ，ケモカインに属する stromal-derived factor 1（SDF1：別名 CXCL12）がやはり NRG1-Ig と類似した勾配を示す．ただし，SDF1 の発現は脳室帯にはなく，脳室下帯に集中している．脳室帯に発現がないため，SDF1 発現主が越境移民ニューロン自身である可能性も当初考えられたが，最近，非脳室面分裂を行う前駆細胞を含むタテ成分であることが転写因子の発現に基づいて判明した (Tiveron et al., 2006)．つまり，皮質板形成のためにタテ成分が行う重要な作業の 1 つである「前駆細胞およびニューロンの脳室下帯への供給」が，その脳室下帯での SDF1 の発現を通じて，そこにやってきた越境移民ニューロンのさらなる遠征を助ける，という「タテの歩みがヨコを促す」図式が浮かび上がってきた．こうした「異なる事象どうしの助け合い」のもう 1 つの重要な例として，「ニューロンの越境的（接線方向）移動が視床皮質路形成（軸索伸長）に貢献する」ことを後に説明する．

(2) 皮質板での配置

タテとヨコのからみは，目的地（皮質板）においても大切だ．GABA 作動性移民ニューロンも皮質板では「インサイド・アウト」パターンをとることをすでに紹介したが，そのパターンが外套生え抜きの投射型ニューロンのそれとは異なることも最近わかってきた（図 3.10）．そこで Marin らのグループは，投射型ニューロンの皮質板での配置と GABA 作動性ニューロンのそれに対してリーリンがどのように関与しているのか（どちらにも貢献しているのか否か）を実験的に調べた．リーリン受容後のシグナル伝達には幼若ニューロンの体内で Dab1 分子がはたらくことが必須である（Dab1 遺伝子欠損では，リーラーとまったく同じ「逆転アウトサイド・イン」パターンになってしまう）が，Dab1 遺伝子欠損マウス由来のニューロンを正常マウス胎仔の基底核原基に移植（超音波モニター監視下の子宮内手術により）した．この移植ニューロンはリーリンシグナル伝達を欠くにもかかわらず，本来の「インサイド・アウト」の位置取りをした．そこで同グループは，GABA 作動性ニューロンの「インサイド・アウト」パターンは，リーリンには依存せず，投射ニューロン（こちらの「インサイド・アウト」はリーリン依存的）からの何らかの指示に従っている，つまり，リーラーと Dab1 欠損マウスにおける GABA 作動性ニューロンの示す「逆転」（図 3.10）は，投射型ニューロンの「逆転」に依存する 2 次的なものである，と解釈した (Pla et al., 2006).

移植実験に基づくこの解釈は，同グループが別途得た以下の結果にも支持される．皮質板にたどり着くタイミングを同じ誕生日の生え抜き投射ニューロンと移民介在ニューロンとで比較すると，前者の方が先に皮質板内の目的地に到着していることが判明した (Pla et al., 2006)．皮質板における投射型ニューロンから GABA 作動性ニューロンへのはたらきかけの実態は不明である．

辺縁帯を接線方向移動する GABA 作動性ニューロンは脳膜側から脳壁深部に向けての方向転換（舵きり）をして (Tanaka et al., 2003)，また脳室下帯を移動する GABA 作動性ニューロンは逆向きの（脳膜面向けの）舵きりをして皮質板の適切な場所に配置されることになるが，この「舵きり」の原理もまったくわかっていない．

(c)　外套・基底核境界，hem 域，septum 域に由来するカハール–レチウス細胞

「カハール–レチウス細胞とは？」との問いに答えるのは難しい．もともとは形態と存在部位に基づいて名づけられたが，分子発現が判定基準（カルレチニンや p73 などがマーカーとして登場した）に加わるようになってから「名づけ」の頃の基準との折り合いがややこしくなった (Soriano & del Rio, 2005)．しかし，胎生期の外套の辺縁帯に存在するリーリン発現細胞（図 3.11）を「カハール–レチウス細胞」と呼ぶことに異を唱える人はいない．この細胞群の由来として，外套・基底核境界（外套域の外側端），hem（外套域の背内後側端），septum（外套域の背内前側端）という 3 ヵ所の「端」が最近知られるようになった (Takiguchi-Hayashi et al., 2004; Bielle et al., 2005)．それぞれの群の細胞が脳壁の最表層を接線方向移動し，3 群で（多少のオーバーラップをしつつ）外套全面を覆っている．この「布教活動をする伝道師」風の広がりの原理の一翼として先述の SDF1 が重要であろうと考えられている (Borrell & Marin, 2006)．SDF1 は脳膜細胞から産生される．ただ，脳膜のシートに部域間の SDF1 濃度勾配はないので，カハール–レチウス細胞は SDF1 源に接する道を選択しつつも，自身がもつ「散らばり力」（未知）によってこそ広がるのだと解釈されている．

(d) その他の接線方向移動ニューロン

胎生早期に外套の背側域から腹側（将来の嗅皮質と呼ばれる場所）に向けて接線方向移動を行うニューロンが存在することが知られている．Lateral olfactory tract と呼ばれる嗅球からの投射路のガイド役をするので Lot 細胞と呼ばれる．この細胞群は，腹側の基底核から発されるネトリン 1(Netrin1) によって誘引され (Kawasaki et al., 2006)，かつエフリン A5(EphrinA5) によってそれ以上の侵入を阻止されている (Nomura et al., 2006).

(e) 軸索

(1) 遠心性線維（皮質板ニューロンからの投射）

E13–14 頃の皮質板に配置された投射ニューロン（将来の V–VI 層の構成主）は，配置後 1 日以内ですでに数百 μm にも及ぶ長さの軸索を持っている（図 3.7）(Erzurumlu & Jhaveri, 1992)．この早生まれニューロンたちがいついかなる機序で軸索を基底核方向に伸ばし始めるのかはわかっていない．一方，畠中・村上はスライス培養を用いた観察によって，胎生後期の大脳壁をロコモーション移動中のニューロンの trailing process（細胞体から進行方向と逆向きに発される細い線維状の突起）がやがて中間帯を走る軸索となることを示した (Hatanaka & Murakami, 2002).

(2) 求心性線維（「視床 → 皮質」投射路）

視床 (thalamus) からの求心性線維が外套部分に侵入するのは E15 からである．その前に，視床由来線維は基底核部分を通過しないといけないが，その「通過」を助ける巧みなしくみが，Marin チームと Garel チームの共同研究（さまざまな組み合わせ培養を駆使しての）によって最近明らかになった (Lopez-Bendito et al., 2006)．まず LGE（外側基底核原基隆起；図 3.14）に由来するニューロン（膜結合型ニューレギュリン 1 NRG1-CRD を中等度に発現）が MGE の方に移動し E13 頃までに MGE 深部に NRG1-CRD 陽性の「corridor（通路）」（受容体 ErbB4 をもつ視床由来の軸索束に対して許容的）が形成される．ついで，視床由来線維がこの「通路」を使って MGE 部をくぐり抜け，LGE 部に達する．そして，そこから先，外套部に強く発現する分泌型ニューレギュリン 1NRG1-Ig による誘引作用によって軸索伸長が続くというストーリーだ．つまり，①先述の接線方向移動（「MGE→ 外套」）ニューロンの移動に用いられた原理が「視床 → 皮質」投射路に対しても用いられている，②ニューロン移動が軸索の「迎え入れ」に貢献する，という 2 点において，異なる事象間の密接な関連性が浮かび上がった．

(f)　ヨコ成分からタテ成分への影響

「視床 → 皮質」投射路が，E15 以降の脳室帯に対して細胞産生を促すとの実験結果が Dehay と Kennedy によって示されている (Dehay et al., 2001)．一方，GABA が外套脳室帯の前駆細胞に対して DNA 合成抑制効果を持つことが LoTurco と Kriegstein らにより報じられており (LoTurco et al., 1995)，仮に接線方向移動（「MGE→ 外套」）中のニューロンが GABA を放出しているならば，これまた「ヨコ → タテ」作用と考えられるかもしれない．「タテ → ヨコ」作用（SDF1 など；3.4.2 項 (b) の (1) 参照）とあわせて，両成分を「織る」ことによって大脳皮質が形成されてゆく過程が次第に見えてきており，両者のからみに注目した研究が一層求められる．

3.5　ヒトの大脳皮質づくり

3.5.1　先天性疾患

(a)　移動障害

マウスのロコモーションに関する項で登場した Lis1，DCX 以外に，滑脳症に分類される脳形成不全を示すものとしてリーリンの欠損が挙げられる．また X 連鎖性滑脳症として ARX (aristaless-related homeobox gene) の欠損が知られている（外性器異常を伴い，基底核原基由来の GABA 作動性ニューロンの移民に障害があるとマウスでの解析で判明している）(Kitamura et al., 2002)．さらに，FilaminA の欠損は先述のとおり periventricular heterotopia に関係している．

(b)　細胞産生障害

「小脳症 (microcephaly: MCPH)」をきたす変異の対象として知られる遺伝子に，microcephalin（別名 MCPH1）や ASPM（abnormal spindle-like microcephaly-associated gene, 別名 MCPH5）があるが，いずれも細胞分裂の進行に関与すると知られるタンパク質をコードする (Bond & Woods, 2006)．本章では割愛したが，マウス脳原基における細胞産生モードと脳室面における M

期前駆細胞の分裂方向との間に相関ありとの提唱 (Buchman & Tsai, 2007)[2]があり，これらの MCPH 分子群が，①分裂方向の制御を通じてヒトの脳の形成に貢献するかもしれない，②以下に述べる大脳皮質の進化のモデルの 1 つの応援にもなる，として注目されているふしがある．

3.5.2 ヒト大脳皮質の進化

(a) 建築理念について

偉大な大脳皮質をつくり上げるには，胎生期にニューロンの数を確保し，適切に組織を組み立てる必要がある．ニューロンづくりは前駆細胞の仕事であり，組み立ての過程はニューロンの移動と配置からなる．このニューロンづくりと組み立て現象の両方が，胎生期のうちにある一定の速度で進行しなければならない．もしマウスの大脳皮質原基がその発生上の仕事ぶりを増殖優先モードに変えて（分化のペースを落として）しまったりすると，個体の出生時点で，本来生じている大脳皮質ニューロンが果たすはずの機能が欠落して個体にとっては致命的となりうる（たとえ机上の計算では最終的に得られるニューロンの数をたとえば霊長類のレベルに匹敵するほどに増やせる可能性があったとしても，出生時に手足を動かす筋肉への指令を司るニューロンがまだ存在しないなどの困ったことになる可能性がある）．また，大脳を大きくしたければ，頭蓋骨にも大きくなってもらわなければならないが，それは，哺乳動物個体が産道を通過できるか否かというこれまた周産期における命に関わる問題に直面する．

したがって，大脳皮質というものが，個体全体の形態および機能との兼ね合いの中で許される最大限の体積すなわちニューロン数の増加を果たした，それがヒト型の大脳皮質として認識できるのではないだろうか．いろいろな制約の中で，時間空間的な効率性を求めた細胞レベル，分子レベルでの工夫が行われ，そのことが「最大」の規模をもたらしているのではないだろうか．そうした「工夫」の中には，霊長類あるいはヒトになって突然現れたものも含まれるかもしれないが，マウスが用いているような哺乳類一般に備わるしくみを踏みにじって登場したものであるというよりは，その「基本的なしくみ」をさらに巧みに発展させたというものに違いない，と筆者は感じる．「皮質ニューロンの多さ」

2) 筆者は単純化が過ぎるとみなしている．

をいかにして達成したのかを巡ってこれまでにさまざまな仮説が提唱されているので，以下に，簡単に紹介する．

(b)　仮説

(1) Caviness，Takahashi，Nowakowski の唱える「founder population」の重要性

この 3 人は，マウス大脳壁における細胞周期動態をトリチウムチミジンとブロモデオキシウリジンによる時間差二重標識法に基づいて網羅的に調べ上げ，前駆細胞の「集団」としての細胞産生挙動（ただし系譜，形態，分裂位置は，管轄外）を克明に記載した仕事で有名である．その彼らが「neuronogenetic period」（ニューロン産生が行われる期間：マウスでは E11–E17）全体に対して皮質板の特定の層のニューロンが産生される期間の割合をいくつかの動物種で調べ比較したところ，「深層（早生まれ）：全体」比も，「表層（遅生まれ）：全体」比も，マウス，ラット，ネコ，サルで一定であった．そこで，彼らは，E40–E100 のサルでも E43–E120 のヒトでも，「ある前駆細胞から誕生する娘細胞が分裂する (P) かニューロンとなる (Q) かという確率 ($P+Q=1$)」の時期依存的な変化の仕方は，マウスにおける変化（たとえば E13 頃には $P=0.81$ で $Q=0.19$，E15 では $P=0.41$ で $Q=0.59$ のように徐々に Q が増えてくる；詳しくは Takahashi et al., 1996）と同様であろうと判断した．そして，マウスとヒトの皮質サイズの違いには，「neuronogenetic period」の始まりの時点での前駆細胞集団の規模 (size of preneuronogenetic founder population) の違いこそが大きな意味をもつであろうと唱えた (Caviness et al., 1995)．図 3.15 に示すように，皮質板出現時点でマウスとヒトの大脳皮質を見比べると，ヒトの方が脳室帯が「広くかつ厚い」ので，確かに「founder population」が大きそうである．

(2) Rakic による「radial unit 仮説」

「放射状グリア」で有名な Rakic による，サルにおける形態的観察に基づく仮説である．彼は，胎生中期には，脳室帯で非対称な「P/N 分裂」が行われ，ニューロンが「放射状グリア」にガイドされて皮質板に運ばれるので，「脳室帯—皮質板」という 1 対 1 関係が成り立っており，その「単位 (radial unit)」は「柱 (column)」という形態として把握できるとした．そして，その「単位」あたりに産生されるニューロン数はほぼ一定であるとの判断に基づき，ヒト型大脳皮質とは，胎生早期に「単位」を増やすであろう対称（「P/P」）分裂から

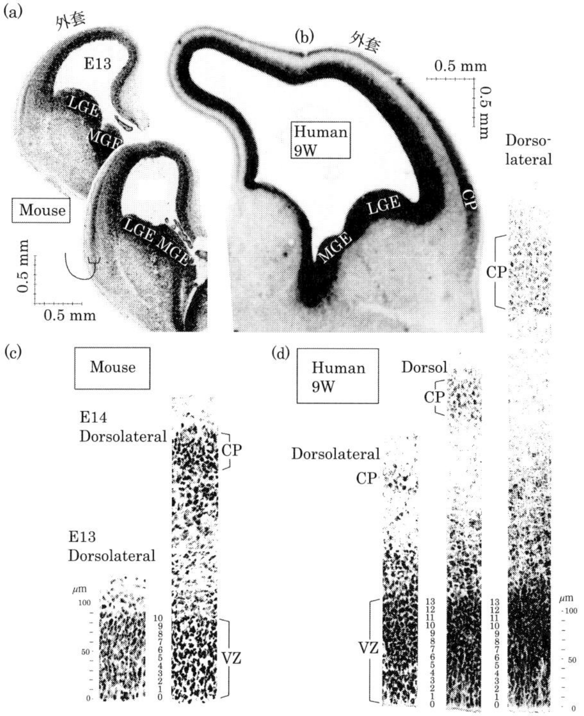

図 3.15 マウスとヒトの大脳皮質原基

核が見えるような染色が施された冠状断切片（ヒトの切片は名古屋大学所蔵のもの）を用いて比較した．スケールは共通．皮質板出現時（マウスで E13–14，ヒトで 9 週），半球全体，外套部，それぞれについてヒトの方が大きい．しかし，基底核原基の形態，外套部での「腹外 → 背内」への組織形成の勾配の存在はとてもよく似ている．外套部における皮質板・中間帯・脳室帯というおおまかな 3 層構造も同様である．外套部において，前駆細胞集団の大きさを表す脳室帯の広さ，厚さ（マウスの約「10 細胞厚」に対して約「13 細胞厚」）ともにヒトが勝る．

のちの非対称分裂への移行を制御する遺伝子（群）の変異によって説明できるであろうと唱えた (Rakic, 1995)．図 3.15 の皮質板出現時のヒト脳室帯のマウスのそれを上回る「広さ」は，なるほど，この考えと矛盾はしない．

(3) Kriegstein らによる「intermediate progenitor 仮説」

これは，ラットの大脳壁のライブ観察を得意とするグループによってつい最近唱えられた仮説である．彼らは 2001 年に放射状グリア形態の細胞こそが脳室面分裂の主であることを，そして 2004 年に脳室下帯での分裂がニューロン産生に貢献していることを報告した．彼らはいろいろな動物種において脳室下帯の厚さと大脳皮質における脳回・脳溝の形成の程度とを調べ，両者の間に相関があると判断した．そこで，ニューロン数（とくに皮質表層に配置する遅生まれニューロンの数）の増加は，初期のころの脳室帯前駆細胞数の調節によるよりも，胎生後期の脳室下帯の分裂（非 N/N 分裂を含む）によってこそ説明されるべきではないかと唱えている (Kriegstein et al., 2006).

3.6　まとめ

以上のように，ニューロンの産生とその移動・配置の局面を中心に，マウスの大脳皮質形成についてまとめた（大脳皮質形成に関する動画を参考にされたい：http://www.med.nagoya-u.ac.jp/dev-bio/index.html）．タテとヨコの「かけあい」のちょっとした「弾み」がもしかしたら太古の大脳皮質に進化上の「新しさ・賢さ・強さ」を持たせたかもしれないなどと想像する．

本章で割愛した「投射型ニューロン群の中でのサブタイプはどのようにして生じるか」については Guillemot ら (2006), Macklis ら (Molyneaux et al., 2007) の総説を参照してほしい．また，GABA 作動性ニューロンのサブタイプ獲得に関しては Flames & Marin (2005) が参考になる．

ヒトをヒトたらしめるものとしての大脳皮質の形成原理を知ろうとする努力は 19 世紀末から始まり，ここ 40 年ほどは世界のニューロサイエンスの 1 つの重要分野として位置づけられ，知見を増やし続けている．本章は 1960–70 年代の先人たちの足跡にもなるべくふれるよう心がけた．そうした歴史と，ネズミを使った分子レベル・細胞レベルでの解析が次々にヒトの病態の理解をもたらしている現状と，しかしまだまだ無限の謎とが，それぞれ棲む，この密林に，どうか多くの若人たちが開拓者精神をもって飛び込んで来て欲しい．

参考文献

[1] Anderson SA, Eisenstat DD, Shi L, Rubenstein JL (1997) Interneuron migration from basal forebrain to neocortex: dependence on Dlx genes. *Science* **278**: 474–476.

[2] Angevine JB Jr, Sidman RL (1961) Autoradiographic study of cell migration during histogenesis of cerebral cortex in the mouse. *Nature* **192**: 766–768.

[3] Ayala R, Shu T, Tsai Li-H (2007) Trekking across the brain: the journey of neuronal migration. *Cell* **128**: 29–43.

[4] Bai J, Ramos RL, Ackman JB, Thomas AM, Lee RV, LoTurco JJ (2003) RNAi reveals Doublecortin is required for radial migration in rat neocortex. *Nat Neurosci* **6**: 1277–1283.

[5] Bielle F, Griveau A, Narboux-Neme N, Vigneau S, Sigrist M, Arber S, Wassef M, Pierani A (2005) Multiple origins of Cajal-Retzius cells at the borders of the developing pallium. *Nat Neurosci* **8**: 1002–1012.

[6] Bond J, Woods CG (2006) Cytoskeletal genes regulating brain size. *Curr Opin Cell Biol* **18**: 95–101.

[7] Borrell V, Marin O (2006) Meninges control tangential migration of hem-derived Cajal-Retzius cells via CXCL12/CXCR4 signaling. *Nat Neurosci* **9**: 1284–1293.

[8] Buchman JJ, Tsai LH (2007) Spindle regulation in neural precursors of flies and mammals. *Nat Rev Neurosci* **8**: 89–100.

[9] Caviness VS Jr (1982) Neocortical histogenesis in normal and reeler mice: a developmental study based upon [^{3}H]thymidine autography. *Dev Brain Res* **4**: 293–302.

[10] Caviness VS Jr, Takahashi T, Nowakowski RS (1995) Numbers, time and neocortical neuronogenesis: a general developmental and evolutionary model. *Trends Neurosci* **18**: 379–383.

[11] Chenn A, McConnell SK (1995) Cleavage orientation and the asymmetric inheritance of Notch1 immunoreactivity in mammalian neurogenesis. *Cell* **82**: 631–641.

[12] D'Arcangelo G, Miao GG, Chen SC, Soares HD, Morgan JI, Curran T (1995) A protein related to extracellular matrix proteins deleted in the mouse mutant reeler. *Nature* **374**: 719–723.

[13] Dehay C, Savatier P, Cortay V, Kennedy H (2001) Cell-cycle kinetics of neocortical precursors are influenced by embryonic thalamic axons. *J Neurosci* **21**: 201–214.

[14] Deuel TA, Lju JS, Corbo JC, Yoo SY, Rorke-Adams LB, Walsh CA (2006) Genetic interactions between doublecortin and doublecortin-like kinase in neuronal migration and axon outgrowth. *Neuron* **49**: 41–53.

[15] Erzurumlu RS, Jhaveri S (1992) Emergence of connectivity in the embryonic rat parietal cortex. *Cereb Cortex* **2**: 336–352.

[16] Flames N, Long JE, Garratt AN, Fischer TM, Gassmann M, Birchmeier C, Lai C, Ribenstein JLR, Marin O (2004) Short- and long- range attraction of cortical GABAergic interneurons by neuregulin-1. *Neuron* **44**: 251–261.

[17] Flames N, Marin O (2005) Developmental mechanisms underlying the generation of cortical interneuron diversity. *Neuron* **46**: 377–381.

[18] Fujita S (1963) The matrix cell and cytogenesis in the developing central nervous system. *J Comp Neurol* **120**: 37–42.

[19] Fujita S (1974) DNA constancy in neurons of the human cerebellum and spinal cord as revealed by Feulgen cytophotometry and cytofluorometry. *J Comp Neurol* **155**: 195–202.

[20] Guillemot F, Molnar Z, Tarabykin V, Stoykova A (2006) Molecular mechanism of cortical differentiation. *Eur J Neurosci* **23**: 857–868.

[21] Gupta A, Sanada K, Miyamoto DT, Rovelstad S, Nadarajah B, Pearlman AL, Brunstorm J, Tsai LH (2003) Layering defect in p35 deficiency is linked to improper neuronal-glial interaction in radial migration. *Nat Neurosci* **6**: 1284–1291.

[22] Halfter W, Dong S, Yip YP, Willem M, Mayer U (2002) A critical function of the pial basement membrane in cortical histogenesis. *J Neurosci* **22**: 6029–6040.

[23] Hand R, Bortone D, Mattar P, Nguyen L, Ik-Tsen Heng J, Guerrier S, Boutt E, Peters E, Barnes AP, Parras C, Shuurmans C, Guillemot F, Polleux F (2005) Phosphorylation of Neurogenin2 specifies the migration properties and the dendritic morphology of pyramidal neurons in the neocortex. *Neuron* **48**: 45–62.

[24] Hatanaka Y, Murakami F (2002) *In vitro* analysis of the origin, migratory behavior, and maturation of cortical pyramidal cells. *J Comp Neurol* **454**: 1–14.

[25] Hatanaka Y, Hisanaga S, Heizmann CW, Murakami F (2004) Distinct migratory behavior of early- and late-born neurons derived from the cortical ventricular zone. *J Comp Neurol* **479**: 1–14.

[26] Haubensak W, Attardo A, Denk W, Huttner WB (2004) Neurons arise in the basal neuroepithelium of the early mammalian telencephalon: a major site of neurogenesis. *Proc Acad Natl Sci USA* **101**: 3196–3201.

[27] Hevner RF, Daza RA, Englund C, Kohtz J, Fink A (2004) Postnatal shifts of interneuron position in the neocortex of normal and reeler mice: evidence for inward radial migration. *Neurosience* **124**: 605–618.

[28] Hinds JW, Ruffett TL (1971) Cell proliferation in the neural tube: an electron microscopic and Golgi analysis in the mouse cerebral vescle. *Z Zellforsch* **115**: 226–264.

[29] Hirai S, Kawaguchi A, Hirasawa R, Baba M, Ohnishi T, Ohno S (2002) MAPK-upstream protein kinase (MUK) regulates the radial migration of immature neurons in telencephalon of mouse embryo. *Development* **129**: 4483–4495.

[30] Hirotsune S, Fleck MW, Gambello MJ, Bix GJ, Chen A, Clark GD, Ledbetter DH, McBain CJ, Wynshaw-Boris A (1998) Graded reduction of PafahbLis1 gene activity results in neuronal cell autonomous migration defects and early embryonic lethality. *Nat Genet* **19**: 333–339.

[31] Hong SE, Shugart YY, Huang DT, Shahwan SA, Grant PE, Hourihane JO, Martin ND, Walsh CA (2000) Autosomal recessive lissencephaly with cerebellar hypoplasia

is associated with human RELN mutations. *Nat Genet* **26**: 93–96.

[32] Howell BW, Hawkes R, Soriano P, Cooper JA (1997) Neuronal position in the developing brain is regulated by mouse disabled-1. *Nature* **389**: 733–737.

[33] Kamiya A, Kubo K, Tomoda T, Takaki M, Youn R, Ozeki Y, Sawamura N, Park U, Kudo C, Okawa M, Ross CA, Hatten ME, Nakajima K, Sawa A (2005) A schizophrenia-associated mutaion of DISC1 perturbs cerebral cortex development. *Nat Cell Biol* **7**: 1167–1178.

[34] Kawasaki T, Ito K, Hirata T (2006) Netrin 1 regulates ventral tangential migration of guidepost neurons in the lateral olfactory tract. *Development* **133**: 845–853.

[35] Kawauchi T, Chihama K, Nabeshima Y, Hoshino M (2003) The *in vivo* roles of STEF/Tiam1, Rac1 and JNK in cortical neuronal migration. *EMBO J* **22**: 4190–4201.

[36] Kawauchi T, Chihama K, Nabeshima Y, Hoshino M (2006) Cdk5 phosphorylates and stabilizes p27kip1 contributing to actin organization and cortical neuronal migration. *Nat Cell Biol* **8**: 17–26.

[37] Kitamura K, Yanazawa M, Sugiyama N, Miura H, Iizuka-Kogo A, Kusaka M, Omichi K, Suzuki R, Kato-Fukui Y, Kamiirisa K, Matsuo M, Kamijo S, Kasahara M, Yoshioka H, Ogata T, Fukuda T, Kondo I, Kato M, Dobyns WB, Yokoyama M, Morohashi K (2002) Mutation of ARX causes abnormal development of forebrain and testes in mice and X-linked lissencephaly with abnormal genitalia in humans. *Nat Genet* **32**: 359–369.

[38] Koizumi H, Tanaka T, Gleeson JG (2006) Doublecortin-like kinase functions with Doublecortin to mediate fiber tract decussation and neuronal migration. *Neuron* **49**: 55–66.

[39] Komuro H, Rakic P (1992) Selective role of N-type calcium channels in neuronal migration. *Science* **257**: 806–809.

[40] Kriegstein A, Noctor S, Martinez-Cerdeno V (2006) Patterns of neural stem and progenitor cell division may underlie evolutionary cortical expansion. *Nat Rev Neurosci* **7**: 883–890.

[41] Lopez-Bendito G, Cautinat A, Sanchez JA, Bielle F, Flames N, Garratt AN, Talmage DA, Role LW, Chamay P, Marin O, Garel S (2006) Tamgential neuronal migration controls axon guidance: a role for neuregulin-1 in thalamocortical axon navigation. *Cell* **125**: 127–142.

[42] LoTurco JJ, Owens DF, Heath MJS, Davis MBE, Kriegstein AR (1995) GABA and glutamate depolarize cortical progenitor cells and inhibit DNA synthesis. *Neuron* **15**: 1287–1298.

[43] Malatesta O, Hartfuss E, Götz M (2000) Isolation of radial glial cells by fluorscent-activated cell sorting reveals a neuronal lineage. *Development* **127**: 5253–5263.

[44] Marin O, Rubenstein JLR (2003) Cell migration in the forebrain. *Annu Rev Neu-

rosci **26**: 441–483.

[45] Martinez-Cerdeno V, Nostor SC, Kriegstein AR (2006) The role of intermediate progenitor cells in the evolutionary expansion of the cerebral cortex. *Cereb Cortex* **16**: 152–161.

[46] Miyata T, Kawaguchi A, Okano H, Ogawa M (2001) Asymmetric inheritance of radial glial fibers by cortical neurons. *Neuron* **31**: 727–741.

[47] Miyata T, Kawaguchi A, Saito K, Kawano M, Muto T, Ogawa M (2004) Asymmetric production of surface-dividing and non-surface-dividing cortical progenitor cells. *Development* **131**: 3133–3145.

[48] Miyata T, Ogawa M (2007) Twisting of neocortical progenitor cells underlies a spring-like mechanism for daughter-cell migration. *Curr Biol* **17**: 146–151.

[49] Molyneaux BJ, Arlotta P, Menezes JRL, Mackils JD (2007) Neuronal subtype specification in the cerebral cortex. *Nat Rev Neurosci* **8**: 427–437.

[50] Morest DK (1970) A study of neurogenesis in the forebrain of opossum pouch young. *Z Anat Entwicklungsgesch* **130**: 265–305.

[51] Nadarajah B, Brunstorm JE, Grutzendler J, Wong ROL, Pearlman AL (2001) Two modes of radial migration in early development of the cerebral cortex. *Nat Neurosci* **4**: 143–150.

[52] Nagano T, Yoneda T, Hatanaka Y, Kubota C, Murakami F, Sato M (2002) Filamin A-interacting protein (FILIP) regulates cortical cell migration out of the ventricular zone. *Nat Cell Biol* **4**: 495–501.

[53] Nagano T, Morikubo S, Sato M (2004) FilaminA and FILIP (Filamin A-interacting protein) regulate cell polarity and motility in neocortical subventricular and intermediate zones during radial migration. *J Neurosci* **24**: 9648–9657.

[54] Nguyen L, Besson A, Heng JI-T, Shuurmans C, Teboul L, Parras C, Philpott A, Robertis JM, Guillemot F (2006) $p27^{kip1}$ independently promotes neuronal differentiation and migration in the cerebral cortex. *Genes Dev* **20**: 1511–1524

[55] Nieto M, Shuurmans C, Britz O, Guillemot F (2001) neural bHLH genes control the neuronal versus glial fate decision in cortical progenitors. *Neuron* **29**: 401–413

[56] Noctor SC, Flint AC, Weissman TA, Dammerman RS, Kriegstein AR (2001) Neurons derived from radial glial cells establish radial units in neocortex. *Nature* **409**: 714–720

[57] Noctor SC, Martinez-Cerdeno V, Ivic L, Kriegstein AR (2004) Cortical neurons arise in symmetric and asymmetric division zones and migrate through specific phases. *Nat Neurosci* **7**: 136–144.

[58] Nomura T, Holmberg J, Frisen J, Osumi N (2006) Pax6-dependent boundary defines alignment of migrating olfactory cortex neurons via the repulsive activity of ephrin A5. *Development* **133**: 1335–1345.

[59] Ochiai W, Minobe S, Ogawa M, Miyata T (2007) Transformation of pin-like ventricular zone cells into cortical neurons. *Neurosci Res* **57**: 326–329.

[60] Ogawa M, Miyata T, Nakajima K, Yagyu K, Seike M, Ikenaka K, Yamamoto H, Mikoshiba K (1995) The reeler gene-associated antigen on Cajal-Retzius neurons is a crucial molecule for laminar organization of cortical neurons. *Neuron* **14**: 899–912.

[61] Ohshima T, Ward JM, Huh CG, Longenecker G, Veeranna, Pant HC, Brady RO, Martin LJ, Kulkami AB (1996) Targeted disruption of the cyclin-dependent kinase 5 gene results in abnormal corticogenesis, neuronal pathology and perinatal death. *Proc Natl Acad Sci USA* **93**: 11173–11178.

[62] O'Rourke NA, Dailey ME, Smith SJ, McConnell SK (1992) Diverse migratory pathways in the developing cerebral cortex. *Science* **258**: 299–302.

[63] Pla R, Borrell V, Flames N, Marin O (2006) Layer acquisition by cortical GABAergic interneurons is independent of reelin signaling. *J Neurosci* **26**: 6924–6934.

[64] Polleux F, Whitford KL, Dijkhuizen PA, Vitalis T, Ghosh A (2002) Control of cortical interneuron migration by neurotrophins and PI3-kinase signaling. *Development* **129**: 3147–3160.

[65] Powell EM, Mars WM, Levitt P (2001) Hepatocyte growth factor/scattering factor is a motogen for interneurons migrating from the ventral to dorsal telencephalon. *Neuron* **30**: 79–89.

[66] Rakic P (1972) Mode of cell migration to the superficial layers of fetal monkey neocortex. *J Comp Neurol* **145**: 61–83.

[67] Rakic P (1995) A small step for the cell, a giant leap for mankind: a hypothesis of neocortical expansion during evolution. *Trends Neurosci* **18**: 383–388.

[68] Sauer ME, Walker BE (1959) Radiographic study of interkinetic nuclear migration in the neural tube. *Proc Soc Exp Biol Med* **101**: 557–600.

[69] Sawamoto K, Wichterle H, Gonzalez-Perez O, Cholfin JA, Yamada M, Spassky N, Murcia NS, Garcia-Verdugo JM, Marin O, Rubenstein JL, Tessier-Lavigne M, Okano H, Alvarez-Buylla A (2006) New neurons follow the flow of cerebrospinal fluid in the adult brain. *Science* **311**: 629–632.

[70] Sheldon M, Rice DS, D'Arcangelo G, Yoneshima H, Nakajima K, Mikoshiba K, Howell BW, Cooper JA, Goldwitz D, Curran T (1997) Scrambler and yotari disrupt the disabled gene and produce a reeler-like phenotype in mice. *Nature* **389**: 730–733.

[71] Shoukimas GM, Hinds JW (1978) The development of the cerebral cortex in the embryonic mouse: an electron microscopic serial section analysis. *J Comp Neurol* **179**: 795–830.

[72] Shu T, Ayala R, Nguyen MD, Xie Z, Gleeson JG, Tsai LH (2004) Ndel1 operates in a common pathway with LIS1 and cytoplasmic dynein to regulate cortical neuronal

positioning. *Neuron* **44**: 263–277.

[73] Schuurmans C, Armant O, Nieto M, Stenman JM, Britz O, Klenin N, Brown C, Langevin LM, Seibt J, Tang H, Cunningham JM, Dyck R, Walsh C, Campbell K, Polleux F, Guillemot F (2004) Sequential phases of cortical specification involve Neurogenin-dependent and -independent pathways. *EMBO J* **23**: 2892–2902.

[74] Sidman RL, Miale IL, Feder N (1959) Cell proliferation and migration in the primitive ependymal zone; an autoradiographic study of histogenesis in the nervous system. *Exp Neurol* **1**: 322–333.

[75] Smart IHM (1973) Proliferative characteristics of the ependymal layer during the early development of the mouse neocortex: a pilot study based on recording the number, location and plane of cleavage of mitotic figures. *J Anat* **116**: 67–91.

[76] Soriano E, del Rio JA (2005) The cells of Cajal-Retzius: still a mystery one century after. *Neuron* **46**: 389–394.

[77] Stensaas LJ (1967) The development of hippocampal and dorsolateral pallial regions of the cerebral hemisphere in fetal rabbits. IV. Forty-one millimeter stage, intermediate lamina. *J Comp Neurol* **131**: 409–422.

[78] Sugitani M, Nakai S, Minowa O, Nishi M, Jishage K, Kawano H, Mori K, Ogawa M, Noda T (2002) Brn-1 and Brn-2 share crucial roles in the production and positioning of mouse neocortical neurons. *Genes Dev* **16**: 1760–1765.

[79] Tabata H, Nakajima K (2003) Multipolar migration: the third mode of radial neuronal migration in the developing cortex. *J Neurosci* **23**: 9996–10001.

[80] Takahashi T, Nowakowski RS, Caviness VS Jr (1996) The leaving or Q fraction of the murine cerebral proliferative epithelium: a general model of neocortical neuronogenesis. *J Neurosci* **16**: 6183–6196.

[81] Takiguchi-Hayashi K, Sekiguchi M, Ashigaki S, Takamatsu M, Hasegawa H, Suzuki-Migishima R, Yokoyama M, Nakanishi S, Tanabe Y (2004) Generation of reelin-positive marginal zone cells from the caudomedial wall of telencephalic vesicles. *J Neurosci* **24**: 2286–2295.

[82] Tamamaki N, Fujimori KE, Takauji R (1997) Origin and route of tangentially migrating neurons in the developing neocortical intermediate zone. *J Neurosci* **17**: 8313–8323.

[83] Tamamaki N, Nakamura K, Okamoto K, Kaneko T (2001) Radial glia is a progenitor of neocortical neurons in the developing cerebral cortex. *Neurosci Res* **41**: 51–60.

[84] Tanaka D, Nakaya Y, Yanagawa Y, Obata K, Murakami F (2003) Multimodal tangential migration of neocortical GABAergic neurons independent of GPI-anchored proteins. *Development* **130**: 5803–5813.

[85] Tarabykin V, Stoykova A, Usman N, Gruss P (2001) Cortical upper layer neurons derive from the subventricular zone as indicated by svet1 gene expression. *Devel-*

opment **128**: 1983–1993.

[86] Tiveron M-C, Rossel M, Moepps B, Zhang YL, Seidenfaden R, Favor J, Konig N, Cremer H (2006) Molecular interaction between projection neuron precursors and invading interneurons via stromal-derived factor 1 (CXCL12)/CXCR4 signaling in the cortical subventricular zone/intermediate zone. *J Neurosci* **26**: 13273–13278.

[87] Trommsdorff M, Gotthardt M, Hiesberger T, Shelton J, Stockinger W, Nimpf J, Hammer RE, Richardson JA, Herz J (1999) Reeler/Disabled-like disruption of neuronal migration in knockout mice lacking the VLDL receptor and ApoE receptor 2. *Cell* **97**: 689–701.

[88] Voigt T (1989) Development of glial cells in the cerebral wall of ferrets: direct tracing of their transformation from radial glia into astrocytes. *J Comp Neurol* **289**: 74–88.

[89] Wu SX, Goebbels S, Nakamura K, Kometani K, Minato N, Kaneko T, Nave KA, Tamamaki N (2005) Pyramidal neurons of upper cortical layers generated by NEX-positive progenitor cells in the subventricular zone. *Proc Natl Acad Sci USA* **102**: 17172–17177.

[90] Yoshida M, Assimacopoulos S, Jones JR, Grove EA (2006) Massive loss of Cajal-Retzius cells does not disrupt neocortical layer order. *Development* **133**: 537–545.

[91] Yozu M, Tabata H, Nakajima K (2004) Birth-date dependent alignment of GABAergic neurons occurs in a different pattern from that of non-GABAergic neurons in the developing mouse visual cortex. *Neurosci Res* **49**: 395–403.

第4章

非対称細胞分裂による神経細胞の誕生

4.1 増殖から分化へ——神経発生における非対称細胞分裂の役割

4.1.1 神経上皮細胞における非対称分裂

生物の発生過程において，細胞分裂により1つの細胞から異なる2つの娘細胞を生じる非対称細胞分裂と呼ばれる現象は，細胞分裂を繰り返しながら多様な細胞を生じる個体発生にとって基本的かつ重要なプロセスである．非対称な分裂では，分裂する細胞内あるいは細胞外の非対称性に基づいて娘細胞に違いが生じるが，いずれの場合においても分裂軸は運命決定因子の非対称性に一致するよう厳密に制御される．

近年，非対称細胞分裂を制御する精巧な分子機構がショウジョウバエ神経幹細胞を用いた研究から明らかになってきた．哺乳類大脳皮質においても発生が進行すると神経上皮細胞は神経前駆細胞として機能し，典型的な非対称分裂によって，神経上皮細胞自身と，神経（もしくは非神経上皮型前駆細胞）という異なる2つの娘細胞を生み出すようになる．さらに哺乳類の脳の大きさは，胎生期における幹細胞の分裂回数と，それに伴う神経細胞の産生数に大きく依存している (Caviness Jr et al., 1995)．つまりどのようなメカニズムにより神経上皮細胞が，対称分裂から非対称分裂へ移り変わっていくのかという問いに答えることは，脳の形態形成メカニズムの理解にとどまらず，脳の進化を理解するうえでも非常に重要な意味を持つ．

哺乳類神経上皮細胞においては，2つの娘細胞に違いを生む非対称性の詳細はいまだ謎に包まれたままであるが，ここ数年の間に神経上皮細胞の分裂様式や神経分化関連因子に関する知見が大幅に増加し，脳形成における神経上皮細胞の役割の一端が明らかになってきた．本章では，これまでの哺乳類神経上皮細胞における非対称細胞分裂に関する研究と我々の最新の知見を基に，哺乳類神経発生における非対称な細胞運命決定を担うメカニズムに関して議論する．

4.1.2　脳の発生における非対称細胞分裂の役割

哺乳類の脳は，生物の恒常性や機能維持としての働きを司ることにより生命の維持にとって非常に重要な器官として機能するだけでなく，記憶や学習などに代表される高次神経機能の中枢として必要不可欠な役割を担っている．脳は膨大な数の細胞により複雑に構築された臓器であるが，その基本素子は神経細胞であり，それらのすべては神経上皮と呼ばれる神経外胚葉由来の層状構造物により生み出される．神経上皮層は神経上皮細胞（神経前駆細胞）により構成され，その細胞核が多層に積み重なっていることから偽層上皮と呼ばれる形態を持つ．

神経上皮細胞から神経細胞が産生される経路には，2 つの異なった様式が存在することが知られている．1 つは神経上皮細胞から分裂により直接神経細胞が生み出される経路である．もう 1 つは神経上皮細胞から分裂により非脳室面分裂前駆細胞と呼ばれる細胞が生み出される経路である．非脳室面分裂前駆細胞は，神経上皮層の外側で一度だけ分裂し 2 つの神経細胞を生じる（第 3 章参照）．この知見を基に，神経上皮細胞は分裂により生み出す娘細胞の運命の違いにより，いくつかのグループに分けることができる (Götz & Huttner, 2005)（図 4.1）．

神経細胞が生み出され始める時期は中枢神経系の各領域によって異なるが，マウスの終脳では胎生 10 日目頃から神経細胞の産生が観察されるようになる．この時期における神経上皮細胞の多くは，対称分裂を行うことにより神経上皮細胞の数の増加に寄与している．この時期以降 2，3 日の間に，神経細胞が生み出される割合は飛躍的に増加し，そのほとんどが非対称細胞分裂により生じることが知られている (Takahashi et al., 1996)．そして発生が進むに従ってその数はさらに増加していき，胎生 14 日から 15 日頃に非対称細胞分裂による神経細胞産生のピークを迎える (Takahashi et al., 1996)．この時期に分裂する神経上皮細胞は，その約 50%が非対称分裂により神経細胞を産生する (Takahashi et al., 1996; Konno et al., 2008)．そして胎生 15 日目を過ぎると，脳における神経上皮細胞では，分裂により 2 つの神経細胞を生み出す分化型対称分裂の割合が急激に増加するとともに 2 つの神経上皮を生み出す増殖型対称分裂や非

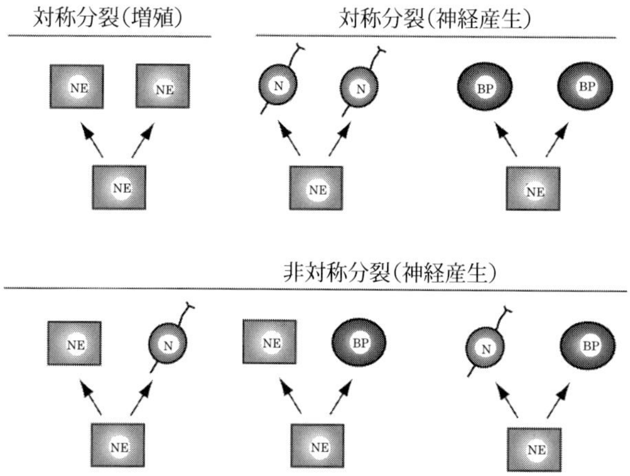

図 4.1 神経上皮細胞における多様な分裂パターン

発生の早い段階においては，ほとんどの神経上皮細胞 (Neuroepithelial cell: NE) が対称分裂により 2 つの神経上皮細胞を生み出す．発生過程が神経分化を始める時期に入ると，神経上皮細胞は非対称細胞分裂により神経細胞 (Neuron: N) もしくは非脳室面分裂前駆細胞 (Basal progenitor: BP) を生み出すようになる．そして最終的に神経上皮細胞の多くは神経産生タイプの対称分裂により神経上皮層から消失する．

対称細胞分裂の割合が急激に減少する．その結果として，神経上皮層の体積は急激に減少していき，胎生期における神経発生は終焉を迎える (Takahashi et al., 1996)．

4.1.3 分裂軸解析の歴史と現状

非対称細胞分裂が正常に行われるためには，細胞の運命を決定する因子が単に細胞内で非対称に存在すればよいというわけではない．それらの因子が 2 つの娘細胞に非対称に分配されるためには，当然分裂軸の制御が非常に重要になる．

ショウジョウバエ神経幹細胞においては 90 年代半ばに，分裂に伴って不均等分配される細胞運命決定因子が発見されたのを皮切りとして，分裂軸の制御メカニズムとその役割に関する非常に多くの研究が行われ，そのメカニズムの詳細が明らかとなった．分裂期のショウジョウバエ神経幹細胞では，細胞運命決定因子が apico-basal 極性（上皮細胞の尖端 (apical) 側と基底 (basal) 側との極性）に従って非対称に局在し，分裂軸も apico-basal 極性に一致するよう厳密に制御されていることが知られている（図 4.2）．

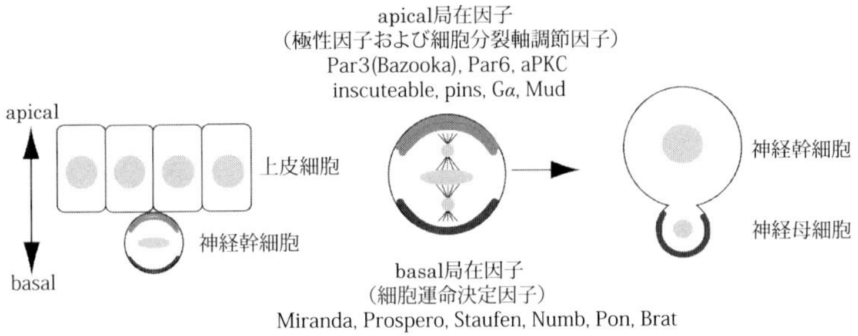

図 4.2　ショウジョウバエ神経幹細胞における非対称細胞分裂

ショウジョウバエ神経幹細胞の分裂方向は Par タンパク質複合体や Pins など apical 側に位置する因子の働きにより，apico-basal 極性に一致するよう厳密に制御されている．その結果，basal 側に位置する Miranda や Numb，Prospero などの細胞運命決定因子が神経母細胞に選択的に分配される．

一方，哺乳類の神経上皮細胞における細胞分裂軸の観察は比較的古くから行われており，1970年代にはすでに2つのグループから神経上皮細胞における細胞分裂軸を観察した報告がなされている (Smart, 1973; Landrieu & Goffinet, 1979)．これらの報告では，哺乳類における神経上皮の分裂軸は apical 面に対して水平であり，神経上皮における分裂溝の角度は apical 面に対して 20°を超えることはなく，さらにその角度は発生期間を通じて大きく変化することはないというものであった．しかしながら1995年，Stanford 大学の McConnell らのグループにより，胎生期および新生フェレットにおける神経上皮細胞を用いたタイムラプス観察から，細胞分裂軸の変化が神経上皮細胞における対称分裂から非対称分裂へのモード変換に重要であることを示唆する研究が報告されたことにより状況は一変する．このモデルでは，神経上皮細胞の分裂軸が脳室面に対して水平方向から垂直方向に変化することにより，その運命決定様式が対称から非対称へと変化するというものである (Chenn & McConnell, 1995) (図 4.3)．このモデルは同時期に明らかになった，ショウジョウバエ神経幹細胞における非対称細胞分裂の制御機構とよく一致することから非常に説得力のあるモデルであった．しかしながらこの報告の後，さまざまなグループからこのモデルと合致もしくは矛盾するデータが多数報告され，哺乳類の神経上皮細胞における分裂軸制御と非対称細胞分裂との関連性に関する研究は混迷をきわめた．

筆者らはこの混沌とした状況を打破するために，固定組織切片に対する免疫染色および HistoneH2B-EGFP を発現させた脳スライスを用いたタイムラプス

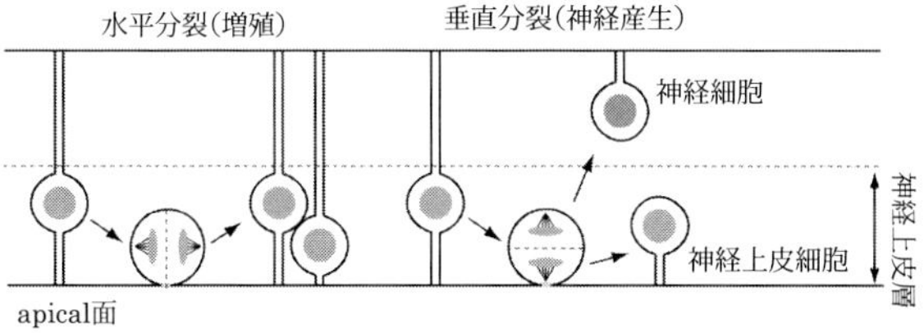

図 4.3 非対称細胞分裂における Chenn & McConnell のモデル

このモデルでは，細胞分裂軸が apical 面に対して水平な場合，生み出された 2 つの娘細胞はともに神経上皮細胞になる．一方，細胞分裂軸が垂直へと変化すると，分裂時において apical 側に位置した娘細胞は神経上皮細胞になり，basal 側に位置した娘細胞は神経細胞へと分化する (Chenn & McConnell, 1995).

観察の 2 つの手法を用いて，野生型マウス胎児脳における神経前駆細胞の細胞分裂軸を詳細に再検討した．その結果，神経分化が盛んに行われている時期において，どちらの方法を用いた場合も 90%前後の神経上皮細胞においてその分裂軸は脳室面に対して水平方向であった (Konno et al., 2008)．これらの観察により，野生型マウス胎児脳における神経上皮細胞の分裂軸は確かに脳室面に対して水平であることが確認された．現時点ではなぜ研究者間や実験手法の違いで，細胞分裂軸の観察結果に大きな相違があるのか定かではないが，脳スライスに関しては，観察中に細胞の増殖によって形態が崩れやすいため，コラーゲンやアガーで形態を保持するかどうかによって測定結果が影響を受けると推定される．

しかしながら，ゼブラフィッシュなど，生きたまま細胞の分裂軸を観察できる脊椎動物を用いた観察でも，ほぼすべての神経上皮細胞の分裂は上皮面に対して水平であることが複数のグループから報告されている (Cayouette et al., 2006)．これらの事実は我々の観察とよく一致しており，分裂軸の制御メカニズムは脊椎動物間では種を超えて保存されていると考えるのが妥当であろう．

4.1.4 細胞分裂軸の調節とその役割

神経上皮細胞の分裂軸が神経上皮層に対して水平であるという事実は，分裂軸の維持にはどのような分子が関わっているのであろうかという新たな疑問を提示する．その答えは筆者らが行った *LGN* 遺伝子の遺伝子組換えマウスの解析により明らかになった (Konno et al., 2008).

LGN はショウジョウバエで単離された細胞分裂軸の調節因子である *Pins* の

哺乳類ホモログであり，胎生期マウス神経上皮に強く発現する．この *LGN* 遺伝子の C 末端側を欠損させた遺伝子組換えマウス (*LGN*-KO) を作製し，神経上皮細胞における分裂様式を観察したところ，その分裂軸はほぼランダムになり野生型のマウス脳ではほとんど観察されない垂直分裂が高頻度で認められるようになった．さらに興味深いことに，*LGN*-KO マウスでは野生型に比べて，発生の進行に伴う神経上皮細胞の減少スピードが速く神経上皮層の厚みが早いステージから薄くなる．そしてそれに対応するように，Pax6 などの発現が神経上皮層の外側に異所的に認められた．野生型では，Pax6 を発現する細胞はほとんど神経上皮層だけに限局されることから，このような垂直分裂は正常な状態では起こっていないことが再確認される．

以上の観察結果は *LGN* 遺伝子が分裂軸の制御に重要な役割を担っていることを示すとともに，野生型の脳においては分裂軸が脳室面に対して水平に保たれることこそが，脳室帯で核のエレベーター運動を繰り返すという神経上皮細胞の性質を維持するために重要であることを如実に示している（図 4.6）．

4.2　非対称細胞分裂を制御するメカニズム——さまざまな仮説と現在までの知見

4.2.1　神経分化関連因子と非対称分裂

ショウジョウバエ神経幹細胞の非対称細胞分裂を制御するメカニズムの解析から，細胞の運命を決定するさまざまな因子が現在までに明らかとなっている．Prospero や Numb などに代表されるこれらの因子のほとんどは，哺乳類においても相同な因子が存在しており，非対称細胞分裂を含む哺乳類の神経発生過程においてもなんらかの類似した役割を担っていることが想像される．しかしながらこれら因子のほとんどは，発現部位や機能解析から非対称細胞分裂に関与する直接的な証拠が得られているものは非常に少ない．

Numb は哺乳類においてもっともよく解析されているショウジョウバエ運命決定関連因子の哺乳類ホモログであり，かつ哺乳類において非対称細胞分裂への関与が示唆されている数少ない分子の 1 つである．ショウジョウバエにおいて Numb は，細胞運命の決定に重要な役割を担う Notch の細胞内ドメインに結合し，その活性を阻害することで非対称細胞分裂に関与する (Schweisguth, 2005)．哺乳類には Numb および Numblike と呼ばれる 2 つのホモログが存在するが，どちらの分子もショウジョウバエ Numb と同様に Notch と結合する能力を有する (Zhong et al., 1997)．近年，ショウジョウバエのみならず哺乳類の神経上皮細胞においても Notch シグナルが，その未分化維持に非常に重要な役割を担っていることがさまざまな研究から明らかになってきたことから (Ever & Giano, 2005)，Numb が哺乳類の神経上皮細胞においても Notch シグナルを調節することで非対称分裂に関与している可能性が浮かび上がってきた．

マウス胎児脳において，Numb は神経上皮層に強く発現しており，神経上皮細胞の apical 面に局在する (Zhong et al., 1996)．マウスにおけるこれら分子の機能は遺伝子組換え酵素（Cre リコンビナーゼ）を用いた条件的遺伝子欠損マウスの作製により大きく進展した．Numb と Numblike の条件的単独ノックアウトマウスはどちらも正常に生まれ生殖可能である．しかしながら，Numb と Numblike の条件的二重ノックアウトマウスの表現型は条件的単独ノックアウトマウスのそれに比べより重篤であり，これら 2 つの分子は部分的に共通の役割を担っていると考えられた (Petersen et al., 2002., Li et al., 2003)．これらの研究から Numb および Numblike はマウス神経発生において何らかの重要な役割を担っていることは明らかになったわけであるが，その非対称細胞分裂への関与に関しては，話はそう単純ではなさそうだということが以下の点から明らかになってきた．まず第 1 に，Numb と Numblike の二重ノックアウトマウスの表現系が，使用した組換え酵素（Cre リコンビナーゼ）発現マウスの種類によってまったく異なるという点である（Nestin-Cre もしくは Emx1-Cre）．どちらも発現時期の多少のずれはあるが（Nestin-Cre は胎生 8.5 日から，Emx1-Cre は胎生 9.5 日から発現)，脳神経上皮層において発現するという点では同じである．第 2 に，Numblike は細胞質に局在し，分裂時にも局在の非対称性は認められないという点である．

以上に述べたように哺乳類 Numb に関する研究は非常に多くの矛盾が存在し混沌とした状態が続いていた (Petersen et al., 2006)．しかし，2007 年これらの多くの矛盾を解決するヒントを与えてくれる重要な研究が Rasin らにより報告された．Rasin らは Numb の局在を電子顕微鏡を用いて詳細に再検討したところ，Numb は神経上皮層においては以前報告されていた apical 面ではなく，アドヘレンスジャンクション近傍の小胞に局在することを明らかにした．さらにさまざまな機能解析から Numb および Numblike が E-cadherin の細胞内輸送へ関与することを明らかにした (Rasin et al., 2007)．実際，Numb および Numbl の二重ノックアウトマウスで，神経上皮層からアドヘレンスジャンクションが消失することによる構造的異常が観察された．この結果は多くの過去の Numb および Numblike に関する研究の矛盾点を説明できる．それと同時に哺乳類神経上皮における Numb の主な役割は，上皮細胞における細胞極性の調節であり，ショウジョウバエ神経幹細胞で示されたような運命決定因子ではない可能性を示唆している．

報告は非常に少ないながら，Numb 以外にも哺乳類の神経上皮細胞において細胞分裂時に非対称な局在を示すことが報告されている分子が他にも存在する．その 1 つとして EGF 受容体が挙げられる．EGF 受容体は脳の発生において重要な役割を担うシグナル伝達分子の 1 つであるが，分裂中のマウス神経上皮において非対称に分配される場合があることが報告されている (Sun et al., 2005)．しかしながら *in vivo* において実際に EGF 受容体の非対称分配を示す神経上皮細胞の頻度は低く，その分配によりすべての非対称分裂を説明することは難しい．さらに神経発生が盛んに起こっている胎生 13–14 日ではそもそも EGFR の発現が非常に低い点や，対称分裂のはずの非脳室面分裂前駆細胞でも非対称な分配が認められる点など疑問点も多く残されている．

以上のように，マウス神経上皮細胞において分裂の際に非対称に分配される分子の候補は複数存在するものの，その局在に関しては再検討を要すると筆者は考える．もちろん今後，ショウジョウバエ神経幹細胞における運命決定因子のようなクリアな非対称性局在を示す新たな分子が哺乳類で見つかる可能性は否定できない．しかしながらここに述べた数々の研究から，哺乳類神経上皮における非対称細胞分裂のしくみは，ショウジョウバエのそれとは異なる可能性が十分考えられる．では異なった 2 つの娘細胞を生み出すにはどのようなメカニズムが考えられるのだろうか？　その問いに対する明確な答えは今のところ得られていないが，以下に示すいくつかのモデルがこの問題を解くためのヒントを与えてくれるかもしれない．

4.2.2　細胞周期の長さと非対称細胞分裂——G1 期の調節による制御

神経上皮細胞は，その性質が増殖期から分化期へ移り変わる過程に伴って，細胞周期の長さが急激に増長することが知られている (Takahashi et al., 1995)．

この変化はG1期の長さが顕著に増長することによる結果であり，G1期以外の細胞周期においては発生過程での顕著な変化は認められない (Takahashi et al., 1995)．これらの事実は，G1期の増長が神経上皮細胞の性質変化に重要な役割を担っている可能性を想像させる．しかしこれら発生の進行に伴うG1期の増長が，非対称分裂を含む神経分化型の神経上皮細胞に特異的なものであるのか，それとも神経上皮細胞全般に認められる神経分化とは関係のない，単に発生過程の進行に伴い認められる現象なのかどうかは依然不明であった．

しかしながらその後，Tis21（ラットではPc3，ヒトではBtg2）と呼ばれる細胞周期調節因子が神経分化期の神経上皮細胞にのみ発現しており，増殖期の細胞には発現していないことが示され，G1期の調節と神経分化の関連性が再び注目を浴びることとなった (Iacopetti et al., 1999)．Tis21は神経系に限らず各種の細胞においてG1期の調節因子として重要な役割を担っており，培養細胞に強制発現させるとCyclin D1の発現を抑制することにより細胞周期におけるG1期からS期への移行を阻害する (Tirone, 2001)．

神経発生におけるTis21の機能はTironeらのグループにより詳細に解析された．彼らはテトラサイクリン発現誘導システムを使用したPc3 (Tis21) 発現マウスを作製し，細胞周期調節と神経分化関連因子との関連を詳細に検討した．その結果，Pc3の過剰発現により，Cyclin D1の発現低下と同時に神経分化関連因子の1つであるMash1の顕著な発現上昇と神経分化の亢進が観察された (Canzoniere et al., 2004)．Huttnerらのグループは，G1期の進行を遅らせる薬剤であるolomoucineを用いて細胞周期と神経分化の関連性をTis21の発現を指標に検討した．その結果，olomoucineで処理しG1期の進行を遅らせた個体の神経上皮では，Tis21陽性細胞の顕著な増加が認められ，それと同時に神経細胞のマーカーであるMAP2陽性細胞の増加も認められた (Calegari & Huttner, 2003)．さらに彼らはTis21陽性細胞と非陽性細胞における細胞周期の長さを検討したところ，Tis21陽性の神経上皮における細胞周期が増長していることが明らかとなった (Calegari et al., 2005)．

これらの結果から，脳の発生過程において認められるG1期の増長が，増殖型神経上皮細胞から神経分化型神経上皮細胞への移行を促進する可能性が浮上し，細胞周期の長さの調節と非対称細胞分裂の制御に関するモデルが提唱されている（図4.4）．このモデルで示されているメカニズムは，細胞周期の調節と

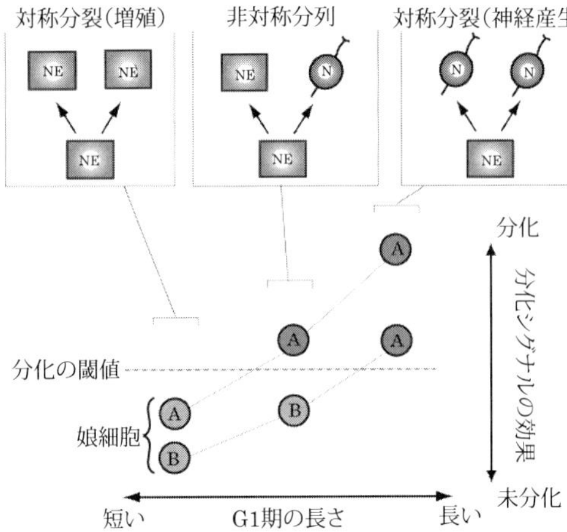

図 4.4　非対称細胞分裂における細胞周期調節モデル

このモデルでは，神経上皮細胞から生まれた 2 つの娘細胞における細胞周期の差異で，その後の細胞運命が決定される．娘細胞における G1 期が長くなればなるほど神経分化関連因子が十分にその機能を発揮し，神経分化の閾値を超えた細胞が分化する．この差異は，細胞分裂時における細胞周期調節因子の非対称な分配を想定しているが，分裂後の娘細胞における外的シグナルの差異によっても生み出される可能性がある．

非対称細胞分裂の制御という新たな制御メカニズムを提示すると同時に，いくつかの新たな謎を我々に投げかける．1 つ目は，発生の進行に伴い G1 期が増長するメカニズムは何かという謎である．G1 期の長さの調節は，細胞が自分自身の分裂回数をカウントするなどの細胞自律的なメカニズムにより調節されている可能性と，増殖因子の増減など細胞外環境の変化による細胞非自律的な調節の可能性が考えられるが，現時点においてその詳細は不明である．2 つ目の謎は，発生の進行に伴う Tis21 の発現上昇は G1 期増長の原因であるのか結果であるのかという疑問である．残念ながら現時点ではこの点に関しても明確な答えはないが，今後の検討によりその詳細が明らかになるであろう．

4.2.3　構造的非対称性による細胞運命の決定

哺乳類神経上皮細胞は他の上皮細胞と同様に apico-basal 極性をもっているが，それと同時に他の上皮細胞には認められないいくつかの興味深い構造的特徴が存在する．神経上皮細胞の apical 面は他の上皮細胞に比べ非常に狭く，その直径は数 nm 程度である．このように apical 面が非常に小さいと，神経上皮

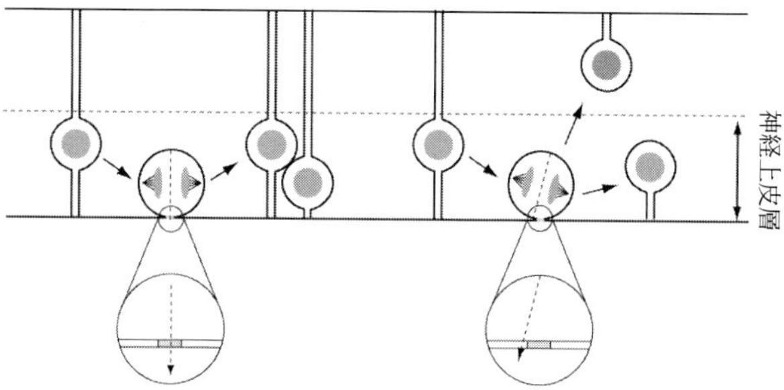

図 4.5 非対称細胞分裂における Kosodo らのモデル

このモデルでは，神経上皮細胞の分裂により apical 面が対称に分配された場合，2 つの娘細胞は神経上皮細胞になる．一方，apical 面が非対称に分配された場合，apical 面を引き継いだ娘細胞は神経上皮細胞となり，他方は神経細胞になる．このモデルの基本的なアイディアは Chenn & McConnel のモデルと同じであるが，野生型の胎児脳における神経上皮細胞において垂直分裂はほとんど認められないという矛盾点を克服している．

細胞が分裂した際の分裂軸が上皮面に対してほぼ水平に見えても分裂軸が少しでも傾くと，容易に apical 面が非対称に分配される可能性が出てくる．

Huttner らのグループは，この可能性を組織学的手法を用いて詳細に解析し，分裂軸の微妙なズレにより非対称細胞分裂が行われるという非常に興味深いモデルを提唱した (Kosodo et al., 2004; 図 4.5)．この研究では apical 面の分配様式を直接観察したわけではないが，カドヘリンによって染色されるアドヘレンスジャンクションとアニリンによって染色される分裂溝との位置関係を，脳の発生段階を追って詳細に観察することにより，apical 面の非対称分配が神経発生の進行に伴い増加すること，さらに Tis21 陽性の神経上皮細胞ではその頻度が上昇することなどを明らかにした．このモデルは，なぜ神経上皮細胞が上皮面に対して水平に分裂する場合においても 2 つの娘細胞は異なった運命を獲得できるのかという疑問を解決できる．非常に興味深い．

筆者らは神経上皮細胞における分裂軸の制御が神経発生に果たす役割を解析する過程で，分裂軸の方向と apical 面の分配様式の関係を解析する必要が生じた．そこで，野生型マウス胎児脳において，apical 面の分配様式を直接観察することを試みた．まず，上皮構造を保ったままライブ観察が可能な脳スライス培養を用いて，アドヘレンスジャンクションと中心体を蛍光タンパク質でラベルし，脳室表面から観察することにより神経上皮細胞の分裂時に apical 面をどのように引き継ぐのかを観察した (Konno et al., 2008). これらの観察により神経発生が盛んに起きている胎生 14 日目のマウス脳においても，神経上皮細胞の apical 面は基本的に 2 つの娘細胞へ分配されることが明らかとなった (図 4.6 (a)). また姉妹細胞に分配される apical 面の面積に大きな差は認められなかった (Konno et al., 2008). これらの観察結果は前述した apical 面の分配様式による非対称細胞分裂の調節というモデルを支持しない. むしろこれらの観察結果は，細胞が分裂時に apical 面を引き継ぐことによって，神経上皮層内にとどまることが可能となり，結果として正常な細胞運命の決定プロセスが行われる基盤となっている可能性を示唆している.

4.2.4　apico-basal 極性が担う役割

これまで哺乳類における神経発生は，ショウジョウバエ神経幹細胞と類似したメカニズムにより，apico-basal 極性に沿って細胞運命決定因子が局在し，その非対称な分配によって娘細胞が異なる運命を獲得すると考えられてきた. しかし前述したように，ショウジョウバエで見いだされた因子の哺乳類ホモログの役割はいまだ不明な点が多い. それに加えて，神経上皮の分裂時に，運命決定因子の局在に必要とされる apico-basal 極性に基づいた細胞構造がどのように分配されているのかいまだ正確な知見が得られておらず，apico-basal 極性が細胞運命決定にどのように関与するのかは不明であった. 前項に述べたように，apical 面の非対称分配が神経上皮細胞において非対称細胞分裂に関与する可能性は筆者らの観察によりほぼ否定された. しかし，apical 面と対極側に位置する構造体である basal 側突起が分裂時に非対称に分配され，娘細胞の運命決定に重要な役割を担っている可能性は残されている. では実際野生型のマウス脳における basal 突起の分配はどうなっているのだろうか？

哺乳類における basal 側突起の分配様式に関する報告は非常に少ないが，固定脳サンプルを用いてその分配様式を観察した報告が存在する. Kriegstein らのグループは，神経分化が盛んに起こっている胎生 15 日のラット脳を用い，分裂中の神経上皮細胞における basal 突起の分配を詳細に観察したところ，basal 突起が観察できる細胞のほぼすべてでその分配は非対称であったと報告している (Weissman et al., 2003). 分裂中の basal 突起は間期に比べきわめて細くなっているので，本当に 2 つの娘細胞の一方だけに分配されるかどうか見きわめるには，今後の慎重な解析が必要とされるが，もし，これらの観察結果が真実であるとするならば，basal 突起の非対称な分配が，神経分化において重要な役割を担っているという可能性が浮かび上がる．では basal 突起が分配されることが細胞の運命にどのように関わっているのであろうか？　これらの疑問には筆者らが行った細胞分裂軸の改変実験が大きなヒントを与えてくれる．

我々は Inscuteable と呼ばれる分子の機能に着目し，分裂軸を強制的に改変させることにより apico-basal 極性が細胞運命決定においてどのような役割を担っているのかを解析した．マウス神経上皮細胞に Inscuteable を強制発現させると，本来脳室面に対して水平に分裂する細胞が垂直に分裂するように変化する．そしてこの垂直分裂により生み出された 2 つの娘細胞のうち，basal 側に位置する細胞は basal 側突起を含む細胞の basal 画分のみを，apical 側に位置する細胞はアドヘレンスジャンクションを含む apical 画分のみを含むことになる（図 4.6 (c)）．これらの細胞の運命を観察すると，basal 画分のみを持つ娘

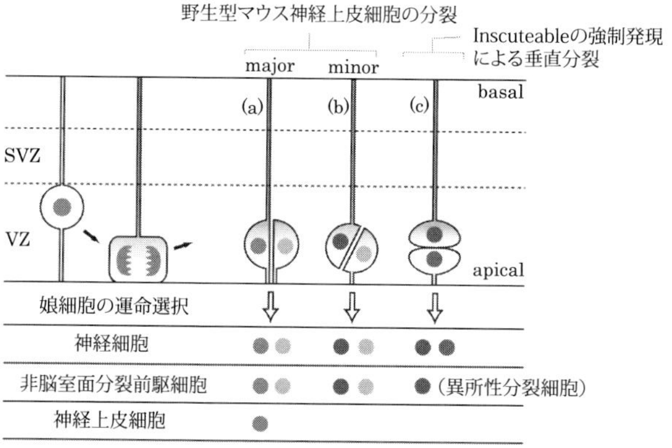

図 4.6　マウス神経上皮細胞における分裂様式と運命選択（Konno et al., 2008 より改変）

(a) 野生型マウス胎児脳で認められる分裂パターン．2 つの娘細胞の一方は apical 側突起と apical 面の両方を引き継ぎ，神経上皮細胞を含むすべての細胞に分化可能である．もう一方の娘細胞は，apical 面は引き継ぐものの basal 側突起を引き継いでいない．筆者らの研究から後者の娘細胞は神経上皮細胞としての性質を維持するのが難しいと考えられる．(b) 野生型マウス胎児脳では希な分裂パターン．分裂軸が傾くことにより，apical 面が非対称に分配される．この分裂様式ではどちらの娘細胞も神経上皮としての性質維持が困難になる．(c) Inscuteable の強制発現による垂直分裂．この場合も b と同様に神経上皮としての性質維持が難しくなる．そして野生型ではほとんど認められない Pax6 陽性の前駆細胞が，神経上皮層の外側に散在するようになる．

細胞は速やかに神経上皮層から離れるが，興味深いことにそれらの半数程度は神経上皮の外で分裂する．一方，apical 画分のみを持つ娘細胞はほとんどのものが分裂能を示さず，神経細胞に分化する．これらの観察結果は，apico-basal 極性が神経上皮細胞において担っている 2 つの重要な機能を示唆している．1 つは，basal 側突起を含む basal 画分には，分裂能を獲得するために必要な機構が存在するということである．もう 1 つはアドヘレンスジャンクションを含む apical 画分は，細胞が神経上皮層に留まるために必要不可欠であるということである．

以上の結果をまとめると，野生型の脳における神経上皮細胞の分裂様式がおぼろげながら見えてくる (図 4.6 (a) および (b))．非対称分裂が盛んに行われている神経上皮細胞では，基本的に 2 つの形態的に異なった娘細胞が生み出されていることが示唆される．1 つは apical 画分は含むが basal 突起を引き継がない娘細胞，もう 1 つは apical 画分と basal 突起の両方を引き継ぐ娘細胞である (図 4.6 (a))．神経分化期の神経上皮細胞では，分裂が上皮面に平行であるがためにこのパターンの分裂が大半を占め，この構造的非対称性が何らかの形で娘細胞の運命に影響を与え，非対称分裂の一端を担っていることが示唆された．

非対称細胞分裂における細胞の運命決定は，細胞が自律的に生み出す何らかの細胞極性に従って分子の非対称性を獲得することにより行われている可能性は完全には否定できない．しかしながら，筆者らの研究を含むこれまでの報告を合わせて考えると，細胞間における何らかの相互作用を想定することなしに，非対称細胞分裂のメカニズムを完全に説明することは困難である．そしてこの細胞間相互作用における非対称性の獲得において，上記の構造的非対称性が重要な役割を担っていると想像される．

では構造的非対称性はどのような分子機構を介して細胞運命の非対称性に関与するのであろうか．その最も有力なメカニズムの 1 つとして Notch シグナル伝達経路が挙げられる．前述した *LGN* 遺伝子のノックアウトマウスは，細胞分裂軸がランダムになることにより分裂細胞が脳室下帯 (subventricular zone) や中間体 (intermediate zone) など，脳の深部に散在するようになるが，最終的な神経細胞の産生数は野生型と比較してほとんど差がない．これらの事実は，神経前駆細胞どうし，もしくはそこから生み出された姉妹細胞どうしにおいて，Notch シグナルを介した側方抑制により細胞の運命が決定されている可能性が強く示唆される．最近ではNotchシグナルの下流因子であるCBF1の活性が神経上皮細胞の分化状態により異なることも報告されており (Mizutani et al., 2007)，近い将来，これらシグナル伝達分子がいかにして非対称細胞分裂に関与するかという問いに対する答えが明らかになると期待できる．

4.3 まとめ

ショウジョウバエの神経幹細胞において，細胞運命決定因子の非対称な分配が明らかになった90年代半ば以降，哺乳類神経発生研究に携わる多くの研究者がそのメカニズムの保存性の解明に邁進した．しかし結局のところ，マウス神経上皮細胞おける非対称細胞に関する研究においては，分裂時に非対称な分配様式が皆の納得できるレベルで確認されている分子は，現時点においては1つもない．そしてそれらの解析の後に残ったものは，数多くの矛盾とそれに起因する混沌とした状況である．そもそもマウス神経上皮細胞における分裂軸研究は，野生型脳における細胞の分裂方向という最も基本的なデータでさえ研究者間や研究手法により大きく異なっている．しかし，我々が試みたように，過去に提示されたモデルにとらわれず，基本的なデータを1つ1つ積み重ね，検証してゆく地味な道のりは，今後のこの分野の大きな発展における重要な基礎を築いてくれると強く信じている．そしてその先に，脳の発生・発達・進化における全貌を分子の言葉で語れる時代がくるものと期待している．

参考文献

[1] Calegari F and Huttner WB (2003) An inhibition of cyclin-dependent kinases that lengthens, but does not arrest, neuroepithelial cell cycle induces premature neurogenesis. *J Cell Sci* **116**(Pt 24): 4947–4955.

[2] Calegari F, Haubensak W, Haffner C, Huttner WB (2005) Selective lengthening of the cell cycle in the neurogenic subpopulation of neural progenitor cells during mouse brain development. *J Neurosci* **25**(28): 6533–6538.

[3] Canzoniere D, Farioli-Vecchioli S, Conti F, Ciotti MT, Tata AM, Augusti-Tocco G,

Mattei E, Lakshmana MK, Krizhanovsky V, Reeves SA, Giovannoni R, Castano F, Servadio A, Ben-Arie N, Tirone F (2004) Dual control of neurogenesis by PC3 through cell cycle inhibition and induction of Math1. *J Neurosci* **24**(13): 3355–3369.

[4] Caviness VS Jr, Takahashi T, Nowakowski RS (1995) Numbers, time and neocortical neuronogenesis: a general developmental and evolutionary model. *Trends Neurosci* **18**(9): 379–383.

[5] Cayouette M, Poggi L, Harris WA (2006) Lineage in the vertebrate retina. *Trends Neurosci* **29**(10): 563–570.

[6] Chenn A and McConnell SK (1995) Cleavage orientation and the asymmetric inheritance of Notch1 immunoreactivity in mammalian neurogenesis. *Cell* **82**(4): 631–641.

[7] Ever L and Giano N (2005) Radial 'glial' progenitors: neurogenesis and signaling. *Curr Opin Neurobiol* **15**(1): 29–33.

[8] Götz M, Huttner WB (2005) The cell biology of neurogenesis. *Nat Rev Mol Cell Biol* **6**(10): 777–788.

[9] Iacopetti P, Michelini M, Stuckmann I, Oback B, Aaku-Saraste E, Huttner WB (1999) Expression of the antiproliferative gene TIS21 at the onset of neurogenesis identifies single neuroepithelial cells that switch from proliferative to neuron-generating division. *Proc Natl Acad Sci USA* **96**(8): 4639–4644.

[10] Konno D, Shioi G, Shitamukai A, Mori A, Kiyonari H, Miyata T, Matsuzaki F (2008) Neuroepithelial progenitors undergo LGN-dependent planar divisions to maintain self-renewability during mammalian neurogenesis. *Nat Cell Biol* **10**(1): 93–101.

[11] Kosodo Y, Röper K, Haubensak W, Marzesco AM, Corbeil D, Huttner WB (2004) Asymmetric distribution of the apical plasma membrane during neurogenic divisions of mammalian neuroepithelial cells. *EMBO J* **23**(11): 2314–2324.

[12] Landrieu P and Goffinet A (1979) Mitotic spindle fiber orientation in relation to cell migration in the neo-cortex of normal and reeler mouse. *Neurosci Lett* **13**(1): 69–72.

[13] Li HS, Wang D, Shen Q, Schonemann MD, Gorski JA, Jones KR, Temple S, Jan LY, Jan YN (2003) Inactivation of Numb and Numblike in embryonic dorsal forebrain impairs neurogenesis and disrupts cortical morphogenesis. *Neuron* **40**(6): 1105–1118.

[14] Mizutani K, Yoon K, Dang L, Tokunaga A, Gaiano N (2007) Differential Notch signalling distinguishes neural stem cells from intermediate progenitors. *Nature* **449**(7160): 351–355.

[15] Petersen PH, Tang H, Zou K, Zhong W (2006) The enigma of the numb-Notch relationship during mammalian embryogenesis. *Dev Neurosci* **28**(1–2): 156–168.

[16] Petersen PH, Zou K, Hwang JK, Jan YN, Zhong W (2002) Progenitor cell maintenance requires numb and numblike during mouse neurogenesis. *Nature* **419**(6910): 929–934.

[17] Rasin MR, Gazula VR, Breunig JJ, Kwan KY, Johnson MB, Liu-Chen S, Li HS, Jan LY, Jan YN, Rakic P, Sestan N (2007) Numb and Numbl are required for maintenance of cadherin-based adhesion and polarity of neural progenitors. *Nat Neurosci* **10**(7): 819–827.

[18] Schweisguth F (2005) Temporal regulation of planar cell polarity: insights from the Drosophila eye. *Cell* **121**(4): 497–499.

[19] Smart IH (1973) Proliferative characteristics of the ependymal layer during the early development of the mouse neocortex: a pilot study based on recording the number, location and plane of cleavage of mitotic figures. *J Anat* **116**(Pt 1): 67–91.

[20] Sun Y, Goderie SK, Temple S (2005) Asymmetric distribution of EGFR receptor during mitosis generates diverse CNS progenitor cells. *Neuron* **45**(6): 873–886.

[21] Takahashi T, Nowakowski RS, Caviness VS Jr (1995) The Cellcycle of the Pseudostratified Ventricular Epithelium of the Embryonic Murine Cerebral Wall. *J Neurosci* **15**(9): 6046–6057.

[22] Takahashi T, Nowakowski RS, Caviness VS Jr (1996) The leaving or Q fraction of the murine cerebral proliferative epithelium: a general model of neocortical neuronogenesis. *J Neurosci* **16**(19): 6183–6196.

[23] Tirone F (2001) The gene PC3 (TIS21/BTG2), prototype member of the PC3/BTG/TOB family: regulator in control of cell growth, differentiation, and DNA repair? *J Cell Physiol* **187**(2): 155–165.

[24] Weissman T, Noctor SC, Clinton BK, Honig LS, Kriegstein AR (2003) Neurogenic radial glial cells in reptile, rodent and human: from mitosis to migration. *Cereb Cortex* **13**(6): 550–559.

[25] Zhong W, Feder JN, Jiang MM, Jan LY, Jan YN (1996) Asymmetric localization of a mammalian numb homolog during mouse cortical neurogenesis. *Neuron* **17**(1): 43–53.

[26] Zhong W, Jiang MM, Weinmaster G, Jan LY, Jan YN (1997) Differential expression of mammalian Numb, Numblike and Notch1 suggests distinct roles during mouse cortical neurogenesis. *Development* **124**(10): 1887–1897.

第5章

大脳皮質の部域化

5.1　大脳皮質と動物の多様性

Charles Darwin は 1831 年から 1836 年にかけてヴィーグル号での航海中に Lyell の『地質学原理』を読み，地層や大陸の変化によって個々の土地では環境が劇的に変化した様子を知った．そして，新しく生じた環境の変化に生物が適応していったことが進化につながったと考えた．その説を当時同様の考えを持った Alfred Wallace と同時に生物進化の自然選択説として 1853 年に論文を発表した．さらに，自身の考えをまとめた『種の起原』を 1859 年に出版し，当時の世相から宗教界から激しく反発を受けながらも，同時に多数の支持者をも得てその影響を広めた．その後，1865 年に発表されたメンデルの法則や 1901 年に発見された de Vries による突然変異説に基づき，進化には自然選択や環境因子だけではなく遺伝による要因があるという考えがもたらされた．1 世代のみで起こった形態変化は，突然変異であり進化ということができない．進化には変異が世代間で受け継がれることが前提とされ，これには遺伝による支配が必要になるため，進化には遺伝子の関与が重要であることが考えられる．しかし，一方では何らかの理由で変化した形態はその環境に適合するか否かによって自然淘汰される．この環境による選択は遺伝的に次世代に受け継がれないが，長期にわたる形態の選択的保持は次世代にも同じ形態をもたらすようになる．ゆえに形態進化は遺伝子の変化と環境による自然選択の両者によってもたらされると考えられる．

では，先人たちの説に基づき我々を含むすべての動物が時間の経過とともに共通祖先から進化してきたものであるならば，現存する動物の多様性はどのようにしてできたのだろうか？　この章では，動物の多様性，とくにさまざまな能力を動物がいかにして獲得したのかを大脳皮質に焦点を絞って論じる．大脳皮質の進化を網羅して説明することは紙面の都合上不可能であるので，ここでは分子生物学的，発生生物学的観念に絞った内容にとどめる．

5.1.1　動物の能力

動物間の多様性とは形態だけでなく，能力も含まれる．ここで用いられる能力は認識力，記憶力，社会的能力などに基づく複雑な行動様式を総称して呼んでおり，一般的に使われることの多い「賢さ」より広範囲の意義を含めて使う．動物の進化とともにこれらの能力もより複雑さを増しており，どのようにして新たな能力を獲得してきたのか理解することは認知能力，言語能力など特別な能力を持つ我々人間を理解するうえでも重要である．これらの能力は個体が持つ脳が担っていることは周知の事実であり，つまり脳の進化を知ることが複雑な能力をどのように獲得し，またこれらの能力がどのようにしてはたらいているのか理解することにつながる．進化を研究する最も有効な手段としては化石を調査することであるが，残念ながら脳は柔らかい組織でできており，骨のように化石となって残らない．そのため化石の頭蓋骨の大きさや形から過去の生物の脳の様子を推測するしかない．また，進化は非常にゆっくり，何世代にもわたって起こるため，実験室内で進化の過程を再現することも難しい．これらの点から脳の進化のなぞを紐解くには現存する脳，つまり現在生存しているさまざまな動物の脳を比較することや，どのような発生過程を経てその形態を形成し，機能しているのかということを調べる，間接的なアプローチをとって研究は進められている．

5.1.2　脳の発生

ヒトは生まれた瞬間から大きな大脳皮質と特有の形態を持っており，明らかに他の哺乳類とは異なる．しかし，胎生期の早い段階では（将来大脳になる）終脳は動物間で非常によく似ている．つまり大脳は発生の間にそれぞれの動物特有の大きさや形をつくり出しており，この間に起きている現象を探ることは大脳の多様性のメカニズムを理解するうえで重要な役割を占める．

5.2　大脳皮質の領域地図

ヒトの大脳は，表面から見ると多数のしわが走っているが横に伸びる外側溝（シルヴィウス溝）と縦に伸びる中心溝はとくに目立ち，これらを境目にして解剖学的に大きく4つの領域に分けられる（図5.1 (a)）．大脳皮質内では入力を受ける情報や仕事ごとに，それを担う領域が決められており，大脳皮質を広げるとその領域が整然と区分けされていることから，大脳皮質領域の地図 (cortical area map) と呼ばれる．さらに解剖学的，細胞構築学的に組織構造が均一である部位をそれぞれ1つの領域として52の領域を規定したBrodmannの脳地図は，大脳皮質上での位置を示す基準として用いられ，脳機能と関係した領域分けとして知られる．たとえば視覚情報は，後頭葉の一部の17野に入力されることから，第一次視覚野 (V1) と名づけられた (Rosa & Krubitzer, 1999)

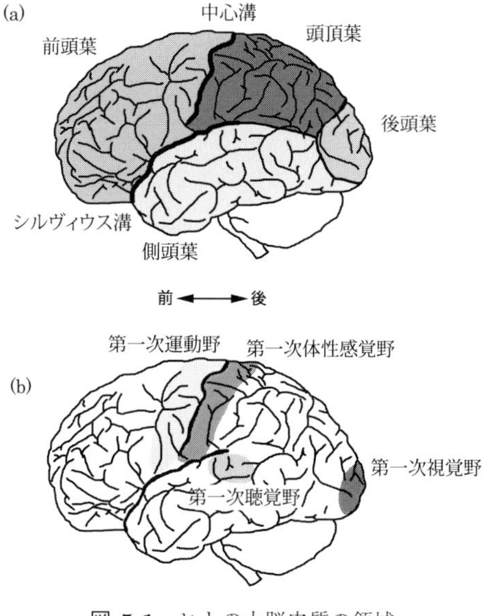

図 **5.1**　ヒトの大脳皮質の領域

左が前．(a) 大脳皮質は横に伸びるシルヴィウス溝と縦に伸びる中心溝を使って大まかに4つ（前頭葉，頭頂葉，側頭葉，後頭葉）に分けられる．(b) 大脳皮質の脳機能領域．中心溝を挟んで第一次運動野，第一次体性感覚野，また側頭葉の上側頭回から横側頭回に第一次聴覚野，後頭葉に第一次視覚野がある．

(図 5.1 (b))．Brodmann の脳地図をもとに各種の哺乳類での領域を比べると，マウスは 7–12 個の大脳皮質領域があるのに対し，サル（マカク属）は 30–50 個の領域を持つ．このように大脳皮質の領域にも進化とともに多様性が生じていることがうかがえる (Kaas, 1993)．しかし，どのように多様性が加わっても，前述の第一次視覚野 (V1)，第一次運動野 (M1)，第一次体性感覚野 (S1) (Kaas, 1983; Johnson, 1990)，第一次聴覚野 (A1) (Ehret, 1997) は種を超えても保存されている（Krubitzer, 1995；図 5.2)．さらにこれらの領域は大脳皮質上でのおおよその位置関係を保ったまま，さまざまな領域が進化とともに加わったことがわかる．しかし特殊な環境で生活する動物や，特殊な感覚器官を進化させた動物は感覚器官の使い方が異なり，特殊発達させた感覚器官の使用頻度により，大脳皮質内でのその機能領域の占める割合が増加する傾向にある．つまり，依存性の大きい末梢感覚器からは入力量が大きくなるためにその末梢感覚器に対応する大脳皮質領域は他と比べて大きくなる．以下にその例を示す．

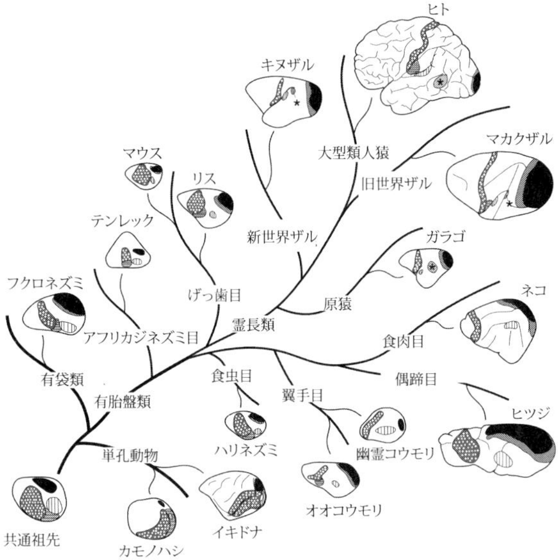

図 5.2　主な哺乳類の系統樹と大脳皮質領域地図

種を超えて保存されているそれぞれの領域（黒：第一次視覚野，灰色：第二次視覚野，水玉：第一次体性感覚野，横シマ：第二次体性感覚野，タテシマ：第一次聴覚野，星印：MT）(Leah Krubitzer 提供)．

(a)　カモノハシ

タスマニアとオーストラリア大陸でのみ生存する哺乳類のカモノハシ（単孔目）（図 5.3 (a)）は哺乳類でありながら有卵性の珍しい動物である．カモノハシは河川で生活し，水中の貝，エビ，小魚やザリガニを餌として生活している．その捕食活動のときは，水中で目をつむってしまうため視覚情報にいっさい頼らず餌を探り当てることが知られている．これには彼らが持つ独特のアヒル様のクチバシに秘密がある（図 5.3 (a)）．彼らのクチバシには電気受容器 (Electroreceptors) が縞状に並んでおり（図 5.3 (b)），捕食行動のとき獲物が発する微弱な生体電流を感知し獲物を発見することができる (Krubitzer, 1998)．そして次にクチバシを獲物が隠れている岩の下に差し込み，クチバシにある機械的受容器 (Mechanoreceptors) を介した感覚情報を用いてヒトが手で探るようにして獲物を探り当てる．つまり彼らの捕食行動は感覚情報に大きく依存していることがわかる．そこで彼らの大脳皮質を調べると，大脳皮質の大部分は体性感覚野が占めていることがわかる（図 5.3 (c)）．とくに体性感覚野の中においても機械的受容器と電気受容器からの入力領域が大部分を占めている（図 5.3 (c)；

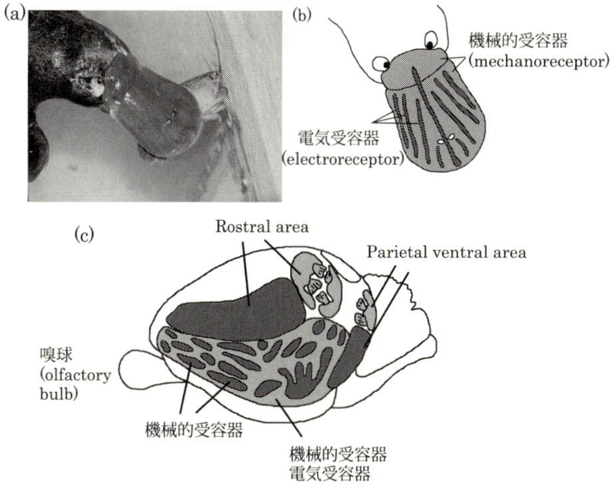

図 5.3　カモノハシのクチバシと，クチバシ上と大脳皮質での局在の模式図

カモノハシのクチバシはアヒル様の形状をしている (a) がその表面には機械的受容器が分散しており，また電気受容器が縞状局在している (b)．カモノハシの大脳皮質第一次体性感覚野は大脳皮質の中で大きな領域を占めるが，とくにその中でもクチバシからの入力が手足などの末梢器官に比べ大きな領域を占める (c)．また，クチバシから入力を受ける領域内には，機械的受容器と電気受容器からの入力がそれぞれ分けられている．

Krubitzer, 1998).

(b)　ホシハナモグラ

それぞれの動物種が環境に合わせて独自の進化を遂げた結果，末梢感覚器官の大きさや使い方が変わっただけでなく末梢感覚器官の形態もさまざまに変化した．感覚器官の形態変化に伴い，入力を受ける大脳皮質はどのような変化を示すのであろうか？　実は，大脳皮質内の体性感覚領域では，末梢感覚器の位置関係を保持したまま入力を受けることが知られている．これは，トポグラフィー (topography) と呼ばれ，以下に独特の形をした末梢感覚器官を持つ動物と大脳皮質領域内でのトポグラフィーを紹介する．

ホシハナモグラ (Star-nose Mole, Condylura cristata) は北アメリカの低湿地などに生息する変わった形の“鼻”を持つモグラである．彼らの鼻には片側11本の付属したひだ様の器官が付いており，星のような形をつくる（図5.4 (a)）(Catania, 2005)．その表面は全部で2万5000本以上の非常に敏感な触腕で覆われ，視覚をほとんど持たないこの動物はこの器官を嗅覚としてではなく大きな手と同様に触覚を司る感覚器官として利用している（図5.4 (b)）．彼らは絶え

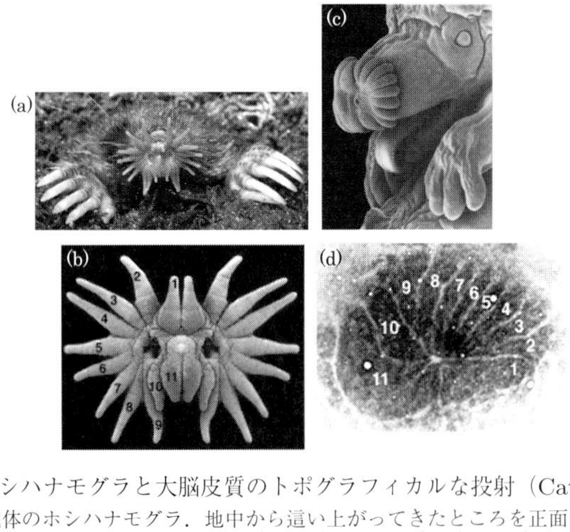

図 5.4　ホシハナモグラと大脳皮質のトポグラフィカルな投射（Catania, 2001）
(a) 成体のホシハナモグラ．地中から這い上がってきたところを正面から撮影．大きな手と奇異な形をしたひだ状の鼻が見える．(b) 鼻の付属器官の走査電子顕微鏡写真．両側にそれぞれ11本のひだが認められる．(c) 胎生期のホシハナモグラの電子顕微鏡写真．顔の両脇から付属器官が発生し，大人になると1本1本のひだが分かれてホシの形になる．(d) 大脳皮質の体性感覚野内の付属器官からの投射領域のチトクロームオキシダーゼによる染色．11本の縞がそれぞれのひだから入力を受けている．

ずこのひだで周囲に接触し，状況を把握する．獲物となる対象を見つけると，獲物に接触してから平均 230 ミリ秒で食用であるか正確に判断し獲物を捕獲する (Catania, 2005)．彼らは鼻についたひだ状の特殊末梢器官に依存して生きていることがわかり，やはり彼らの大脳皮質でもこの末梢器官から受ける領域が大きくなっている．さらに，彼らの第一次体性感覚野を，チトクロームオキシダーゼ C (cytochrome oxidase C) 活性を用いた染色を行うと，11 本の縞でできた鼻の形態に似た美しい星状のパターンが浮かび上がる（図 5.4 (d)）(Catania et al., 1993)．この領域でチトクロームオキシダーゼ活性が高いことは，この領域に存在する神経細胞が神経投射を強く受け活性が高まっていることを示している．さらに，この大脳皮質内での星状のパターンは末梢感覚器官の形を反映した状態で大脳皮質が入力を受けていること（トポグラフィー）を表している．大人の鼻の付属器官の中で 11 番目のひだは小さいにもかかわらず，第一次体性感覚野内での縞は他より大きい．これは，この 11 番目のひだが胎児期において一番大きいことに由来する（図 5.4 (c)）(Catania, 2001)．このことはトポグラフィーの形成が発生中の影響をうけることを示唆している．

(c)　マウス，ラット

我々の身近な動物にも体性感覚野内にトポグラフィーを見ることができる．マウスやラットは嗅覚，視覚，聴覚だけでなく，ヒゲを使った触覚情報も多く活用して生活している（図 5.5 (a)）．そして前述のホシハナモグラ同様マウスやラットにも大脳皮質内にヒゲのパターンを維持したトポグラフィーが見られる（図 5.5 (b)）．この大脳皮質への入力はヒゲから脳幹，視床を中継して大脳皮質に到達するが，それらの中継地点でもその位置関係を保ったまま投射される（図 5.5 (c)）(Erzurumlu, 2001)．1 本のヒゲからの入力が中継された後，大脳皮質の第 IV 層に投射され，その周りに細胞が取り囲むように集まり（図 5.5 (d)），筒状のクラスターをつくる．その 1 つ 1 つのクラスターが酒樽（バレル）のように見えることから，ヒゲのパターンを反映した大脳皮質での地図をバレルフィールド (barrel field) と呼ぶ（図 5.5 (b)）．また末梢から大脳皮質にたどり着く前の中継地点での保持されたヒゲのパターン投射は，脳幹ではバレレット (barrelet)，視床ではバレロイド (barreloid) と呼ばれる（図 5.5 (c)）．

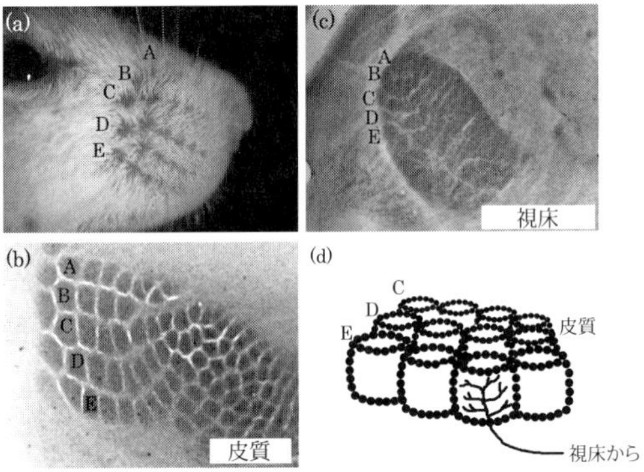

図 5.5　マウスと大脳皮質のトポグラフィカルな投射

(a) マウスの鼻口部．ヒゲが秩序よく並んでいる様子が見える．(b) 大脳皮質への投射の様子（バレルフィールド）．大脳皮質第 IV 層を凍結切片により切り出し，チトクロームオキシダーゼ染色により可視化したもの．鼻口部でのヒゲの並びに対応したパターンが見られる．(c) 視床にも同様にヒゲのパターンを維持したままの投射を見ることができる（バレロイド）．

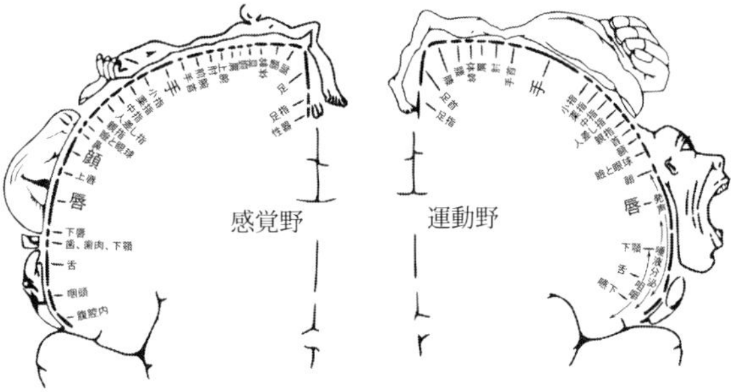

図 5.6　ホムンクルス

Penfield の地図．末梢器官からの体性感覚野，運動野それぞれへの投射の様子を描いたもの．顔や体の部分の大きさは各部位からの入力がどのくらいの領域に投射されているのかに依存しており，面積が大きい程入力が大きく，末梢器官の使用頻度，敏感さに対応する．Penfield の地図上で描かれる奇妙なプロポーションを持つ小人をホムンクルスと呼ぶ．

(d)　ヒト

では我々ヒトを含む霊長類にはトポグラフィーは存在するのか？　霊長類においても，第一次体性感覚野および第一次運動野内に末梢器官の配置や入力の大きさに相当する地図が存在することが知られている．これはカナダの脳外科医 Penfield がてんかん患者の手術部位の決定に際し，ヒトの大脳皮質を電気刺激し，運動野や体性感覚野のどの部分に体部位から投射されているか対応関係をまとめた図に示されている（図 5.6）．描かれている全身像の体各部分の大きさは，その領域に投射される面積に比例しており，面積が大きいところほど，繊細または使用頻度の高い器官からの投射を受けていることを意味する．この全身像は「脳の中の小人」という意味でホムンクルスと呼ばれる（図 5.6）．

5.3 大脳皮質の比較

さまざまな哺乳類の大脳皮質において，基本構造を保持したまま，独自の多様性が加えられている様子をみた．ではこの多様性はどのように加わったのだろうか？　前述したように，化石では脳組織が保持されていないためすでに絶滅した祖先の大脳皮質にどのような領域があり，どのような投射を受けていたのか推測することは難しい．ここでは代わりに現存する哺乳類の大脳皮質の大きさ，形，領域の違いを比較してみることにする．

約 3 億年前に水中で産卵する両生類のうち陸上産卵するものが現れ，陸上での発生に適合するための羊膜を持つようになった．羊膜類には哺乳類，鳥類，爬虫類が含まれる．また，哺乳類は約 2 億年前に鳥，爬虫類などの他の羊膜類から分かれて独自の進化を遂げたといわれている．しかし鳥類，爬虫類の大脳と哺乳類の大脳は基本構造が大きく異なるようにみえる．では，哺乳類の大脳皮質はどのようにして羊膜類と異なった独自の進化を遂げたのであろうか？　ここではさらに，羊膜類間での大脳の構造と接続の比較から哺乳類独特の大脳皮質がどのように進化したのか諸説を紹介する．

5.3.1 哺乳類の脳の大きさの比較

前述のように，高頻度で利用される末梢器官からの大脳皮質領域への入力は増加し大脳皮質で占める領域も増大する．では，大脳皮質の表層面積を大きくすれば，さまざまな高次機能を担えるようになり，能力が高まるのであろうか？　これは，答えとしては正解であり，また不正解でもある．単純に哺乳類の大脳皮質を比較するとその大きさは実に多様である（図 5.7）．とくに我々ヒトを含む霊長類や，クジラやイルカなどの海洋哺乳類では突出して大きい．これらの生物では大脳皮質の表面積を大きくしても，頭蓋骨に収まるようにするために折りたたむようにしてしわを持つ (gyrencephalic) ことも特徴的である．そし

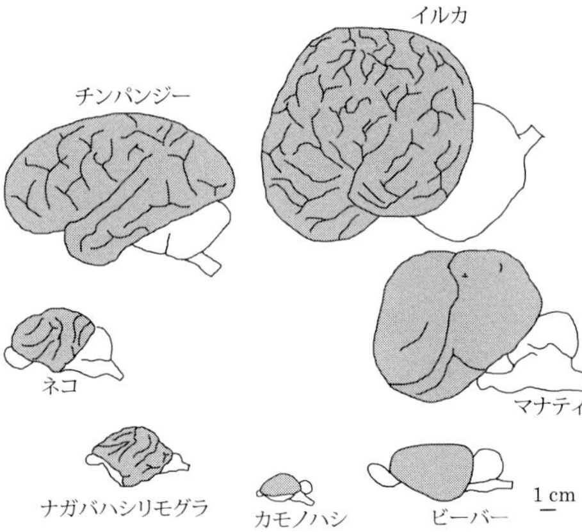

図 5.7　大脳皮質の大きさの比較

哺乳類間でのだいたいの大脳皮質（灰色の部分）を比較した．進化とともにその大きさが飛躍的に大きくなっている様子がうかがえる．また，動物により大脳皮質にしわを持つようになっていることもわかる．

てこれらの生物は確かにその他の哺乳類に比べて，その社会性や記憶力などの認知能力が高いとされることに異論はないと思われる．しかし，脳が大きいことが能力の高さと単純に比例していないことは，マッコウクジラはバンドウイルカの脳に比べて 5 倍の重量を持つにもかかわらずその能力に突出した差がないことからもうかがえる．これは，脳の大きさはその個体の体の大きさにも依存していることから単純に脳の大きさだけを比較できないことを意味する．そこで，体の重量と脳の重量を比較すると，霊長類，クジラはげっ歯類などに比べると非常に比率が高くなり (Haug, 1987)，さらに大脳皮質の脳全体に対する比率を比べると霊長類はさらに大脳皮質が占める割合が大きい (Finlay & Darlington, 1995)．これらのことは，大脳皮質が単純に体の発達に伴って脳の他の部分と同様に大きくなったのではなく，大脳皮質が脳全体の大きさに比較して飛躍的に大きくなったことが高次脳機能の進化において重要な役割を占めていることを示唆する．

ヒトを含む霊長類で大脳皮質が選択的に大きくなった原因として，食習慣や社会性が関係しているという説が挙げられている (Allman, 1999)．たとえば，果実を食べて生きるようになった場合，果実は季節により熟す種類が違うことや，採れる場所を記憶できる能力がなければ効率的にたくさんの食べ物を採取できない．また種が集団を形成した場合，個体間での関係を保ちその複雑な社会性を生き抜くためにも能力を必要とする．実際に体が大きく，社会性の高い動物ほど大脳皮質の面積が脳の他の部分に比べ大きい傾向にあることが報告されている (Dunbar & Shultz, 2007)．一方で，これらの推測ではいくつかの矛盾を生じることも紹介しておく．異なる種で同じような複雑な社会性や行動を取ることができる場合においても大脳皮質の大きさに大きな差がある場合がある．さらには同じ種で，体が大きい者はそれに比例して脳の大きさも大きくなるが，それは個体の能力に比例しない．しかし，依然として高い社会性を持ち，複雑な行動ができる動物はそれに比例して大きな大脳皮質をもつことは事実であり，大脳皮質を大きくすることは進化の過程で必要な条件であったことを示唆する．それ故に大脳皮質がどのようにして大きくなったのかその可能性を探ってみることは重要なことである．

5.3.2　哺乳類の大脳皮質領域の比較

すでに 5.2 節で記述したように大脳皮質内の第一次領域（運動野，体性感覚野，視覚野，聴覚野）は，ほぼすべての哺乳類で共通に存在するが，一方でその共通の領域がさらに複数に細分化され，領域の数が増えている動物がいる．たとえば霊長類（マカク属）では，視覚野だけでもさらに 30 個の領域があることが報告されている (Kaas, 1983, 1993)．とくに，第一次視覚野，第二次視覚野は大きく拡張し，第二次視覚野では立体情報の処理を行うのに対し，第四次視覚野では色の情報の処理を行うように，各々の領域でその役割が細分化されている．これらの領域は他の大脳皮質領域と接続し情報をやりとりすることによって，視覚情報に基づくより複雑かつ繊細な動作を行うことを可能にしている．さらに，哺乳類の間で，特徴的な領域は，大きな前頭葉である．霊長類以外の哺乳類は 2 つの領域からなる小さな前頭葉を持つのに対し，霊長類は最低でも 3 つの領域からなる大きな前頭葉を持つ（図 5.8）．共通の 2 つの領域は眼窩前頭前野 (orb: orbital prefrontal region) と前帯状皮質 (anterior cingulate cortex) である．一般的にこの 2 つの領域は情動性に基づく決断に貢献していると考えられているのに対し (Dias et al., 1996; Allman et al., 2001)，霊長類に特徴的な第 3 の領域は前頭前野外側部 (LPf: lateral prefrontal cortex) と呼ばれ，合理性に基づく決断を担っていると考えられている (Preuss & Goldman-Rakic,

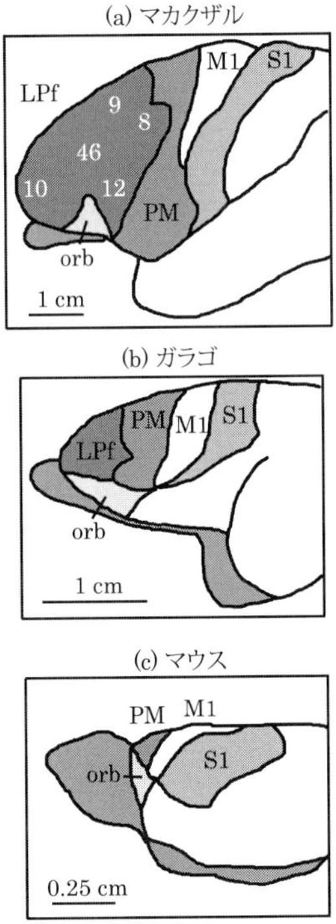

図 5.8　前頭前野の動物種による領域の違い（Striedter, 1997 より改変）
それぞれの動物 (a) サル（マカク属），(b) サル（ガラゴ属），(c) マウスの大脳を側面から見た図．前は向かって左側．マウスには LPf が見当たらないのに対し，ガラゴ属には PM の前に LPf が存在する．さらにマカク属になると LPf の中に複数の領域をも持つ（左端の濃い領域内の番号）．anterior cingulate cortex は内側の構造のため描かれていない．LPf: lateral prefrontal cortex，orb: orbital prefrontal region，PM: prefrontal motor cortex，S1: 第一次体性感覚野，M1: 第一次運動野．

1991c)．この LPf がないと外界の情報収集や情報操作をすることが困難になり (Owen et al., 1999)，LPf は霊長類における特有の複雑かつ柔軟な社会的行動様式を持たせる一端を担っている可能性が示唆される．

5.3.3　哺乳類，鳥類，爬虫類の大脳の比較

羊膜類以前の両生類の脳は非常に単純な構造を持ち，明確な哺乳類の大脳皮質のような 6 層構造を持つ大脳皮質構造が存在しない．では，進化のどの段階から大脳皮質は現れ，どのような経緯をたどって現在の哺乳類が持つ 6 層構造

からなる大脳皮質へと変化したのだろう？

(a)　どのくらい相同性があるのか？

爬虫類の大脳の一例としてカメの大脳を見てみると，もっとも背側の位置に3層構造を持つ皮質がある（図 5.9 (a)）．この皮質は視床からの入力の違いにより，2つの領域 (D1, D2) に分けることができる．D2 は視床の外側膝状体 (dLGN: dorsal lateral geniculate nucleus) から視覚情報の入力を受けることや (Medina & Reiner, 2000)，3層の中間層の細胞の形状が哺乳類の大脳皮質視覚野の錐体細胞と似ていることなどから，哺乳類の大脳皮質視覚野の相同領域であることが示唆されている．しかし，カメの皮質は哺乳類のように脊髄への投射がないことや聴覚系の入力が欠損していることなどから (Bruce & Butler, 1984a)，哺乳類の大脳皮質の一部ではあっても同様に扱うことが正しいのか疑問が残された．そこで D1，D2 領域よりさらに腹側を見ると，哺乳類には存在しない側壁から脳室に大きくせり出した dorsal ventricular ridge (DVR) の存在に気がつく（図 5.9 (a)）(Bruce & Butler, 1984b)．DVR はその配置からずっと線条体 (Str) であると考えられていたが，線条体に相当する組織が最も腹側の領域に存在すること，聴覚などの一部の感覚情報が視床から DVR に投射していることから，DVR が哺乳類の大脳皮質に相当する領域ではないかという議論が持ち上がった．いずれの領域がより大脳皮質に近いかを知ることは哺乳類の大脳皮質自身がどのように進化したかを知る手がかりになる．以下に DVR を大脳皮質とみなすのか，そうではないとみなすのかという諸説を紹介

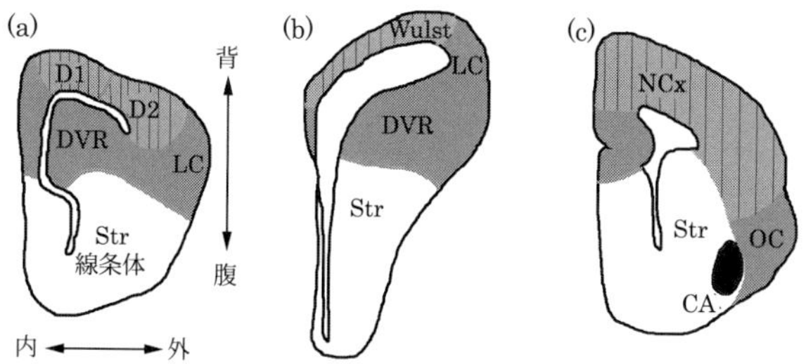

図 5.9　羊膜類間での大脳の構造の比較

羊膜類の大脳を輪切り (coronal) にし，中の様子を模式図で表した．(a) カメ，(b) ニワトリ，(c) マウスの大脳内でその場所から共通と思われる背側（タテシマ）と腹側（灰色）の組織が示されている．背側の構造より少し腹側に DVR が存在する．LC：lateral cortex，NCx：neocortex，OC：olfactory cortex，Str：striatum.

する．

(b) DVR= 大脳皮質ではない説

哺乳類の大脳皮質は大脳の背側の構造の大部分を占めているが，その腹側内側に扁桃体核の集合 (claustroamygdalar: CA) が位置する（図 5.9 (c)）．この位置関係から Holmgren により，DVR は哺乳類の CA であるという説が提示された．また胎生期の終脳で，CA と DVR で同様の遺伝子発現パターンが得られることからこれらが相同であると多くの研究者たちに支持を受けている (図 5.10) (Striedter, 1997; Puelles, 2001)．成体の脳でのそれぞれの領域の見た目の位置と大きさの違いは，DVR，CA がそれぞれ VZ で生まれた後，移動した先が異なるためであると考えられており，DVR は VZ（ventricular zone; 第 3 章参照）近くに残っていたために大きく側脳室側にせり出したと考えることが可能である．また，この説が支持される別の理由として，初期の哺乳類である有袋類の中には視床から聴覚情報が大脳皮質のみならず CA にも投射していること (Frost & Masterton, 1994)，カメの大脳は 3 層構造を持ち，哺乳類の 6 層からなる大脳皮質の前身として考えることができることからも，DVR は大脳皮質ではなく CA として考えられることが多い．次に，爬虫類以外の羊膜類である鳥類を見てみることにする．鳥類の脳は相対的に爬虫類のそれに比べて大きく，DVR 内にも爬虫類に比べて領域数が多い．たとえばハトの DVR には 6 つの領域があるのに比べてカメやトカゲには 1 から 3 つしかない (Arends & Zeigler, 1986)．また鳥の DVR は爬虫類には見られない層構造を持つが，これは哺乳類の大脳皮質の層構造ほど明らかなものではない．一方，鳥の背側大脳はヴルスト (Wulst) と呼ばれ（図 5.9 (b)），カメの大脳のような 3 層構造は見られないものの，胎児期の遺伝子発現などからカメの大脳と同等であると考えられている．鳥のヴルストは主に視覚情報とわずかな体性感覚情報の入力を受けている．稀な例として，フクロウのヴルストは 4 層構造をとっており視床からの投射を受けている．この投射様式は哺乳類とはいく分異なるものの，ヴルストが哺乳類の大脳皮質と相同であるという考えを支持する 1 つの要因である．

(c) DVR= 大脳皮質である説

DVR が大脳皮質であるという説が支持される理由としては，DVR が視床から聴覚情報の入力を受けていることにある (Karten, 1967; Pritz, 1974)．鳥類ではヴルストで視覚情報を受け，DVR で聴覚情報を受けることから両方が合わ

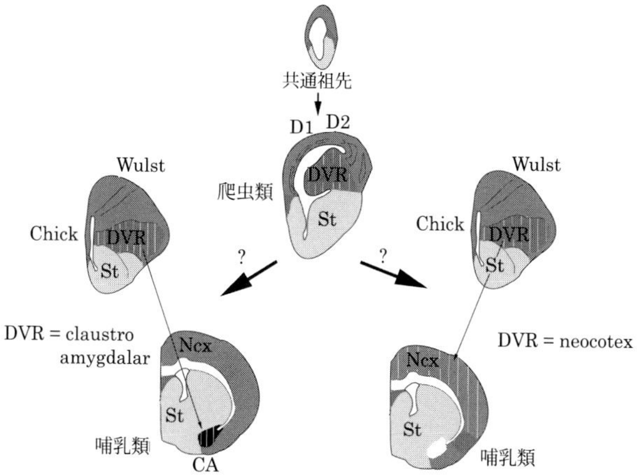

図 5.10 DVR は大脳皮質か CA か？（Fernandez et al., 1998 より改変）

共通祖先 (common ancestor) から派生した場合，爬虫類，鳥類での DVR がマウスではどの構造と相同である可能性があるかを示した図．爬虫類の大脳背側の構造 (D1, D2) は鳥類では Wulst に置き換わり，その腹側の構造は DVR としても受け継がれている．しかし，哺乳類には DVR が見られないため，DVR が claustro amygdalar であると考える説（左側）と大脳皮質であると考える主張（右側）が存在する．

さって大脳皮質になったと考えられる（図 5.10）．この仮説を支持する最近の知見として，哺乳類の大脳皮質の層特異的な遺伝子マーカーが鳥類のヴルストおよび DVR でも発現しているという結果が報告された (Dugas-Ford & Ragsdale, 2003, 2004, 2005)．またこれらのマーカーはカメの 3 層からなる大脳にも層特異的に発現していることも確認されており，DVR が進化し大脳皮質の一部となったと考える興味深い証拠である．

5.4 大脳皮質の進化のメカニズム

哺乳類では大脳皮質が脳の他の部分に比べ飛躍的に大きくなり，領域の大きさや数が異なることが明らかになった．では実際に，哺乳類の大脳皮質を大きくし，さらには哺乳類間で多様性を生んだ原因は何であったのだろうか？　ここでは実際に実験室で得られたデータをもとに推測していくことにする．

5.4.1　大脳皮質表面積の拡大

大脳皮質の神経前駆細胞は VZ に並んでおり，そこで細胞分裂，分化が行われる（第 3 章参照）．分化した細胞が皮質板に移動し，皮質板の厚みが増すことにより大脳皮質を形成する．では大脳皮質を大きくするためには，VZ 内での細胞増殖をただ増やすだけでよいのだろうか？

(a)　細胞分裂と細胞死のバランス

大脳皮質の拡大を説明するメカニズムの 1 つとして，胎児期の終脳発生の間に神経前駆細胞の分裂の時間とタイミングを変えることで大脳皮質の面積を大きくするという場合が考えられる (Kornack & Rakic, 1998)．Kornack のアカゲザルとマウスの大脳皮質の神経前駆細胞の分裂の速度，回数を比較した実験によると，アカゲザルの細胞分裂の起こる期間はマウスより 10 倍程長く，細胞周期の持続時間もマウスより 2–5 倍長いことが明らかになった．また 2 つ目のメカニズムとして，大脳皮質の神経細胞死（アポトーシス）の減少が大脳皮質における細胞数の増加を招き，その結果大脳皮質の拡大につながるという場合がある．たとえばアポトーシスの関連因子の 1 つであるカスペース 9(*Casp*9: *caspase*9) の欠損マウス（ノックアウトマウス）は大きな大脳を持つことが報告されており，アポトーシスの抑制が大脳の成長を促したことがわかる（図 5.11 (a)–(d)）(Kuida et al., 1998)．さらに *Casp*9 の上流ではたらいてアポトーシスを抑制する *Bcl*2 のはたらきも大脳皮質の拡大に関わっていることが示唆された (Boise et al., 1993; Motoyama et al., 1995)．しかし，胎生期の終脳でのアポトーシスに関連する遺伝子の発現量は少なく，アポトーシスによる細胞死はあまり頻繁に起きているとはいえない (Roth & D'Sa. 2001)．一方で，Kornack が提示するようにその小さな違いが細胞分裂の回数を重ねるたびに，より増幅され大脳皮質の拡大に大きく貢献した可能性は否めない (Kornack, 2000).

(b)　細胞増殖の促進

胎児期に大脳皮質の神経前駆細胞の細胞増殖を促進させれば大脳皮質の拡大につながることが推測できる．細胞増殖因子であるウィント (WNT: wingless/int) は β-カテニン (β-catenin) を下流因子として用い，WNT シグナルに従って β-カテニンの細胞内で局在を膜から核へと移動させることが知られている (Peifer & Polakis, 2000)．胎児の脳内では β-カテニンは神経前駆細胞に発現してお

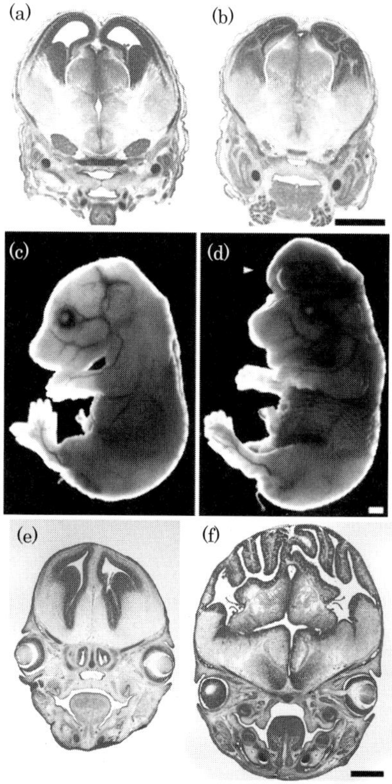

図 5.11　カスペース 9 ノックアウトマウスと β-カテニントランスジェニックマウスの脳
(a) コントロールのマウス胎児脳 (E13.5) のコローナル切片．(b) カスペース 9 ノックアウトマウス胎児脳 (E13.5) のコローナル切片．アポトーシスの抑制により脳室がつぶれている様子がわかる．(c)，(d) E16.5 のコントロールマウスの胎児 (c) とカスペース 9 ノックアウトマウス (d)．外脳症を起こしている様子がわかる．(e) と (f) 改変 β-カテニンのトランスジェニックマウス (E15.5) の脳のコローナル切片 (f) とコントロール (e)．大脳皮質 VZ 内での細胞増殖が増加し，大脳皮質が大きく拡張している（(a)–(d), Haydar et al., 1999, (e) と (f), Chenn & Walsh, 2002 より）．

り，神経細胞の分裂が起きている間ずっと発現していることからもこの因子の細胞増殖への関与が示唆される (Chenn & Walsh, 2002)．N 末端が欠損した改変 β-カテニンは，WNT のシグナルがなくても核移行できる安定体となり細胞増殖を活性化させる．そこで Chenn らはこの改変 β-カテニンを神経前駆細胞にのみ発現する遺伝子導入マウス（トランスジェニックマウス）をつくり，大脳皮質の発生を調べたところ大脳皮質が飛躍的に拡大した（図 5.11 (e)–(f)）

(Chenn & Walsh, 2002)．また，このマウスでとくに興味深いのが，大脳皮質の神経前駆細胞増殖が増加すると皮質が厚くなり脳溝（しわ）が乏しい滑脳症 (lissencephaly) になる可能性があるにもかかわらず，このトランスジェニックマウスは皮質の厚みを変えずに皮質表面積を拡大し，マウスの大脳皮質では認められない脳溝を形成したことにある（図 5.11 (f)）．またこのトランスジェニックマウスでは細胞の移動速度や細胞死は変化しておらず，むしろいったん細胞分裂を終了した細胞が再び細胞周期に入る時間の短縮と細胞周期の持続時間が長いことが明らかになった (Chenn & Walsh, 2002)．

線維芽細胞増殖因子 (Fibloblast Growth Factor: *Fgf*2) も細胞増殖と神経分化を促進し，発生中に大脳皮質を大きくする因子の 1 つであることが報告されている．FGF2 をラット胎児の大脳の脳室に注入すると神経細胞数の増加と，大脳の肥大が見られる (Vaccarino et al., 1999)．一方，*Fgf*2 ノックアウトマウスの大脳は神経細胞の減少と大脳の縮小が起こり FGF2 を過剰にした状態と逆の現象が見られる (Raballo et al., 2000)．ヒトを含む霊長類と同様に大脳皮質の面積が脳の他の部分に比べ過度に大きくなっている生物として，クジラ，イルカ，ゾウがいる．しかしこれらの種は系統樹上でも霊長類からかなり離れた位置にいる．これらのことから，過度の大脳皮質の面積の拡大はそれぞれの系統で個々に起こったことが考えられる．しかし，これらの種で *Bcl*2，β-カテニンや FGF2 の発現を胎生期の VZ で比較することは大脳皮質形成のメカニズムを知るうえで興味深いことであるが，いまだ解析されていないのが現状である．

このように動物種により大脳皮質の大きさが違う原因は推測の域をでていないが，脳の他の部分に比べて大脳皮質がとくに大きくなる理由としては以下の仮説があることも紹介したい (Kornack, 2000)．神経管は発生に伴い，後部（尾部）から脳のさまざまな部分の運命を決定しながらできあがっていくため，神経管の最前部にある終脳は最後に神経管より発生する．大脳より後方である視床，中脳，小脳などは隣接する組織に挟まれて発生するが，神経管の最前部にある大脳はそれより前に構造がないために，その領域をもっと前方に拡張することが他の部分に比べ容易であった可能性が考えられる．このわずかな拡大に伴い，大きさを調節する遺伝子の発現も相乗的に増加し大脳がとくに大きくなったとする興味深い仮説である (Kornack, 2000)．

5.4.2　領域の大きさのコントロール

大脳皮質において最も霊長類を象徴的にしている部分として挙げられるのは前頭葉であることはすでに説明した（図 5.1）．霊長類の前頭葉は非常に広い領域を持つ運動野より前に存在し，意思決定などに重要な役割を持つ (Krawczyk, 2002)．では大脳皮質の総面積だけでなく霊長類の前頭葉のように大脳皮質内の特定領域だけを大きくさせた要因はなんであろうか？

(a)　モルフォゲン

1924 年に Speman と Mangold がイモリの原口背唇部を他のイモリの腹側部に移植すると，2 次胚を誘導したことから，原口背唇部を形成体（オーガナイザー）と呼ぶようになった．オーガナイザーの発見は，発生生物学に顕著な進歩をもたらした．オーガナイザーから発せられる指令は胚の他の部分と相互作用を引き起こし，胚全体から個々の器官内部の構造の細部にいたるまで発生のさまざまな段階で劇的な変化をもたらす．オーガナイザーは数ヵ所に存在が発見されており，すべてのオーガナイザーには組織や細胞のパターン形成すなわち形態形成（モルフォジェネシス）に影響を与えるという特徴がある．それはオーガナイザーの細胞からモルフォゲンという他の細胞の発生に影響を及ぼす物質が分泌されるためである (Cooke, 1995)．その 1 つの例として前述の線維芽細胞増殖因子の 1 つ (FGF8) は発生初期の肢芽，中脳/後脳の境界（峡）で発現しており，体の前後軸に沿ったパターンを決定している．オーガナイザーが及ぼす影響は標的とする細胞までの距離によって左右される．これは 1 ヵ所で生成されたモルフォゲンがその源から外側に向かって拡散し，直接，または下流の遺伝子を使った濃度勾配が形成されるからである．したがって，近くに位置する細胞ほど強い影響を受けるのに対し，遠く離れた細胞ほど影響が少ない．実際に FGF8 タンパクをコートしたアガロースビーズを中脳より前方の間脳（発生中の視床）におくと，そのビーズを中心にして異所的に中脳/後脳が発達する (Crossely, 1996a, b)．これは峡から分泌される FGF8 がモルフォゲンとしてはたらき，濃度勾配的にその近隣の細胞の運命を前後軸に沿った形で決めることができるためである．

(b)　大脳皮質領域とモルフォゲン

興味深いことにさまざまな脊椎動物（ゼブラフィッシュ，ニワトリ，マウス，ヒト）の発生初期の終脳でもFGF8は発現しており，中脳/後脳の領域形成と同様に終脳におけるFGF8の前後軸の領域決定に重要な役割を果たしている可能性を強く示唆している (Hauptmann & Gerster, 2000; Shimamura & Rubenstein, 1997; Crossley et al., 2001)．しかしノックアウトマウスなどの遺伝的手法では早い発生段階で胎児が死んでしまうため，大脳でのFGF8の役割がなかなか明らかにされなかった．しかし，新しい技術の開発が科学に大きな進歩をもたらすことがよく起こる．近年の遺伝子導入法（エレクトロポレーション法，図5.12(a)，(b)）の発達に伴い，胎生期のマウスの終脳に部位特異的に遺伝子導入をすることが可能になった (Tabata & Nakajima, 2001; Saito & Nakatsuji, 2001)．この技術を使って*Fgf8*遺伝子や，その活性阻害を起こす改変受容体 (sFGFR3) を終脳の特定領域に時期特異的に強制発現することができるようになり（図5.12(c)），大脳皮質内でのFGF8の機能を選択的に解析することができるようになった (Fukuchi-Shimogori & Grove, 2001)．この手法を用いて胎生期での内在性のFGF8の終脳前方からのシグナルをエレクトロポレーションによる過剰発現で増幅させると，先に紹介した第一次体性感覚野のバレルフィールドが後ろに移動し，前頭葉や運動野が拡張していた（図5.13(d)–(f)）．逆に

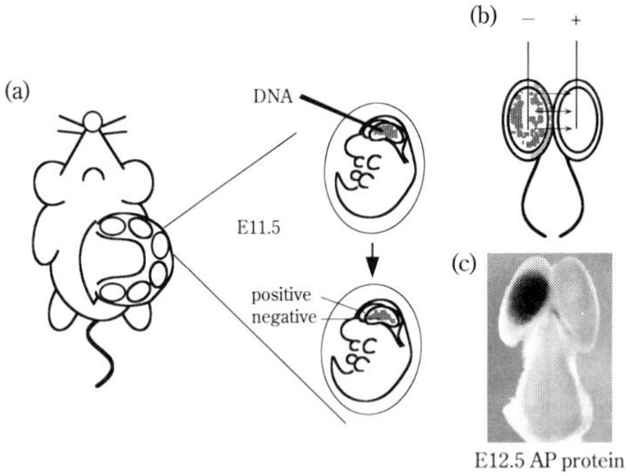

図 5.12　エレクトロポレーション法

(a) 子宮筋越しに見える胎児の大脳の片側の脳室に目的遺伝子を注入する．続いてタングステンとプラチナでできた電極（陰極，陽極）をそれぞれ両方の脳室に差し込み電流を流す．(b) 導入される遺伝子は電極に挟まれた，遺伝子と接している面に限られる（(a)(b) のアミ部）．(c) 24時間後にはすでに脳の片側だけで局所的な外来遺伝子の発現が見られる．

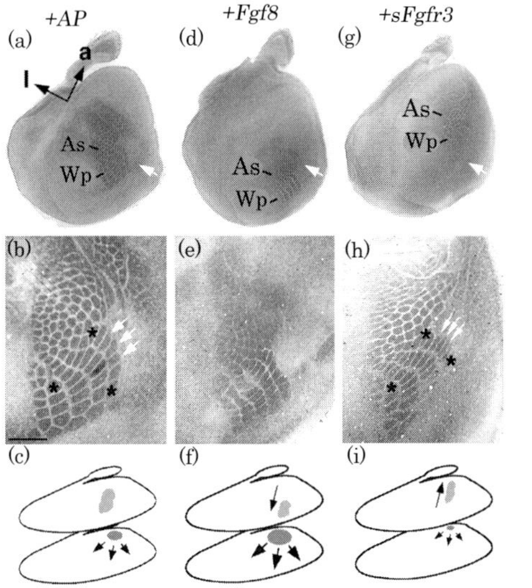

図 5.13　FGF8 の過剰発現，阻害による大脳皮質領域の変化

(a)，(d)，(g) 生後 6 日目のマウス大脳皮質を層構造と平行して切り，バレルフィールドの様子をチトクロームオキシダーゼ染色で示したもの．FGF8 を胎生 11.5 日目に過剰発現すると (d) バレルフィールドが体軸に対して後ろに向かってずれており，またその大きさも縮小している ((d)，(e))．反対に FGF8 の活性を阻害する改変受容体をエレクトロポレーションすると (i)，バレルフィールドが体軸に対して前に向かってずれていることがわかる ((g)，(h))．第一次体性感覚野の領域のずれや大きさの変化が起きていても，バレルフィールドのパターンは保持されたままである ((b)，(e)，(h)) (Fukuchi-Shimogori & Grove, 2001 より)．

sFgfr3 を終脳前側に強制発現することによって，内在性の FGF8 の活性を胎生期に阻害した脳ではバレルフィールドが前に移動しており，後方に位置する視覚野が拡張していた (図 5.13 (g)–(i))．ここで特筆したいのは，エレクトロポレーションによる遺伝子導入は視床からの投射を受ける前の大脳皮質にのみ施されていることから，これらの領域のシフトは末梢からの入力に依存したものではなく，大脳皮質内で発現している遺伝子によってもたらされたことである．

(c)　ホメオティック遺伝子

自然界には Speman や Mangold が行ったように人為的に組織の移植をしなくても，器官が重複していたり，欠けていたり変形していたりしている奇形動物が存在する．これらの奇形動物には器官の数が増えていたり，減っていたりするタイプと，1 つの器官がそっくり別の器官に変化しているタイプがいる．後者のタイプを「ホメオ」というギリシャ語でよく似たという意味の単語を使ってホメオティック突然変異と呼ぶ（第 2 章参照）．これらのホメオティック突然変異を持つ奇形動物を用いてその原因を突き止めることは進化の原因について多くの情報をもたらしてくれるだけでなく，進化をもたらす発生という現象について多くを語ってくれることが期待される．そして，その語り部として主役に踊り出たのは驚くことにハエ（ショウジョウバエ）であった．ショウジョウバエにはたくさんのホメオティック突然変異体が見つかっており（頭から脚が生えたハエ，余分な翅をもつハエなど）遺伝子クローニング技術の発達によりこれらの変異を起こすホメオティック遺伝子の正体が明らかにされた．さらに驚くことに，異なるホメオティック遺伝子は体の特定の部位でそれぞれ特異的な効果を発揮しているにもかかわらず，すべての遺伝子の翻訳産物であるタンパク質上にはよく似た 60 個のアミノ酸配列（ドメイン）が存在した．この共通の配列を「ホメオドメイン」と呼び，ホメオドメインを有するタンパク質がDNA に結合することによって，遺伝子の転写を制御することがわかった．ホメオティックタンパク質が遺伝子発現のスイッチとして機能をしていることから，ホメオティックタンパク質が一連の遺伝子群の発現を制御し，ある器官の形態形成に大きな影響を与えていることが判明し，その後の発生生物学の分野に革新的な発展をもたらした．そして，驚いたことに，このホメオティックタンパク質は，昆虫，カエル，マウス，鳥，ヒトにいたる多種多様な生物種を超えて非常に良く保存されており，ハエのみならず脊椎動物の形態形成も制御していることが判明した．外見がまったく異なるハエと脊椎動物が同じ制御機能を用いて形態形成を行っていることは大きな驚きである（第 2 章参照）．

(d)　大脳皮質領域とホメオティック遺伝子

パックス 6 (*Pax*6: paired box protein) は，ショウジョウバエの眼の形成に関与するアイレス遺伝子のマウス相同遺伝子として見つかった (Hill et al., 1991)．アイレス遺伝子が変異を起こすと眼のないハエ (eye less) が生まれるが，この遺伝子はヒトのアニリディア遺伝子と同じ（欠損すると虹彩が小さくなるか，欠損してしまう）ものであることがすでに判明していた．よってマウスでも同様に *Pax*6 欠損マウスで目の形成が異常になるスモールアイマウスとして知られる．一方，マウス *Emx*2 はハエの empty spiracles homolog 2 の相同遺伝子であるホメオティック遺伝子として同定された (Simeone et al., 1992)．*Emx*2，*Pax*6 はともに胎児期の終脳の分裂中の神経前駆細胞に発現しているこ

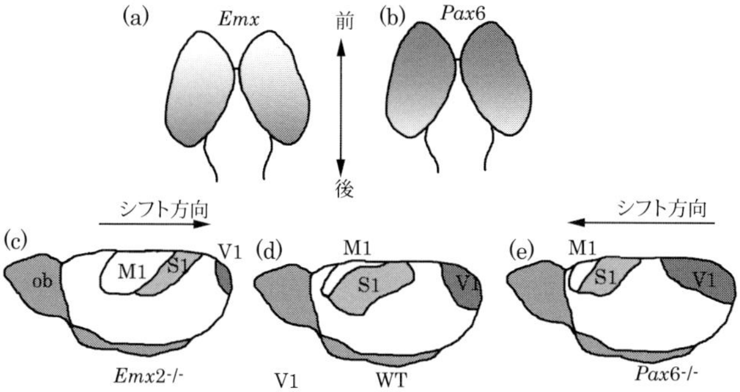

図 5.14 *Emx*2 と *Pax*6 の発現とノックアウトマウスの大脳皮質領域

(a), (b) 胎生期での *Emx*2 および *Pax*6 の発現の様子．胎生期のマウスの終脳を背側から見た模式図．*Emx*2 は後ろから前に向かうように濃度勾配を持った発現をする (a)．*Pax*6 は前から後ろへの濃度勾配を形成する (b)．(c)–(e) それぞれのホメオティック遺伝子の欠損マウスでは胎生期後期（およそ胎生 16–18 日目）で遺伝子発現により，その領域性のシフトが認められる．(c) *Emx*2 欠損マウスでは大脳皮質領域が後ろへシフトしている．(e) *Pax*6 欠損マウスでは逆に眼にシフトしている．それぞれの胎生期の発現が逆の向きの濃度勾配をもち，それぞれの遺伝子の欠損マウスでは，領域も逆のシフトをする．

とは明らかにされていた（図 5.14 (a)，(b)）(Yoshida et al., 1997; Bishop et al., 2000)．そこでそれぞれの遺伝子の欠損マウスの大脳皮質領域を解析すると (Bishop et al., 2000)，*Pax*6 欠損マウスは大脳皮質領域が前に，逆に *Emx*2 欠損マウスは大脳皮質が後ろにシフトしていることが明らかにされた (図 5.14 (c), (e))．これは，それぞれの遺伝子のノックアウトマウスは生後すぐ死んでしまうことから，大脳皮質の領域性を生後になって現れるバレルフィールドで確認することはできなかったが，領域に対応する遺伝子マーカーを用いて大脳皮質の領域の変化を見ることで，その機能領域を推測することにより得られた結果である (Miyashita-Lin et al., 1999)．一方，興味深いことに前述の FGF8 の過剰発現と *Emx*2 のノックアウトマウスでは，同じ方向に大脳皮質領域がシフトすることから，両者の相互作用が示唆された．FGF8 を過剰に発現すると *Emx*2 の発現が抑制されることや，*Emx*2 を大脳皮質のみに過剰発現するトランスジェニックマウスでは，大脳皮質領域が前方にシフトしていることから *Emx*2 の発現が FGF8 により制御されていることが明らかにされた (Hamasaki et al., 2004)．一方で，*Emx*2 のノックアウトマウスでは *Fgf*8 の発現が上昇しており，またこの過剰な FGF8 を抑制することで *Emx*2 ノックアウトマウスの大脳皮質領域の回復が起こることから，*Fgf*8 と *Emx*2 はお互いに抑制し合いバランスをとることによって，最終的な大脳皮質領域形成をしていると考えられ，モルフォゲンとホメオティック遺伝子の相互作用の重要性を示唆する結果である (Fukuchi-Shimogori & Grove, 2003).

5.4.3　新しい領域の添加

大脳皮質の領域の大きさを変化させることは胎児期の終脳での遺伝子発現を変化させることにより可能であることが明らかになった．しかし，これはあくまでも大きさを変化させているだけで，新たな領域を追加させたということではない．しかし，前頭前野のように我々ヒトを含む霊長類には他の哺乳類にはない領域が複数存在する．では，新たな領域はどのようにして形成されたのであろうか？　これには 2 つの考え方が存在する．①まったく新規の領域が突然加わることによりできた (phylogenetic addition)，または，②既存の領域に少しずつ変化が起こり，既存の領域から分離した新たな領域が形成された (phylogenetic segregation) という考え方である．以下に新しい領域の獲得に関する諸説を具体的に紹介する．

(a)　Phylogenetic addition——既存領域の重複

なにもない所にまったく新たな領域をどのようにして加えることができるのだろうか？　その 1 つのモデルとしては，John Allman と Jon Kaas により提唱された「既存の領域の重複」による新しい領域の付加という考え方がある (Allman & Kaas, 1971)．たとえば，動物種間で保存されている大脳皮質の基本領域の 1 つとして第一次視覚野があり，進化とともに視覚野の数が第二，第三と増加することはすでに記述した (Rosa & Krubitzer, 1999)．これらの視覚野は概して，お互いに並んで位置していることから，既存の領域をまず重複して形成させ，片方にだけ変化が加わって新たな領域になったと考えると第 2，第 3 の領域がいつも 1 つ前の領域の隣にあることとつじつまがあう (Kaas, 1993)．この仮説において問題となるのは，領域を重複するということが可能かどうかということになるが，実際にそのような現象が起きた例を示す．前述のエレクトロポレーション法を用いて *Fgf8* を胎児期の終脳では本来は発現していない正反対の場所に発現させるという実験が行われた (Fukuchi-Shimogori & Grove, 2001)．この結果，前後軸が逆転した新たなバレルフィールドを形成することができるという興味深い結果が得られた (図 5.15)．これは Speman と Mangold

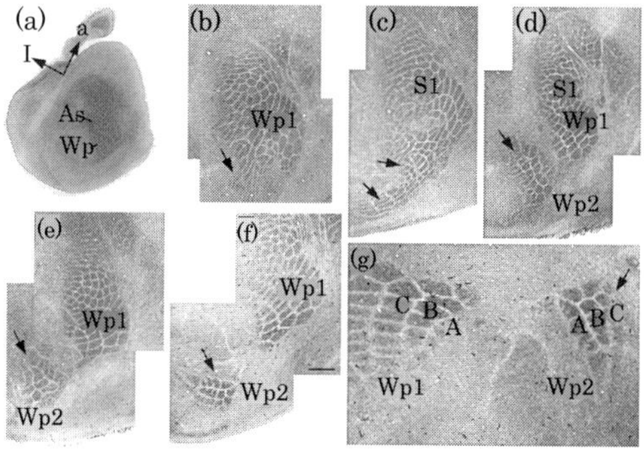

図 5.15 重複したバレルフィールド (Fukuchi-Shimogori & Grove, 2003)

生後 6 日目のマウス大脳皮質を層構造と平行して切り，バレルフィールドの様子をチトクロームオキシダーゼ染色で示したもの．(b)–(g) 胎生 11.5 日目で *Fgf8* を異所的にエレクトロポレーションすることにより，新たな逆向きの前後軸が形成されるため逆向きのバレルフィールドができる．(b)–(d) 新たに形成されたバレルフィールド (Wp2) が内在性 (S1,Wp1) のバレルフィールドと分離しておらず，部分的に結合しているもの（矢印）．(d)–(g) 新たなバレルフィールドは独立しており，個々のバレルの形態がよく観察できる．これらの例では，バレルの形から内在性のバレルフィールドと逆向きの鏡像体であることがわかる．(a) コントロールの大脳皮質にはバレルフィールドが 1 つしかない．

のオーガナイザーの移植実験を思い出すとわかるように，シグナル因子の異所的な発現により大脳皮質内に新たな逆向きの前後軸を形成した結果，2 つ目のバレルフィールドが逆向きにできたと解釈することができる．実際に進化の過程でどのようにして，このような異所的な遺伝子発現が発生中の終脳に起きたのかは説明できないが，大脳皮質内でこのような変化を起こす可能性が含まれているという証拠の 1 つであるといえる．

(b) Phylogenetic addition——視床への核の追加

新しい生活環境により，動物がその末梢器官の形や大きさを変え，それに伴い大脳皮質領域の大きさが変化したように大脳皮質への入力は大脳皮質の領域形成に大きな役割を担っている．つまり新たな大脳皮質への入力，または入力の変化により新規領域の追加が起こると考えられる．これは Leah Krubitzer により提唱されているモデルであり，新たな入力が相似した既存の領域に侵入することから始まる．はじめは既存の領域を利用している新たな入力は，線維の増加に伴い新たな入力どうしで集まり，既存の領域から分離されたと考える (Krubitzer, 1995)．末梢からの入力は，いったん視床で中継され，その後大脳皮質へ入力する．よって，末梢からの新たな入力が大脳皮質の領域形成に影響を

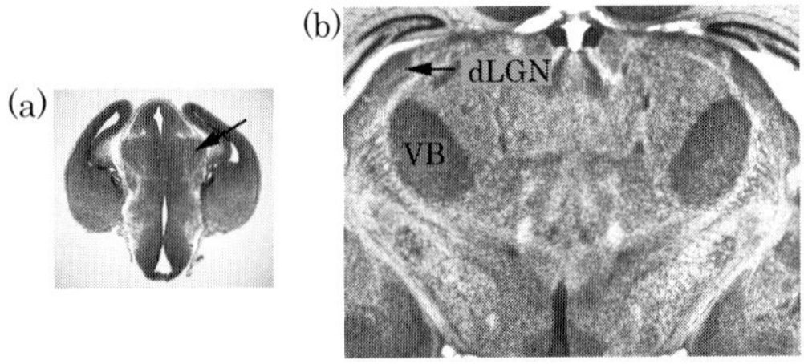

図 5.16　視床の発生の様子

マウスの胎児期 (E13.5) での終脳，間脳領域（矢印）のコローナル切片．ゴルジ染色をしてもまだ細胞の塊は認められない (a)．生後 6 日目になるとそれぞれの機能領域を担う細胞が塊をつくり「核」を形成する．視床の腹側核 (VB: ventro basal nucleus)，外側膝状体 (dLGN: dorsal lateral geniculate nucleus)．

与えるためには，視床での新規領域の付加が大脳皮質の新規領域付加に先立って起こる必要がある．視床の中には聴覚や視覚といった特定の入力情報を受け取る領域が発生の間に運命づけられる．視床は大脳皮質様の層構造を保有しないことからこれらの細胞集団を「核」と呼ぶ（図 5.5 および 5.16）．面白いことに視床を動物種間で比較すると，羊膜類の方が非羊膜類より視床核の数が多くなることが判明している (Butler, 1994)．視床の核には中脳背側領域より入力を受け大脳皮質に投射する核群 (collothalamic nuclei) と，末梢器官より直接または脳幹を介して入力を受け大脳皮質に投射する核群 (lemnothalamic nuclei) に大別される．魚類や両生類では lemnothalamus は VZ 近くに位置する nucleus anterior という核があるだけだが，鳥類や爬虫類には VZ から離れた位置に複数の lemnothalamic nuclei が存在する (Butler, 1994)．羊膜類の複数あるすべての lemnothalamic nuclei は入力と出力の投射様式が非羊膜類と同じであるにもかかわらず核が複数存在することから，既存の核が細分化されることにより核の数を増やしたという説が（phylogenetic segregation，5.4.3 項 (c) 参照）Ann Butler により提唱された (Butler, 1994)．では，既存の核の細分化により核の数を増やすようなことは実際に可能なのか？　残念ながら視床における発生のメカニズムはあまり研究されていないため，実験により得られたデータは大脳皮質に比べ非常に乏しい．しかし，発生途中の視床（間脳と呼ばれる）にも終脳と同様のシグナル因子や転写因子が発現していること (Echevarria et al., 2003) などから，領域の拡張や重複による新たな核の付加が起こった可能性が考えられる．または，末梢器官の進化による新たな入力による核の添加も同様にして考えることができる．いずれにしても視床の発生のメカニズムの解明が待たれる．

(c)　Phylogenetic segregation

新たな入力や，領域の重複が起こるには，視床からの新たな入力や重複を起こさせる要因が必要となり，これらの要因が何であるかまだ解明されていない．そこでこれらの意見に対し，既存の領域または既存の入力が細分化されることにより新たな領域として機能するという考え方がある．Richard Lende によるこのモデルは，大脳皮質のみならず脳の他の部分においても，下等動物の方が領域の境界が曖昧である点などから提唱された (Lende, 1963)．この説をもたらした考えとして，初期の哺乳類では，視床からの大脳皮質への投射が領域ごとに鮮明に分けられておらず混在していたと考えられることに起因する．たとえば，マウスの大脳皮質，第一次体性感覚野，第一次運動野への投射はそれぞれに相応する視床核から大脳皮質の各々の領域にきちんと分けられて投射しているのに対し，有袋類であるフクロネズミ (opossum) では投射が混在している (Haight & Neylon, 1978)．つまり，初期哺乳類では大脳皮質の領域は鮮明に分けられていなかったが，混在している投射が分離し，より細分化を繰り返すことにより新たな領域が現れたというモデルである．

5.5　ヒトの大脳皮質の進化

これまでに哺乳類での大脳皮質の面積の違いや領域の違いを比較し，実験室レベルで証明できた事例を紹介した．さらに大脳皮質領域の新規領域付加が考えられるモデルも紹介した．では実際に哺乳類の中でも飛躍的に大脳皮質を大きく拡張させ，複雑な能力を持つ我々ヒトの大脳皮質はどのように進化したのであろう？　最後に我々が最も興味を持っている我々自身であるヒトとその近縁の霊長類の大脳皮質について論じる．

まずとくに突出して大きいヒトの大脳皮質は，どこが特別なのか？　能力の面から考えると，我々ヒト独自の能力としては言語を操ることがある．では言語能力を担っている領域，それぞれ Broca と Wernicke の名前を持つ，言語野といわれる領域は人間特有の領域なのであろうか？　残念ながら，ブローカ (Broca) の領域と呼ばれる 44 野と 45 野はヒト特異的ではなくそれぞれの領域はサルにも見

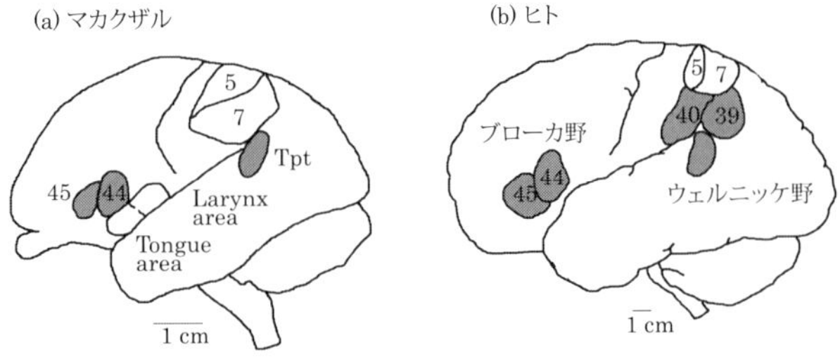

図 5.17　ブローカとウェルニッケの言語野
ブローカの言語野といわれる 44 野と 45 野はヒトだけでなくマカク属にも認められる．またウェルニッケの領域もマカク属では側頭頭頂聴覚野 (Tpt: temporoparietal auditory area) と考えられる（Striedter, 1997 より改変）．

つかっている (Preuss & Goldman-Rakic, 1991a; Rizzolatti & Arbib, 1998; Petrides & Pandya, 1999)（図 5.17）[1]．同様にウェルニッケ (Wernicke) の領域もサルの大脳皮質では側頭頭頂聴覚野 (Tpt: temporoparietal auditory area) といわれる領域と同一のものと考えられている (Preuss & Goldman-Rakic, 1991b)（図 5.17）．では霊長類に限って考えるとすると，ヒトはなにが特異的なのであろうか？　このことに関しては，霊長類に特有の外側前頭前野 (LPf) があることをすでに記述した．まず，大脳皮質領域の機能を知るためには脳のどの部分から入力を受けているかを知ることは重要なことである．さまざまな神経トレーサーを用いた結果から，LPf は視床背内側核群 (medial dorsal nucleus: MDN) と視床枕 (pulvinar nucleus) と接続していることが明らかにされた．興味深いことに，両方の核は霊長類に特異的であり，さらにはヒトでは霊長類に比べて非常に大きく発達している（図 5.18）．この結果は，視床の核の発達が大脳皮質領域の多様性に必要であることを示唆している．さらには視床枕内の神経細胞の一部が大脳皮質から移動していることが人間の脳で知られており (Letinic & Rakic, 2001)，アカゲザルにはそのような細胞移動が認められていないことからヒトの視床枕が急進的な進化を遂げたことを示唆している[2]．さらに，視床枕はその配置から背側と腹側に分けられるが，人間では背側の視床枕 (dorsal pulvinar nucleus) が腹側に比べ非常に大きく発達している．腹側視

1)　最近，Broca が解剖した彼の失語症の患者の脳（パリ博物館に残っている）を再度 MRI で調査した結果が報告された (Dronkers et al., 2007)．その報告によると，Broca が指摘した言語野は現在我々がブローカの言語野として用いている領域よりかなりの広範囲であることがわかった．今後，言語野の定義は多少変わる可能性がある．

2)　チンパンジーや他の霊長類での実験結果はまだない．

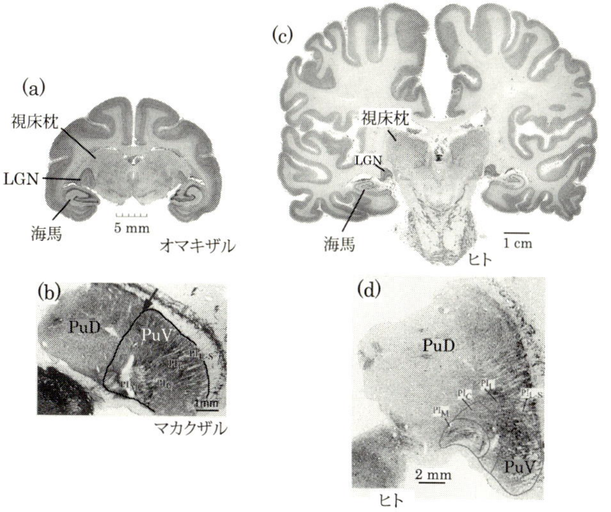

図 **5.18** 視床の比較

(a) オマキザルの成体の視床の様子．大脳皮質に囲まれるように視床が位置しており，外側膝状体 (dorsal lateral geniculate nucleus: dLGN) はゴルジ染色で簡単に同定できる．視床枕 (Pulvinar) は LGN の背側の大部分を占める．(b) マカク属の視床枕をチトクロームオキシダーゼ染色すると，視床枕内での領域性（背側/腹側，矢印）が明らかになる．(c)，(d) ヒトの視床の様子．マカク属より視床枕の占める比率が高い（LGN と比較）(c)．アセチルコリンエステラーゼ染色によりヒトでも視床枕内の領域性が観察できる．背側の領域が腹側に比べて大きい (d)（Major National Resources for study of Brain Anatomy, http://www.brainmuseum.org/index.html; Cola et al., 1999 より）．

床枕が中脳や大脳からの視覚情報の担い手としてはたらくのに対し，背側視床枕は大脳皮質の LPf のみならず頭頂葉や側頭葉に相互的に接続していることからも (Romanski et al., 1997; Gutierrez et al., 2000)，人間の脳特有の領域として非常に興味深い．

5.6 まとめ

進化はすでに述べたように，膨大な時間をかけゆっくりと起こったもので，到底一個人が一生の間に実験室レベルの実験で証明できるものではないであろう．しかし，何もないところから何も進化しないように，何も考えないところからは何のアイディアも浮かばない．我々がどのようにして今日ある姿になり，考えるようになったのかを考えることは，まんざら無駄な労力ではないことを実感していただければ幸いである．

参考文献

[1] Allman JM, Hakeem A, Erwin JM, Nimchinsky E, Hof P (2001) The anterior cingulate cortex. The evolution of an interface between emotion and cognition. *Ann N Y Acad Sci* **935**: 107–117.

[2] Allman JM, Kaas JH (1971) A representation of the visual field in the caudal third of the middle tempral gyrus of the owl monkey (Aotus trivirgatus). *Brain Res* **31**: 85–105.

[3] Allman JM (1999) *Evolving Brains.* New York: Scientific American Library.

[4] Arends JJ, Zeigler HP (1986) Anatomical identification of an auditory pathway from a nucleus of the lateral lemniscal system to the frontal telencephalon (nucleus basalis) of the pigeon. *Brain Res* **398**: 375–381.

[5] Bishop KM, Goudreau G, O'Leary DD (2000) Regulation of area identity in the mammalian neocortex by Emx2 and Pax6. *Science* **288**: 344–349.

[6] Boise LH, Gonzalez-Garcia M, Postema CE, Ding L, Lindsten T, Turka LA, Mao X, Nunez G, Thompson CB (1993) Bcl-x, a bcl-2-related gene that functions as a dominant regulator of apoptotic cell death. *Cell* **74**: 597–608.

[7] Bruce LL, Butler AB (1984a) Telencephalic connections in lizards. I. Projections to cortex. *J Comp Neurol* **229**: 585–601.

[8] Bruce LL, Butler AB (1984b) Telencephalic connections in lizards. II. Projections to anterior dorsal ventricular ridge. *J Comp Neurol* **229**: 602–615.

[9] Butler AB (1994) The evolution of the dorsal thalamus of jawed vertebrates, including mammals: cladistic analysis and a new hypothesis. *Brain Res Rev* **19**: 29–65.

[10] Catania KC, Northcutt RG, Kaas JH, Beck PD (1993) Nose stars and brain stripes. *Nature* **364**(6437): 493.

[11] Catania KC (2001) Early development of a somatosensory fovea: a head start in the cortical space race? *Nat Neurosci* **4**: 353–354.

[12] Catania KC (2005) Star-nosed moles. *Curr Biol* **15**: R863–R864.

[13] Chenn A and Walsh CA (2002) Regulation of cerebral cortical size by control of cell cycle exit in neural precursors. *Science* **297**: 365–369.

[14] Cola MG, Gray DN, Seltzer B, Cusick CG (1999) Human thalamus: neurochemical mapping of inferior pulvinar complex. *Neurorepor* **10**: 3733–3738.

[15] Cooke J (1995) Morphogens in vertebrate development: how do they work? *Bioessays* **17**: 93–96.

[16] Crossley PH, Minowada G, MacArthur CA, Martin GR (1996a) Roles for FGF8 in the induction, initiation, and maintenance of chick limb development. *Cell* **84**: 127–136.

[17] Crossley PH, Martinez S, Martin GR (1996b) Midbrain development induced by FGF8 in the chick embryo. *Nature* **380**: 66–68.

[18] Crossley PH, Martinez S, Ohkubo Y, Rubenstein JL (2001) Coordinate expression of Fgf8, Otx2, Bmp4, and Shh in the rostral prosencephalon during development of the telencephalic and optic vesicles. *Neuroscience* **108**: 183–206.

[19] Darwin C (1859) The Origin of Species.

[20] Dias R, Robbins TW, Roberts AC (1996) Dissociation in prefrontal cortex of affective and attentional shifts. *Nature* **380**: 69–72.

[21] Dronkers NF, Plaisant O, Iba-Zizen MT, Cabanis EA (2007) Paul Broca's historic cases: high resolution MR imaging of the brains of Leborgne and Lelong. *Brain* **130**: 1432–1441.

[22] Dugas-Ford J and Ragsdale CW (2003) Some nuclei in chick dorsal telencephalon have the molecular signature of layer 4 of the mammalian cerebral cortex. *Brain Behav Evol* **62**: 170.

[23] Dugas-Ford J and Ragsdale CW (2004) Nuclei in the avian dorsal ventricular ridge share molecular similarities with specific layers of the mammalian neocortex. *Fourth European Conference on Comparative Neurobiology.*

[24] Dugas-Ford J and Ragsdale CW (2005) Molecular identification of layer 4 cell types in the turtle cerebral cortex. *Society for Neuroscience 2005*, Abstract 147.4.

[25] Dunbar RI, Shultz S (2007) Understanding primate brain evolution. *Philos Trans R Soc Lond B Biol Sci* **362**: 649–658.

[26] Echevarria D, Vieira C, Gimeno L, Martinez S (2003) Neuroepithelial secondary organizers and cell fate specification in the developing brain. *Brain Res Rev* **43**: 179–191.

[27] Ehret G (1997) The auditory cortex, *J Comp Physiol* **181**: 547–557.

[28] Erzurumlu RS, Kind PC (2001) Neural activity: sculptor of 'barrels' in the neocortex. *Trends Neurosci* **24**: 589–595.

[29] Fernandez AS, Pieau C, Reperant J, Boncinelli E, Wassef M (1998) Expression of the Emx-1 and Dlx-1 homeobox genes define three molecularly distinct domains in the telencephalon of mouse, chick, turtle and frog embryos: implications for the evolution of telencephalic subdivisions in amniotes. *Development* **125**: 2099–2111.

[30] Finlay BL, Darlington RB (1995) Linked regularities in the development and evolution of mammalian brains. *Science* **268**: 1578–1584.

[31] Frost SB, Masterton RB (1994) Hearing in primitive mammals: Monodelphis domestica and Marmosa elegans. *Hear Res* **76**: 67–72.

[32] Fukuchi-Shimogori T, Grove EA (2001) Neocortex patterning by the secreted signaling molecule FGF8. *Science* **294**: 1071–1074.

[33] Fukuchi-Shimogori T, Grove EA (2003) Emx2 patterns the neocortex by regulating FGF positional signaling. *Nat Neurosci* **6**: 825–831.

[34] Grove EA, Fukuchi-Shimogori T (2003) Generating the cerebral cortical area map. *Annu Rev Neurosci* **26**: 355–380.

[35] Gutierrez C, Cola MG, Seltzer B, Cusick C (2000) Neurochemical and connectional organization of the dorsal pulvinar complex in monkeys. *J Comp Neurol* **419**: 61–86.

[36] Hamasaki T, Leingärtner A, Ringstedt T, O'Leary DD (2004) EMX2 regulates sizes and positioning of the primary sensory and motor areas in neocortex by direct specification of cortical progenitors. *Neuron* **43**: 359–372.

[37] Hauptmann G, Gerster T (2000) Regulatory gene expression patterns reveal transverse and longitudinal subdivisions of the embryonic zebrafish forebrain. *Mech Dev* **91**: 105–118.

[38] Haight JR, Neylon L (1978) The organization of neocortical projections from the ventroposterior thalamic complex in the marsupial brush-tailed possum, Trichosurus vulpecula: a horseradish peroxidase study. *J Anat* **126**: 459–485.

[39] Haug H (1987) Brain sizes, surfaces, and neuronal sizes of the cortex cerebri: a stereological investigation of man and his variability and a comparison with some mammals (primates, whales, marsupials, insectivores, and one elephant). *Am J Anat* **180**: 126–142.

[40] Haydar TF, Kuan CY, Flavell RA, Rakic P (1999) The role of cell death in regulating the size and shape of the mammalian forebrain. *Cereb Cortex* **9**: 621–626.

[41] Hill RE, Favor J, Hogan BL, Ton CC, Saunders GF, Hanson IM, Prosser J, Jordan T, Hastie ND, van Heyningen V (1991) Mouse small eye results from mutations in a paired-like homeobox-containing gene. *Nature* **354**: 522–525.

[42] Johnson JI (1990) Comparative development of somatic sensory cortex. In Jones EG and Peters A Eds, *Cerebral Cortex*, Plenum, pp. 335–449.

[43] Kaas JH (1983) What, if anything, is SI? Organization of first somatosensory area of cortex. *Physiol Rev* **63**: 206–231.

[44] Kaas JH (1993) Evolution of multiple areas and modules within neocortex. *Perspect Dev Neurobiol* **1**: 101–107.

[45] Karten HJ (1967) The organization of the ascending auditory pathway in the pigeon (Columba livia). I. Diencephalic projections of the inferior colliculus (nucleus mesencephali lateralis, pars dorsalis). *Brain Res* **6**: 409–427.

[46] Kornack DR and Rakic P (1998) Changes in cell-cycle kinetics during the development and evolution of primate neocortex. *Proc Natl Acad Sci USA* **95**: 1242–1246.

[47] Kornack DR (2000) Neurogenesis and the evolution of cortical diversity: mode, tempo, and partitioning during development and persistence in adulthood. *Brain Behav Evol* **55**: 336–344.

[48] Krawczyk DC (2002) Contributions of the prefrontal cortex to the neural basis of human decision making. *Neurosci Biobehav Rev* **26**: 631–664.

[49] Krubitzer L (1995) The organization of neocortex in mammals: are species differences really so different? *Trends Neurosci* **18**: 408–417.

[50] Krubitzer L (1998) What can monotremes tell us about brain evolution? *Philos Trans R Soc Lond B Biol Sci* **353**: 1127–1146.

[51] Kuida K, Haydar TF, Kuan CY, Gu Y, Taya C, Karasuyama H, Su MS, Rakic P, Flavell RA (1998) Reduced apoptosis and cytochrome c-mediated caspase activation in mice lacking caspase 9. *Cell* **94**: 325–337.

[52] Lende RA (1963) Cerebral cortex: a sensorimotor amalgam in the marsupiala. *Science* **141**: 730–732.

[53] Letinic K, Rakic P (2001)Telencephalic origin of human thalamic GABAergic neurons. *Nat Neurosci* **4**: 931–936.

[54] Medina L, Reiner A (2000) Do birds possess homologues of mammalian primary visual, somatosensory and motor cortices? *Trends Neurosci* **23**: 1–12.

[55] Miyashita-Lin EM, Hevner R, Wassarman KM, Martinez S, Rubenstein JL (1999) Early neocortical regionalization in the absence of thalamic innervation. *Science* **285**: 906–909.

[56] Motoyama N, Wang F, Roth KA, Sawa H, Nakayama K-I, Nakayama K, Negishi I, Senju S, Zhang Q, Fujii S and Loh DY (1995) Massive cell death of immature hematopoietic cells and neurons in Bcl-x-deficient mice. *Science* **267**: 1506–1510.

[57] Owen AM, Herrod NJ, Menon DK, Clark JC, Downey SP, Carpenter TA, Minhas PS, Turkheimer FE, Williams EJ, Robbins TW, Sahakian BJ, Petrides M, Pickard JD (1999) Redefining the functional organization of working memory processes within human lateral prefrontal cortex. *Eur J Neurosci* **11**: 567–574.

[58] Peifer M and Polakis P (2000) Wnt signaling in oncogenesis and embryogenesis–a look outside the nucleus. *Science* **287**: 1606–1609.

[59] Petrides M, Pandya DN (1999) Dorsolateral prefrontal cortex: comparative cytoarchitectonic analysis in the human and the macaque brain and corticocortical connection patterns. *Eur J Neurosci* **11**: 1011–1036.

[60] Preuss TM, Goldman-Rakic PS (1991a) Myelo- and cytoarchitecture of the granular frontal cortex and surrounding regions in the strepsirhine primate Galago and the anthropoid primate Macaca. *J Comp Neurol* **310**: 429–474.

[61] Preuss TM, Goldman-Rakic PS (1991b) Architectonics of the parietal and temporal association cortex in the strepsirhine primate Galago compared to the anthropoid primate Macaca. *J Comp Neurol* **310**: 475–506.

[62] Preuss TM, Goldman-Rakic PS (1991c) Ipsilateral cortical connections of granular frontal cortex in the strepsirhine primate Galago, with comparative comments on anthropoid primates. *J Comp Neurol* **310**: 507–549.

[63] Pritz MB (1974) Ascending connections of a thalamic auditory area in a crocodile, caiman crocodilus. *J Comp Neurol* **153**: 199–213.

[64] Puelles L (2001) Brain segmentation and forebrain development in amniotes. *Brain Res Bull* **55**: 695–710.

[65] Raballo R, Rhee J, Lyn-Cook R, Leckman JF, Schwartz ML, Vaccarino FM (2000) Basic fibroblast growth factor (Fgf2) is necessary for cell proliferation and neurogenesis in the developing cerebral cortex. *J Neurosci.* **20**: 5012–5023.

[66] Rizzolatti G, Arbib MA (1998) Language within our grasp. *Trends Neurosci* **21**: 188–194.

[67] Romanski LM, Giguere M, Bates JF, Goldman-Rakic PS (1997) Topographic organization of medial pulvinar connections with the prefrontal cortex in the rhesus monkey. *J Comp Neurol* **379**: 313–332.

[68] Rosa MG, Krubitzer LA (1999) The evolution of visual cortex: where is V2? *Trends Neurosci* **22**: 242–248.

[69] Roth KA and D'Sa C (2001) Apoptosis and brain development. *Ment Retard Dev Disabil Res Rev* **7**: 261–266.

[70] Saito T, Nakatsuji N (2001) Efficient gene transfer into the embryonic mouse brain using *in vivo* electroporation. *Dev Biol* **240**: 237–246.

[71] Shimamura K, Rubenstein JL (1997) Inductive interactions direct early regionalization of the mouse forebrain. *Development* **124**: 2709–2718.

[72] Simeone A, Acampora D, Gulisano M, Stornaiuolo A, Boncinelli E (1992) Nested expression domains of four homeobox genes in developing rostral brain. *Nature* **358**: 687–690.

[73] Striedter GF (1997) The telencephalon of tetrapods in evolution. *Brain Behav Evol* **49**: 179–213.

[74] Tabata H, Nakajima K (2001) Efficient in utero gene transfer system to the developing mouse brain using electroporation: visualization of neuronal migration in the developing cortex. *Neuroscience* **103**: 865–872.

[75] Yoshida M, Suda Y, Matsuo I, Miyamoto N, Takeda N, Kuratani S, Aizawa S (1997) Emx1 and Emx2 functions in development of dorsal telencephalon. *Development* **124**: 101–111.

[76] Vaccarino FM, Schwartz ML, Raballo R, Nilsen J, Rhee J, Zhou M, Doetschman T,

Coffin JD, Wyland JJ, Hung YT (1999) Changes in cerebral cortex size are governed by fibroblast growth factor during embryogenesis. *Nat Neurosci* **2**: 246–253.

第6章

神経軸索の伸長とガイダンス制御

6.1　神経回路形成の諸過程

脳神経系は膨大な数の神経細胞がつくる神経回路からできており，体中に張り巡らされた神経回路網の配線の正確さが，動物の感覚・行動・思考・情動などすべての脳機能発現の基盤である．神経回路を構成する機能単位である神経細胞は，細長い突起（軸索）を伸ばして遠隔の細胞とシナプス結合し情報を伝達する．軸索の長さは神経細胞の種類によってさまざまであるが，ヒトの場合長いものでは，足の末端の触覚や位置感覚等を司る知覚神経軸索のように1 m以上にも及ぶ．このように，軸索ははるか遠くに存在する標的までの道のりを正しく選択し，最終的に驚くべき正確さを持って標的に投射することができる．

細胞レベルでの神経回路形成過程はいくつかの段階に大別できる（図6.1）．最終分裂を終え神経細胞に分化したばかりの細胞は球形で，細胞周辺縁にはアクチン線維の豊富な葉状仮足が存在する．海馬錐体細胞のような神経細胞の場合，葉状仮足から数本の短い神経突起が形成され（突起形成），その後そのうちの1本が軸索としての諸性質を獲得し急速に伸長する（軸索伸長）．伸長中の軸索先端部には，成長円錐とよばれる構造が観察される．成長円錐は，細胞外に存在する誘引/反発性軸索ガイダンス因子を感知し，それに応じて自身の運動性を変化させることで正しい投射経路を選択する（経路選択）．標的に到達した成長円錐は，標的細胞とシナプス結合し（シナプス形成）最終的にその姿をシナプス前終末に変える．このように，軸索の伸長および経路選択（軸索ガイダンス）を制御するしくみを理解することは，成長円錐の運動制御機構を解明することと等価である．

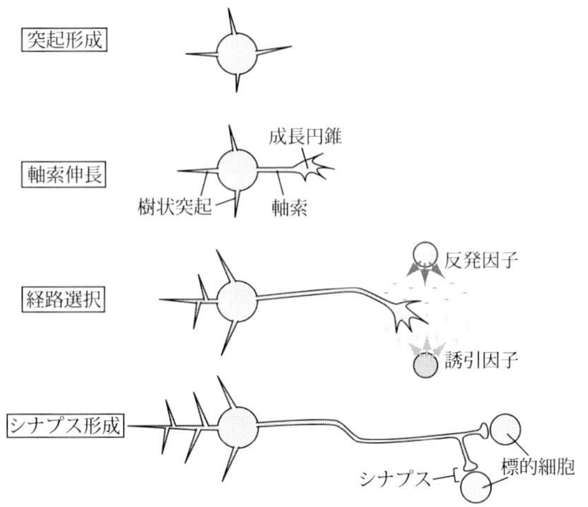

図 6.1　神経回路形成の諸過程

神経発生過程において，個々の神経細胞が「突起形成」,「軸索伸長」,「経路選択」,「シナプス形成」といった一連の過程を経ることによって正確な神経回路網が形成される．

成長円錐の研究の歴史は古く，その始まりは今から 1 世紀以上前の，スペインの神経科学者 Ramón y Cajal による成長円錐の発見にまで遡る (Ramón y Cajal, 1890)．Cajal は固定染色した組織切片の観察から軸索先端部に円錐状の構造を見つけ，これを成長円錐と名づけた．驚くべきことに，Cajal は発見当初から成長円錐が環境を受容し軸索を標的までガイドする構造であることを予測していた．しかし，その後細胞培養技術が開発され，実際に成長円錐が拡散性分子の濃度勾配に反応して移動する現象が観察されるまでには，およそ 90 年もの歳月を待たねばならなかった (Gundersen & Barrett, 1979)．これを皮切りに，成長円錐の外界環境因子およびそれに対する受容体が次々と同定されるようになり，外界環境因子受容から形態・運動性の変化に至るまでの細胞内シグナル伝達機構などの研究も盛んに行われるようになった (Gordon-Weeks, 2000; Huber et al., 2003; Plachez & Richards, 2005)．さらに最近になって，生きた細胞内での機能分子動態可視化技術が著しく発展し，それに伴って成長円錐の運動を制御する分子機構の解明も飛躍的に進んでいる．

本章では，軸索伸長およびガイダンスを担う実体である成長円錐の前進および旋回運動を制御する分子機構について，成長円錐の内外に発現する各種機能

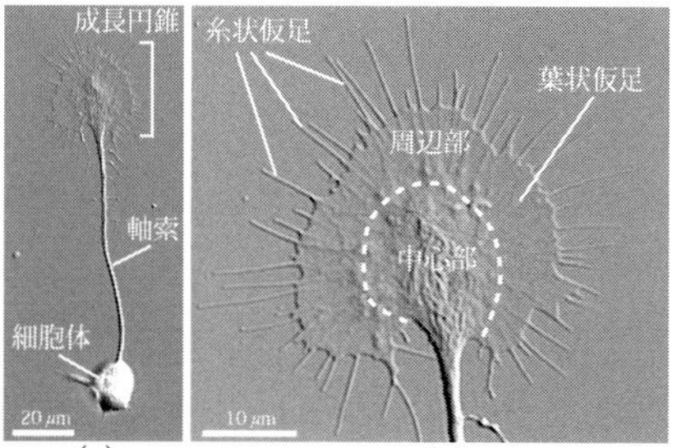

(a)　(b)

図 **6.2**　成長円錐の構造

(a) 2 次元基質上に培養したニワトリ胚脊髄後根神経節細胞の微分干渉顕微鏡像．(b) 成長円錐の拡大図．

分子を紹介しながら，現在までに明らかになった知見を概説する．

6.2　成長円錐の構造と運動

成長円錐は，伸長している神経突起の先端に現れる扇状に広がった手のような構造である (図 6.2, 6.3)．2 次元基質上における成長円錐の構造は，その形態から周辺部と中心部という 2 つの領域に大別できる．さらに周辺部と中心部の境界領域を移行帯として分類することもある．周辺部は扁平な領域で，放射状に並んだ細い指のような構造（糸状仮足）の間を水掻きのような薄いシート状の構造（葉状仮足）が埋める．周辺部における細胞骨格の構成要素のほとんどは運動性の高いアクチン線維 (actin filament) であるが，動的な微小管 (microtubule) 末端も存在する（詳細は後述，6.3 節参照）．中心部は軸索からつながった成長円錐中央部の "手の甲" に相当する部分で，比較的厚みがありミトコンドリア，小胞体等の細胞小器官や膜小胞を多く含む領域である．中心部を構成する細胞骨格のほとんどは微小管であるが，比較的安定なアクチン線維も存在する (Schaefer et al., 2002a; Zhang et al., 2003).

成長円錐の運動性はきわめて高く，糸状仮足は活発に運動して周囲の環境を感知する．これを詳しく観察すると，成長円錐は，①周辺部先端での糸状仮足の形成・伸長，②糸状仮足間への葉状仮足の流れ込み（周辺部の拡大），③後方からの中心部の侵入，という 3 つの過程を繰り返すことで前方へと移動していき，その結果として軸索が伸長する．このような成長円錐の運動性は，細胞骨

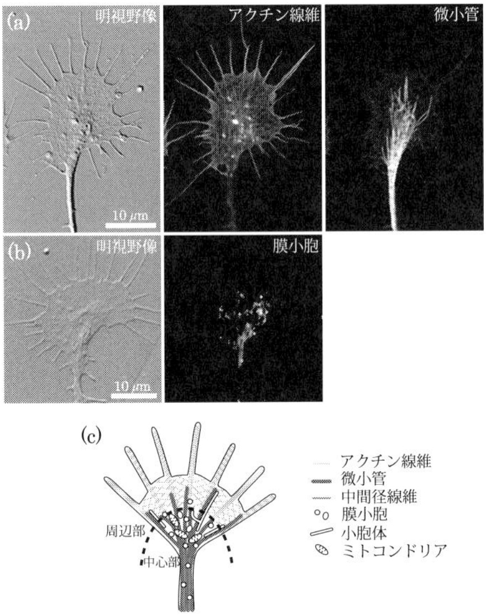

図 6.3　成長円錐の構成要素

(a) ニワトリ胚脊髄後根神経節細胞の成長円錐におけるアクチン線維と微小管の局在．アクチン線維は Alexa488 標識ファロイジン，微小管は抗 β チューブリン抗体で二重染色された．(b) 成長円錐における膜小胞の局在．膜小胞は膜特異的蛍光色素 FM1–43 で染色された．(c) 成長円錐の構成要素の模式図．アクチン線維は周辺部に豊富に存在する．軸索—中心部には多数の微小管が束状になって存在し，周辺部ではその束がほどけるように放射状に広がる．中間径線維は成長円錐に侵入しない．中心部には，膜小胞に加えて，小胞体，ミトコンドリア等の細胞内小器官も豊富に存在する．

格であるアクチン線維と微小管の動態に大きく依存している (Dent & Gertler, 2003).

6.3　細胞骨格

6.3.1　アクチン線維

成長円錐周辺部の主要な構成要素であるアクチン線維は，糸状仮足内部からつながった放射状のアクチン束と，形質膜の裏打ちをするアクチン線維の網目の 2 種類に分類できる．成長円錐におけるアクチン線維のターンオーバーの速度は非常に速く，これが成長円錐の高い運動性の基盤である．

アクチン線維には極性があり，重合が起きる側をプラス端，脱重合が起きる側をマイナス端とよぶ．プラス端で重合に使われる単量体アクチンはすべて ATP

結合型で，線維に取り込まれマイナス端へ移動する過程でATPはADPに加水分解される．周辺部に存在するアクチン線維は，プラス端を成長円錐の先端側，マイナス端を中心部側に向けて規則正しく配置されており，単量体アクチンのアクチン線維への付加は主に先端部で，アクチン線維の解離は主に中心部側で起こる．同時にアクチン線維全体は，モータータンパク質ミオシン(myosin)Ib(Diefenbach et al., 2002)やミオシンII(Medeiros et al., 2006)の作用により一定の速度（約5 μm/min）で先端部から中心部へと移動している（アクチン後方移動）(Lin et al., 1996)．そのため，たとえ見かけ上，周辺部が運動を停止しているような場合でも，その内部に存在するアクチン線維は先端部から中心部へと運ばれており，その移動分を補うように先端部では重合，中心部では脱重合が続いている（トレッドミル）．このような成長円錐における細胞骨格の動態（重合/脱重合/移動）は，Waterman-Storerのグループによって開発された蛍光スペックル顕微鏡法によって詳細な解析が可能である(Waterman-Storer et al., 1999; Schaefer et al., 2002a)．図6.4に，この方法を用いて可視化されたニワトリ胚脊髄後根神経節細胞の成長円錐におけるアクチン後方移動を示す．

細胞内におけるアクチン線維の構築・分解は，単量体Gタンパク質のRhoファミリー(Rac, Rho, Cdc42)のシグナル下流で各種アクチン結合タンパク質が協調的にはたらくことで厳密に制御されている(Luo, 2002; dos Remedios et al., 2003; Pollard & Borisy, 2003)（図6.5）．アクチン分子にはそれ自体で重合・脱重合する性質があるため，細胞内においては勝手に単量体アクチンが重合しないようにキャッピングプロテイン(capping protein)等によりプラス端が覆われている．この状態から新たにアクチン重合を開始する方法として，①新規重合核形成，②プラス端からのキャップ除去，③アクチン線維の切断，という3つの様式が知られている．Arp2/3複合体は新規重合核となるタンパク質で，RhoまたはCdc42のシグナル下流においてWASp(Wiskott-Aldrich-syndrome protein)/Scar(suppressor of cAMP receptor)により活性化され，既存のアクチン線維に結合した自身を起点にしてアクチン重合を開始させる．PIP2等のシグナル分子はキャップ除去にはたらく．またEna(Enabled)/VASP(vasodilator-stimulated phosphoprotein)のように，キャッピングプロテインと拮抗することでアクチン重合を促進する分子も存在する．コフィリン(cofilin)はLIMキナーゼ/スリングショット(Slingshot)によるリン酸化/脱リン酸化を受けて活

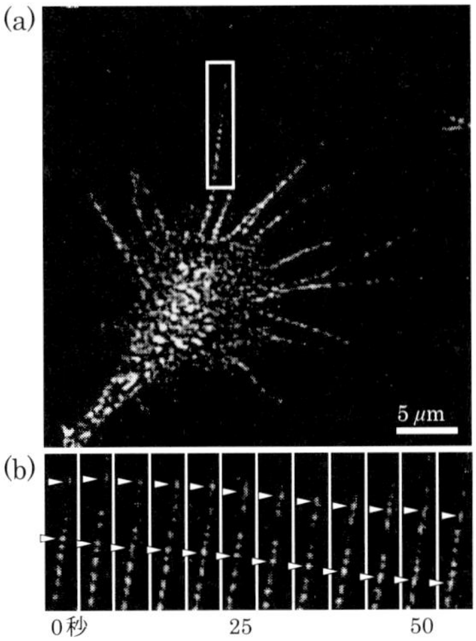

図 6.4　成長円錐周辺部でのアクチン後方移動（戸島・上口，2004 より改変）

(a) 蛍光スペックル顕微鏡法により可視化されたニワトリ胚脊髄後根神経節細胞の成長円錐におけるアクチン後方移動．微量の蛍光標識分子（図では Alexa568 標識ファロイジン）を生きた細胞内に導入すると，蛍光分子は内在性（無標識）のアクチン線維中にランダムに挿入されるため，蛍光強度にばらつきが生じ粒状のシグナル（スペックル）を形成する．このスペックルの出現・消失・移動を高感度 CCD カメラで追跡することで，線維全体の移動や重合・脱重合が解析できる．(b) 1 本の糸状仮足（(a) の白枠内）における蛍光スペックルの経時変化．スペックルの逆行性移動（アクチン後方移動）が観察される（矢頭）．

性が制御され，アクチン線維を切断することで重合可能なプラス端を露出させる．脱重合した ADP 結合型単量体アクチンは，プロフィリン (profilin) のはたらきによって ADP が ATP に交換され，重合に再利用できる形になる．このような成長円錐周辺部でのアクチン線維の動態が，成長円錐前方移動の直接的な牽引力を提供していると考えられている．

6.3.2　微小管

微小管は単量体チューブリン (tubulin) の重合体である．細胞体から成長円錐中心部までの軸索内部には多数の微小管が束状になって密に存在し，周辺部ではその束がほどけるように放射状に広がっている．微小管は軸索および成長円錐の形態を保持するだけでなく，成長円錐の機能発現に必要な構成要素（膜成分，タンパク質，mRNA 等）を細胞体から成長円錐へと輸送する足場を提供している．この微小管依存性輸送は，キネシン (kinesin) 等のモータータンパ

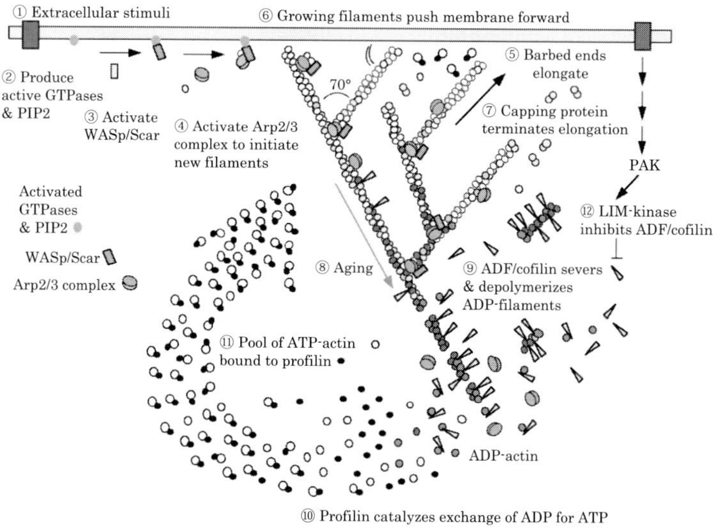

図 6.5 アクチン結合タンパク質によるアクチン線維の動態制御 (Pollard & Borisy, 2003)
移動する細胞の先導端や成長円錐周辺部のアクチン線維は，各種アクチン結合タンパク質の協調的なはたらきによって空間特異的に制御されている．①細胞外からのシグナルが受容体を活性化する．②受容体からのシグナルによって活性化された Rho ファミリータンパク質と PIP2 により，③WASp/Scar が活性化される．④WASp/Scar は，Arp2/3 複合体と ATP 結合型単量体アクチンを既存のアクチン線維上に結合させ，⑤Arp2/3 が起点となって新たなアクチン線維が重合・伸長する．⑥アクチン重合により形質膜は前方へ押し出される．⑦キャッピングプロテインがプラス端に結合することでアクチン重合は停止する．⑧アクチンに結合した ATP は，アクチン線維内での時間経過とともに加水分解され ADP に変化する．⑨ADF/コフィリンは ADP 結合型アクチン線維を切断する．⑩プロフィリンは ADP 結合型単量体アクチンの ADP を ATP に置換する過程を触媒し，⑪ATP 結合型単量体アクチン－プロフィリン複合体は次の重合に利用される．

ク質のはたらきによる (Hirokawa & Takemura, 2005)．さらには，小胞体等の細胞内小器官の局在も微小管に大きく依存している．これらのことから，微小管の動態および空間的分布は，成長円錐の機能および運動制御にきわめて重要な意味を持つ．

アクチン線維と同様に微小管も極性を持ち，軸索中の微小管の束は細胞体側にマイナス端，成長円錐の先端側にプラス端を向けている．軸索内部の微小管は運動性の低い安定重合体である．その一方で，中心部から伸びる微小管プラス端は，周辺部において激しく重合・崩壊を繰り返し（動的不安定性）ながら徐々にその長さを延長してゆく (Schaefer et al., 2002a; Carvalho et al., 2003)（図 6.6)．その結果，前方に移動した周辺部を後方から押し埋めるように新たな中心部が形成される．アクチン同様にチューブリンもそれ自体に重合能を持つ．

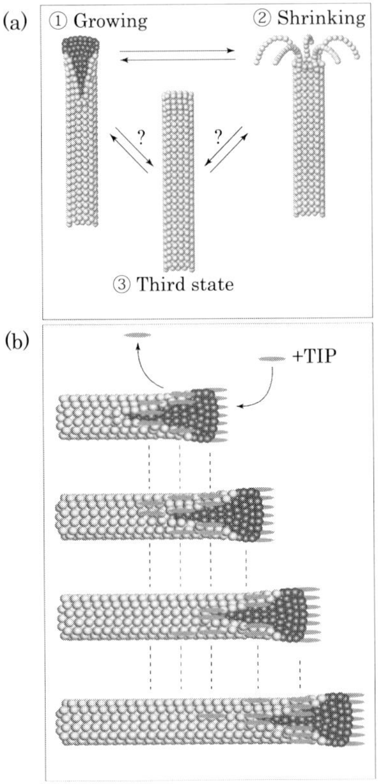

図 **6.6**　微小管の重合と崩壊 (Carvalho et al., 2003)

(a) 微小管プラス端の動的不安定性．①重合中の微小管プラス端．長軸方向に並ぶチューブリンプロトフィラメントのシートが丸まるように閉じていく．②脱重合（崩壊）中の微小管プラス端．縦軸方向に並んだ個々のプロトフィラメントが反りながら脱落する．③管を閉じた状態の微小管プラス端は，①②両者の中間状態であると想定されている．(b) 微小管プラス端集積因子 (+TIP) は，単量体チューブリンの重合と同時に微小管プラス端に結合する．その後のさらなるチューブリン重合により，プラス端から後方にシフトしたプラス端集積因子は速やかに微小管から解離する．このようにして，プラス端集積因子は伸長する微小管先端にのみ特異的に集積する．

プラス端で重合に使われる単量体チューブリンはすべて GTP 結合型で，微小管に取り込まれてからわずかに遅れて GTP は GDP に加水分解される．すなわち重合した微小管の大部分は GDP 結合型で，先端部のみが GTP 結合型である．GTP 結合型チューブリンがプラス端に存在する間は微小管の構造は維持されるが，ひとたび GTP 加水分解のスピードが重合のスピードを上回り GDP 結合型が露出すると，微小管は構造を維持できなくなり崩壊が起きる．

最近になって，細胞内で微小管の重合・崩壊を制御するチューブリン結合タンパク質が次々と報告されている．たとえばCRMPは，単量体チューブリンと複合体を形成して重合能を高める (Charrier et al., 2003)．一方スタスミン (stathmin)/SCG10は，単量体チューブリンと複合体を形成することで重合能を奪い，間接的に微小管の崩壊を促進する (Grenningloh et al., 2004)．さらには，伸長する微小管先端にのみ特異的に集積する分子群として，CLIP170, MAST/Orbit，ダイニン (dynein)，EB1，APC等の微小管プラス端集積因子 (+TIP) が発見されている (Carvalho et al., 2003; Akhmanova & Hoogenraad, 2005)．これらは，新たな単量体チューブリンの重合と同時に微小管プラス端に結合し数秒後に解離するため，伸長する微小管の先端のみに局在する．微小管プラス端集積因子は，多くの場合微小管を安定化する作用を持つと考えられる（図6.6 (b)）．

6.3.3 アクチン線維と微小管の相互作用

成長円錐周辺部に広がった微小管は，放射状のアクチン束に添うように分布しており，微小管全体はアクチン後方移動に乗って中心部へと押し戻されている (Schaefer et al., 2002a)（図6.7）．すなわち周辺部におけるアクチン線維と微小管には構造的な相互作用がある (Fuchs & Karakesisoglou, 2001)．アクチン線維と微小管を架橋する分子としては，Shot, Dpod-1等の分子が同定されている．ShotはN末端にアクチン線維結合ドメイン，C末端に微小管結合ドメインを持つタンパク質で，ショウジョウバエにおけるShotの欠損は軸索伸長異常を引き起こす (Lee & Kolodziej, 2002)．一方Dpod-1の欠損や過剰発現個体では，軸索伸長は維持されるが，その走行に乱れが生じる (Rothenberg et al., 2003)．また活性型Rac1/Cdc42の標的タンパク質であるIQGAP1は，微小管プラス端集積因子CRIP170と直接結合することで微小管を特定の領域のアクチン線維上に捕捉する (Fukata et al., 2002)．最近では，アクチン線維の動態を制御することでよく知られているRhoファミリータンパク質が，微小管の動態制御にも直接関与していることが次々と明らかになっている．たとえばRac1/Cdc42は，PAKを活性化してスタスミンを抑制することで微小管を安定化しうる (Wittmann et al., 2004)．また逆に，微小管プラス端集積因子APCによるRac1の活性化 (Kawasaki et al., 2000) のように，微小管によっ

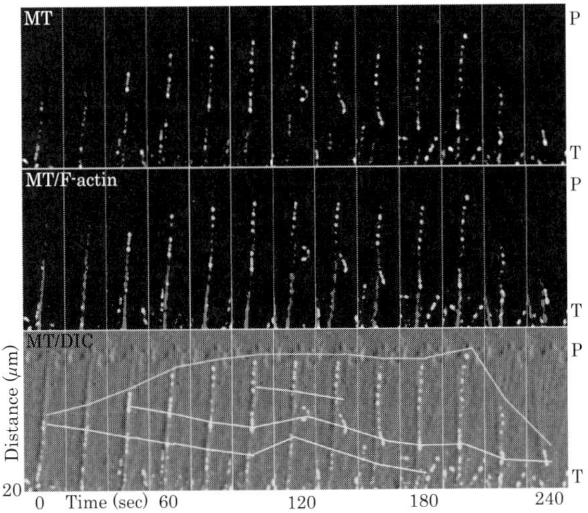

図 **6.7**　成長円錐周辺部でのアクチン線維と微小管の相互作用 (Schaefer et al., 2002a)
蛍光スペックル顕微鏡法を用いて可視化されたアメフラシ神経細胞の成長円錐周辺部 (P)—移行帯 (T) におけるアクチン線維—微小管相互作用．微小管 (MT) はロダミン標識チューブリン，アクチン線維 (F-actin) は Alexa594 標識ファロイジンで二重標識された．微小管はアクチン線維束に添って存在し，重合・崩壊により伸縮する．同時に微小管全体は，アクチン線維の後方移動に伴い移行帯へ押し戻されている．

て Rho ファミリータンパク質の活性が制御される例も報告されている．このように，Rho ファミリー・アクチン線維・微小管の 3 者が協調的にはたらくことが，成長円錐の運動性制御に重要であると考えられる．

6.4　神経接着分子

成長円錐の形質膜には接着分子が発現しており，細胞外基質または隣接する細胞との接着を媒介している．神経系に発現する接着分子は，免疫グロブリンスーパーファミリー，カドヘリン (cadherin) ファミリーおよびインテグリン (integrin) ファミリーに分類される（図 6.8）．接着分子は単に静的な細胞接着を媒介するだけでなく，細胞外から細胞内へ（アウトサイド・イン），細胞内から細胞外へ（インサイド・アウト）の情報伝達に関わる双方向性のシグナル分子としても機能する (Juliano, 2002)．接着分子を介した細胞の接着性は，細胞内外からの多様なシグナルによりさまざまな調節を受けている．たとえば，同じ細胞表面上における接着分子多量体の形成は接着性を強化し，細胞外プロテ

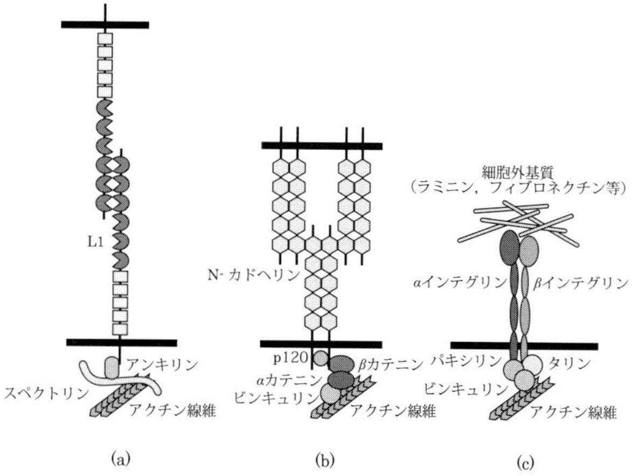

図 **6.8**　神経系に発現する接着分子
(a) 免疫グロブリンスーパーファミリー．(b) カドヘリンファミリー．(c) インテグリンファミリー．

アーゼによる接着分子細胞外領域の切断は接着性を減弱させる．さらには接着分子そのものの細胞内トラフィッキング（接着分子のエンドサイトーシスおよびそれに引き続く遠隔部細胞表面への再挿入）によって，形質膜上の接着分子の発現量が領域依存的に変化することも知られており，このような同一細胞内での接着力の極性化は，細胞移動や神経突起伸長などの動的なプロセスにきわめて重要な役割を果たしている (Kamiguchi & Lemmon, 2000b)（詳細は後述，6.4.4 項参照）．

6.4.1　免疫グロブリンスーパーファミリー

免疫グロブリンスーパーファミリーは，細胞外に免疫グロブリン様ドメインを持つ一回膜貫通型タンパク質で，100 種類以上の分子が属する大きな分子グループを形成している (Walsh & Doherty, 1997; Crossin & Krushel, 2000)．そのうち神経接着分子として同定されたものには，N-CAM，L1，アクソニン (axonin)/TAG1，ファシクリン (fasciclin) 等があり，これらはカルシウム非依存的なホモフィリックおよびヘテロフィリックな結合様式によって，細胞間接着あるいは細胞—細胞外基質間の接着を媒介する．たとえば神経系に発現する代表的な免疫グロブリンスーパーファミリー接着分子 L1 は，6 個の免疫グロブリン様ドメインと5個のフィブロネクチンIII型ドメインからなる細胞外領域を持ち，主に免疫グロブリン様ドメインを介したホモフィリック結合により機能する (Haspel & Grumet, 2003)．またL1は，インテグリンや同じ免疫グロブリンスーパーファミリーに属するアクソニン/TAG1ともヘテロフィリックに結合しうることが知られている．多くの接着分子はその細胞内領域においてリンカー分子を介してアクチン骨格と結合しうるが，L1ファミリー接着分子の場合は，膜近傍とC末端側の2ヵ所の細胞内領域においてアクチン線維と結合する．そのうちのC末端側の領域は，アンキリン (ankyrin) を介してスペクトリン (spectrin)—アクチン線維に結合する．またL1細胞内領域には複数のリン酸化部位が存在し，この領域のリン酸化によりL1—アクチン間結合やL1の細胞内トラフィッキングが調節される (Schaefer et al., 2002b; Nakata & Kamiguchi, 2007)．神経発生期においてL1は，軸索の伸長・投射・束化に深く関与しており，L1遺伝子の変異は皮質脊髄路や脳梁などの軸索路形成不全を伴ったX連鎖性遺伝性水頭症の原因となる (Kamiguchi et al., 1998)．また成体においても，L1は学習・記憶といった脳の高次機能に寄与している (Luthl et al., 1994)．

免疫グロブリンスーパーファミリーには，接着分子として同定されているものの他にもDCC，UNC-40，Robo，Eph等の軸索ガイダンス因子受容体や，最近同定されたBoc(Okada et al., 2006) 等のモルフォゲン受容体が存在する (詳細は後述，6.8節参照)．さらにはFGF受容体等もこのグループに属する．このように，免疫グロブリンスーパーファミリー分子はさまざまな形で神経系の発生に重要な役割を果たしている．

6.4.2　カドヘリンファミリー

N，E，P，R，B型などが含まれる古典的カドヘリンファミリーは，細胞外領域に特有のカドヘリンモチーフの5回繰り返し構造を有する一回膜貫通型タンパク質で，カルシウム依存的なホモフィリック結合様式により細胞間接着を媒介する (Takeichi, 2007)．神経系においては主にN-カドヘリンが発現しており，軸索伸長のみならずシナプス形成や細胞の増殖・分化・運動など，その機能は多岐にわたる．カドヘリンの細胞外領域は同じ細胞の形質膜上で2量体を形成し，これが機能単位となって向かい合う別の細胞上のカドヘリン2量体と結合することで細胞接着を引き起こす．カドヘリン細胞内領域の膜貫通部位に隣接した領域には p120 が，末端側には β カテニン (catenin) あるいは γ カテニンが結合する．β/γ カテニンは α カテニンに結合し，α カテニンはさらにアクチン線維やビンキュリン (vinculin)，α アクチニン (actinin) などと結合し接着を強化する．古典的カドヘリン以外にも，プロトカドヘリン (protocadherin) に代表されるような新たなカドヘリンファミリーに属する分子が多数発見されている (Halbleib & Nelson, 2006).

6.4.3　インテグリンファミリー

インテグリンは α 鎖と β 鎖からなるヘテロ 2 量体の受容体であり，その主なリガンドはラミニン (laminin)，フィブロネクチン (fibronectin)，コラーゲン (collagen) などの細胞外基質である (Hynes, 2002)．他の接着分子ファミリーと同様に，インテグリンもさまざまな生理機能に深く関わっている．インテグリンは 18 分子の α 鎖と 8 分子の β 鎖の組み合わせから少なくとも 24 種類の $\alpha\beta$2 量体が形成され，この $\alpha\beta$ 鎖の組み合わせによって各インテグリンのリガンド特異性が決定される．α 鎖および β 鎖ともに一回膜貫通型糖タンパク質で，α 鎖の細胞外領域の末端部分がリガンド結合部位として機能する．$\alpha\beta$ 鎖間の相互作用はインテグリン—リガンド間の親和性と密接な関係があり，両鎖の膜貫通領域または膜近傍領域どうしが強く結びついた状態ではリガンド親和性は低く，引き離すとインテグリンは活性化される．インテグリン細胞外領域は構造変化を起こすことが知られており，インテグリン—リガンド間親和性はこの構造変化により調節されると考えられている (Takagi et al., 2002).

インテグリン細胞外領域とリガンドとの結合は，ビンキュリン，タリン (talin)，パキシリン (paxillin) 等を介したインテグリン細胞内領域とアクチン束との結合を誘発する．インテグリン—アクチン線維間結合部には，これらの他に活性型 Src や FAK 等多くのチロシンリン酸化を受けた分子が集積する．線維芽細胞などでは，アクチンストレスファイバーの基部にこのような細胞外基質・インテグリン・インテグリン裏打ちタンパク質群の巨大集積構造（直径 2–5 μm）が形成され，これをフォーカルアドヒージョン (focal adhesion) と呼ぶ (Burridge & Chrzanowska-Wodnicka, 1996; Geiger et al., 2001; Lo, 2006)．神経細胞においてはこのような巨大複合体は観察されないが，成長円錐糸状仮足等でのインテグリン接着部では，フォーカルコンプレックス (focal complex) と呼ばれる比較的小さな構造（直径約 1 μm）を介してアクチン線維束と基質とが結合している (Robles & Gomez, 2006; Woo & Gomez, 2006)．このような複合体は，接着力の強化だけでなく，細胞内外へのシグナル伝達，さらには細胞や成長円錐の移動にも重要な役割を担っている．

6.4.4　成長円錐の前進運動を制御する接着分子トラフィッキング

成長円錐に発現する接着分子は，どのような機序で成長円錐の前進運動を生み出すのであろうか？　前述したように，成長円錐周辺部のアクチン線維は，ミオシンモーターの作用により一定の速度で後方移動している．多くの場合，細胞外領域での接着分子のリガンド結合および細胞表面での接着分子クラスタリングは，細胞内領域における接着分子—アクチン線維間結合を誘起する．たとえばインテグリン細胞外領域におけるフィブロネクチンとの結合は，インテグリン細胞内領域と細胞骨格との結合を引き起こす (Felsenfeld et al., 1996)．同様に，ショウジョウバエのL1ホモログであるニューログリアン (neuroglian) におけるリガンド依存性クラスタリングは，ニューログリアン細胞内領域—アンキリン間の結合を引き起こす (Dubreuil et al., 1996)．このような接着分子—アクチン線維間の結合は，接着分子の接着性を増強するとともに，アクチン線維の後方移動により発生した牽引力を細胞外周囲環境に伝達し，その結果として成長円錐が前方に推進されると考えられる（図 6.9）．

ところで，アクチン線維と結合した接着分子は，アクチン後方移動に伴って成長円錐中心部へと運ばれてしまう．したがって，成長円錐の前方移動を恒常的に維持するためには，後方へ移動した接着分子を周辺環境から脱接着し，再び成長円錐先端部へと輸送し再利用することが必要である．たとえばアクチン後方移動とのカップリングにより中心部に到達したL1は，クラスリン (clathrin) 依存的エンドサイトーシスによって膜小胞に取り込まれた後，微小管のガイドによって細胞質内を成長円錐先端部まで輸送され，形質膜に再挿入される (Kamiguchi & Lemmon, 2000a; Kamiguchi & Yoshihara, 2001)．一方インテグリンは，成長円錐形質膜上を中心部から先端部に向かって順行性に移動しうる (Grabham & Goldberg, 1997) ことから，エンドサイトーシス非依存的な接着分子リサイクル機構も存在すると考えられる．このように，成長円錐内における接着分子

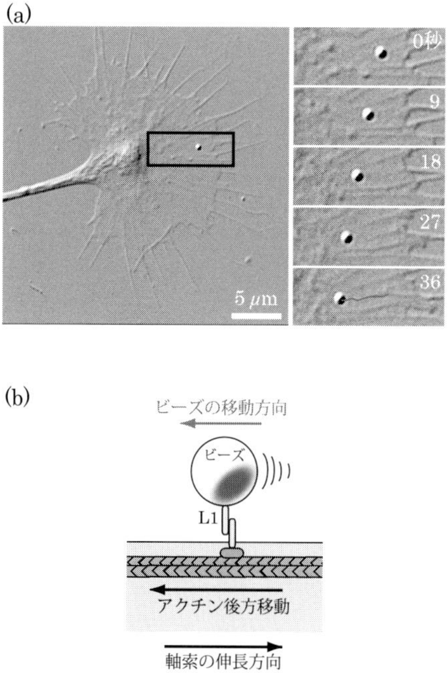

図 6.9　成長円錐周辺部における接着分子 L1 とアクチン後方移動との連結

(a) 神経接着分子 L1 コートを施した微小基質（ビーズ）を光ピンセットにより成長円錐周辺部に乗せ，その移動を解析した．右は黒枠内の経時変化像．周辺部に置かれたビーズは逆行性に中心部へ向かって移動した．(b) ビーズ移動の概念図．L1 コートされたビーズは，L1—L1 ホモフィリック結合により成長円錐形質膜上に繋留される．形質膜上の L1 細胞内領域はクラッチ分子を介してアクチン線維と結合し，その結果ビーズはアクチン後方移動と連結し逆行性に移動する．

トラフィッキングは，成長円錐の前方移動にきわめて重要な役割を担っている．

6.5　細胞外環境

6.5.1　細胞外基質

細胞外の空間を充塡し，細胞接着における足場の役割を果たす細胞外基質成分には，コラーゲン，プロテオグリカン (proteoglycan)，ヒアルロン酸 (hyaluronic acid)，フィブロネクチン，ラミニン等のタンパク質が含まれる (Kleinman et al., 2003)．多くの細胞外基質タンパク質は複数の機能ドメインを持つ巨大分子であり，主にインテグリンファミリー接着分子を受容体として細胞内のアクチン骨格やシグナル伝達系に作用し，細胞運動や神経突起伸長に影響を及ぼす．ラミニンは，神経突起の伸長活性を持つ代表的な細胞外基質分子としてよく研究されている．たとえばニワトリ網膜神経節細胞の成長円錐は，ラミニン受容体である $\alpha 6\beta 1$ インテグリンを発現しており，ラミニンに富んだ経路を速い速度で伸長する (de Curtis & Reichardt, 1993)．ラミニンの発現が低い視蓋に到達すると，$\alpha 6\beta 1$ インテグリンの発現が低下し軸索伸長速度も低下する．このように，神経接着分子のみならず，そのリガンドである細胞外基質も成長円錐の運動性に深く関与している．

6.5.2　細胞外プロテアーゼ

接着分子を媒介した細胞の接着性は，ADAM(a disintegrin and metalloproteinase) ファミリー，MMP(matrix metalloproteinase) ファミリー等の細胞外プロテアーゼによって負の制御を受ける (Chang & Werb, 2001)．これらは細胞外に分泌され，細胞外基質や接着分子の細胞外領域を分解することで細胞の接着力を減弱させる．細胞移動や神経突起伸長にも細胞外プロテアーゼは深く関与している．たとえばスライス培養系において，脊髄後根神経節細胞の軸索伸長は MMP2 処理によって促進される (Zuo et al., 1998)．この現象は，コンドロイチン硫酸プロテオグリカン (chondroitin sulfate proteoglycan) が MMP2 により分解されることでラミニンが露出することによると考えられる．また，成長円錐における前後方向の接着性の勾配形成においても，中心部での接着分子の脱接着に細胞外プロテアーゼが関与している可能性が考えられる．このように，成長円錐は単に細胞外環境を受容するだけでなく，機能分子を分泌し積極的に外環境を変化させることによっても自らの運動性を制御しうる．

6.6　細胞膜

6.6.1　膜トラフィッキング

軸索の伸長は細胞表面積の拡大を伴う現象である．すなわち，軸索伸長の第 1 段階である周辺部の拡大には，アクチン骨格の前方への突出だけでなく，突出したアクチン骨格を覆う形質膜の拡大も必須である．軸索伸長に必要な膜成分は細胞体で生成され，膜小胞の形で微小管依存性順行性軸索輸送により成長円錐まで運ばれた後，エキソサイトーシスにより形質膜に挿入される (Craig et al., 1995)．また形質膜に発現する膜タンパク質も膜小胞により輸送されるため，エキソサイトーシスは単に膜表面積の拡大のみならず，成長円錐形質膜上での機能分子発現にも重要な意味を持つ．一般に，エキソサイトーシスはSNAREタンパク質により制御されている (Kimura et al., 2003)．すなわち，形質膜上に存在するt-SNARE分子と小胞膜上のv-SNARE分子が結合し複合体をつくることで小胞膜と形質膜が融合する．t-SNAREの1つであるシンタキシン (syntaxin) を選択的に機能阻害すると，成長円錐内に巨大空胞が蓄積し軸索伸長が阻害される (Igarashi et al., 1996)．神経突起伸長に関わるv-SNAREタンパク質としては，VAMP7が同定されている (Martinez-Arca et al., 2000)．その一方で，成熟シナプスにおいて調節性の神経伝達物質放出を制御するVAMP2は，突起伸長自体には寄与しないが成長円錐の誘引性旋回運動に必要である (Tojima et al., 2007)．

また成長円錐では，エキソサイトーシスだけでなくエンドサイトーシスも頻繁に起こっている．反発性軸索ガイダンス因子セマフォリン (semaphorin)（詳細は後述，6.8.2項参照）に対する成長円錐の崩壊は形質膜エンドサイトーシスを伴う現象で，エンドサイトーシスされた膜成分は細胞体に向かって逆行性に運ばれる (Fournier et al., 2000)．さらには，成長円錐部でのエンドサイトーシスにより生じた膜小胞が再び成長円錐の形質膜にエキソサイトーシスされることも報告されており (Diefenbach et al., 1999)，このような局所膜トラフィッキングシステムも，成長円錐の運動に寄与していることが予想される．接着分子の膜小胞を介したトラフィッキングについてはすでに述べたが，多くの軸索ガイダンス因子受容体や神経栄養因子受容体等の形質膜発現も，同様の膜トラフィッキングシステムにより調節されていることが知られている (Chen et al., 2005; Bartoe et al., 2006)．最近になって，エンドサイトーシスされた形質膜成分を神経突起形成部位に限定的に輸送する分子としてプロトルーディン (protrudin) が同定された (Shirane & Nakayama, 2006)．プロトルーディンはNGF刺激によりリン酸化され，Rab11と結合することで膜輸送を制御する．神経細胞におけるプロトルーディンの発現抑制は神経突起形成を阻害し，非神経細胞でのプロトルーディンの過剰発現は神経突起様の突起形成を誘発する．

6.6.2　脂質ラフト

脂質ラフト (lipid raft) は，飽和脂肪酸を含むスフィンゴ脂質とコレステロールに富む細胞膜上のミクロドメインであり，生化学的には非イオン性界面活性剤存在下かつ低温で不溶性の膜成分として回収される．脂質ラフトは，飽和脂肪酸の性質により他の領域と比較して流動性が低く，さらにコレステロールとスフィンゴ脂質との高い親和性によって高度にパッキングされている．このような膜の性質により，脂質ラフトには受容体をはじめとする機能分子が多数集積されており，シグナル伝達・物質輸送の窓口として機能する (Golub et al., 2004)．すなわち，複数の分子による一連のシグナル伝達カスケードを形成する場合，必要な分子群を脂質ラフト内に集合させることでそれらが相互作用する確率を高め，一連の反応を速やかに行うことができると考えられている．

これまでに，膜を介したシグナル伝達や細胞接着，細胞内小胞輸送などに脂質ラフトが関与していることが明らかになっている．SNARE タンパク質群も脂質ラフトに集積しており，膜小胞のエキソサイトーシス，エンドサイトーシスも脂質ラフト依存性の過程である (Allen et al., 2007)．神経軸索伸長における脂質ラフトの関与も報告されている (Nakai & Kamiguchi, 2002)．接着分子 L1 および N-カドヘリンは脂質ラフト内外に存在し，成長円錐局所での脂質ラフト破壊によって，L1 および N-カドヘリン依存性の突起伸長は阻害される．その一方で，β1 インテグリンは脂質ラフトに存在せず，ラミニン基質上でのインテグリン依存性軸索伸長は脂質ラフト破壊により阻害されない．さらに，脂質ラフトが成長円錐の旋回運動に必要であることも報告されている (Guirland et al., 2004)．このように，脂質ラフトは膜を介したトラフィッキングやシグナル伝達の場を提供することで，成長円錐の運動性に関与すると思われる (Kamiguchi, 2006)．

6.7　成長円錐の前進運動を生み出す分子機序

成長円錐の前進運動は，これまでに解説したさまざまな機能分子群が協調的にはたらくことで生み出される．成長円錐の前方移動は大きく次の 5 段階の過程に要約できる．①アクチン重合および形質膜成分の挿入による成長円錐先端部の突出．②突出した先端部での接着分子と周辺環境との接着．③接着分子とアクチン線維後方移動との結合による成長円錐の前方移動．④成長円錐中心部へ移動した接着分子の周辺環境からの脱接着．⑤成長円錐後部から先端部への接着分子のリサイクル．これら 5 段階の過程が連続的に繰り返されることにより，成長円錐が前方に移動し軸索が伸長する（図 6.10）．この他にも，突起伸長に必要な膜成分や機能分子は微小管依存性の順行性軸索輸送によって成長円錐に供給される．

このような成長円錐の前方移動のしくみを自動車の走行に喩えると，エンジンの役割を果たすのがアクチン線維の動態（重合・脱重合・後方移動）であり，タイヤの役割を果たすのが周辺環境と接着している接着分子である．成長円錐内においてクラッチの役割を果たす分子の実体およびその着脱制御機構については不明な点が多いが，最近になって，成長円錐の移動を生み出すアクチン線維—L1 間クラッチ分子としてシューティン (shootin) が同定された (Shimada et al., 2008)．同様に，アンキリンやカテニンといったリンカー分子もクラッチとしてはたらくと考えられる (Nishimura et al., 2003)．

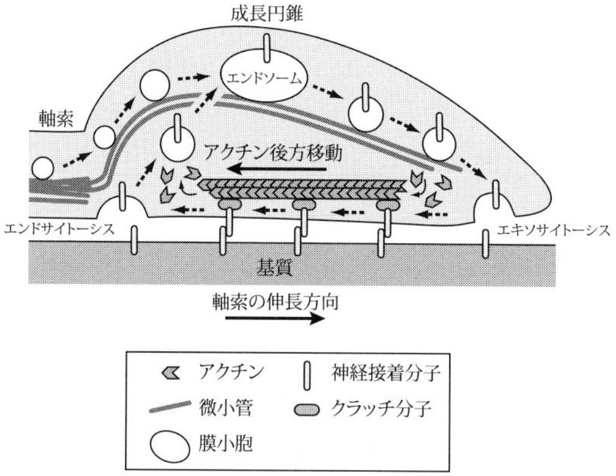

図 6.10 成長円錐の前進運動を生み出す分子機序

後方移動しているアクチン線維がクラッチ分子を介して接着分子に結合することで，アクチン後方移動の力は成長円錐の前進運動に変換される．アクチン後方移動により成長円錐後方へと移動した接着分子は，基質から脱接着し，エンドサイトーシスによって細胞内に取り込まれた後，微小管依存性順行性膜輸送により先端部に運ばれ再利用される．これらの過程を連続的に繰り返すことで，成長円錐は前方へ進んでゆくと考えられる．また，細胞体で合成された突起伸長に必要な膜成分や機能分子は，微小管依存性順行性軸索輸送によって成長円錐に供給される．

この分子クラッチモデルに従うと，成長円錐の移動速度を規定する主な素要因として，①アクチン後方移動の速度，②アクチン線維―接着分子間クラッチの結合効率，③接着分子のリサイクル速度・効率，の 3 点が挙げられる．すなわち，周辺環境に応じた成長円錐の移動速度の変化は，環境因子受容体のシグナル下流において，これら 3 要因のいずれかに変化が生じた結果と解釈することができる．たとえば，ガイダンス因子からのシグナルによってアクチン線維―接着分子間クラッチが解離すれば（要因②の変化），前進していた成長円錐は停止することになる．軸索ガイダンスにおいて重要な現象である成長円錐の旋回運動も，上記 3 要因いずれかの変化の結果として説明しうる．旋回を誘発するシグナルは，たとえばガイダンス因子の濃度勾配のように，必ず空間的な情報を内包している．成長円錐も空間的な広がりを持つ構造体であり，濃度勾配を持った外界のシグナルは成長円錐内の領域依存的な速度変化を誘発すると考え

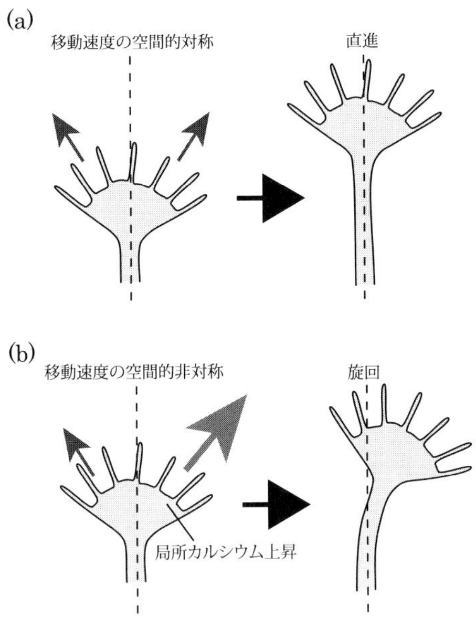

図 6.11　成長円錐の旋回運動の概念図

成長円錐は空間的な広がりをもった構造であるため，領域ごとに前進速度が独立に決定されうる．前進速度が成長円錐の進行方向（点線）に対して対称な場合は直進 (a)，前進速度の非対称が生じると旋回 (b) が誘発される．(b) のように，成長円錐右側に発生したカルシウムシグナルが前進速度を上昇させた場合は，成長円錐はシグナルが起きた側へ旋回すると考えられる．

られる．その結果として，成長円錐の前進速度の空間的非対称が生じれば，成長円錐全体は旋回運動を呈することになる（図 6.11）．

6.8　軸索ガイダンス因子とその受容体

正確な神経回路を形成するためには，軸索はただ単に伸長するだけでなく，適切な経路を選択し最終的に標的細胞に正しく投射する必要がある．成長円錐には，細胞外の多種多様な環境を感知しそれに応じて自らの移動方向を転換させる能力が備わっている (Plachez & Richards, 2005)．軸索ガイダンス因子は，発生過程の組織内に領域特異的に（時には濃度勾配を持って）存在することで成長円錐に空間情報を提供し，成長円錐を正しい標的に誘導する分子として定義できる．

生体内における軸索ガイダンス因子は多種多様であるが，大きく 4 つの作用様式に分類される (Tessier-Lavigne & Goodman, 1996)（図 6.12）．細胞外基質や細胞膜に発現し接触を介して近距離に作用する接触性因子と，分泌性でその濃度勾配によって長距離に作用する拡散性因子，そしてそのそれぞれに対して誘引因子と反発因子が存在する．生体内ではこれら 4 種類のガイダンス因子が協調的にはたらくことで軸索を正しい標的へ導くと考えられる (Yamamoto et al., 2002)．接触性反発因子に両脇を縁取られた接触性誘引因子の基質上を，

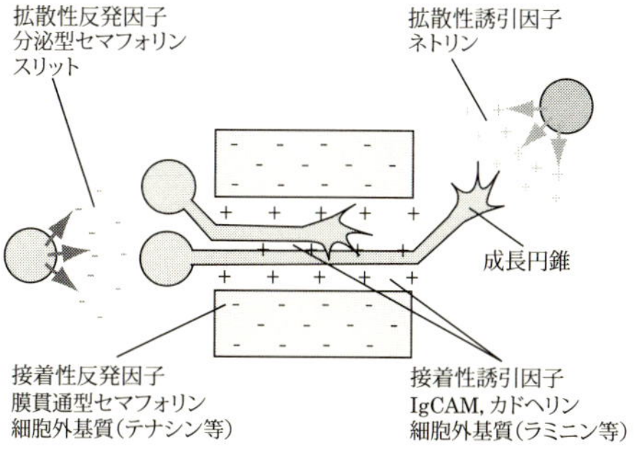

図 6.12　軸索ガイダンス因子の分類 (Tessier-Lavigne & Goodman, 1996 より改変)
軸索ガイダンス因子は，接触性誘引因子，接触性反発因子，拡散性誘引因子，拡散性反発因子の 4 種類に分類される．生体内ではこれら 4 種類のガイダンス因子が協調的にはたらくことで成長円錐を正しい標的へ導く．

拡散性反発因子から遠ざかりながら拡散性誘引因子濃度の高い方向へ移動する，といった具合である．接触性因子には，ラミニン，フィブロネクチン等の細胞外基質分子に加えて，カドヘリン，L1 等の神経接着分子，さらには膜貫通型セマフォリン，エフリン (ephrin) 等のファミリーがある．拡散性因子としては，ネトリン (netrin)，分泌型セマフォリン，Slit 等のファミリーが存在する．実際にはこの分類は明確なものではなく，たとえば拡散性因子ネトリンは接触性

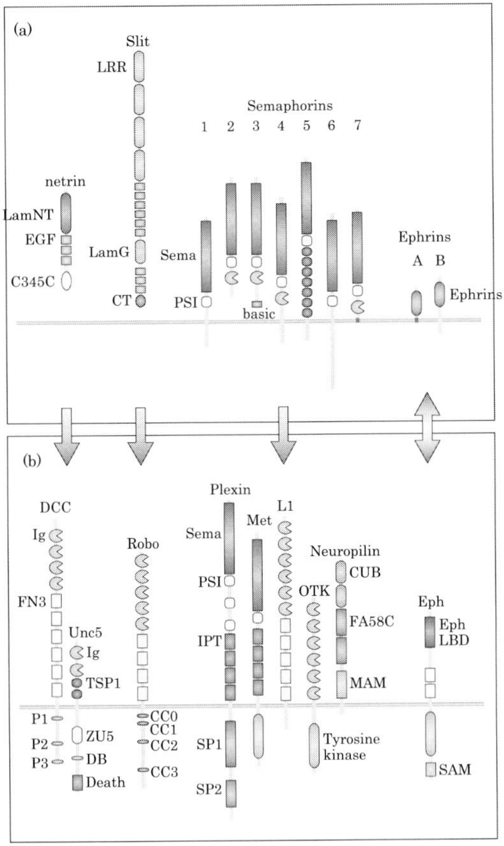

図 6.13　代表的な軸索ガイダンス因子とその受容体 (Dickson, 2002)

ネトリン受容体として DCC と UNC-5，Slit 受容体として Robo，セマフォリン受容体としてプレキシンとニューロピリン，エフリン受容体として Eph が同定されている．セマフォリン受容体としては，プレキシンとニューロピリン以外の分子（接着分子 L1 等）も機能する．

因子ラミニンのC末端側と相同性を持っており，基質に付着することで接触性因子としてはたらきうる (Baker et al., 2006)．成長円錐には個々の軸索ガイダンス因子に対する特異的な受容体ファミリーが存在しており (Dickson, 2002)（図6.13)，受容体の形質膜発現は軸索ガイダンス因子に対する成長円錐の感受性を規定する．さらに興味深いことに，成長円錐には同一のガイダンス因子に対する反応性（誘引/反発）を場所や時期に応じて切り替える機構が備わっている (Song & Poo, 1999).

6.8.1　ネトリン

ネトリンは，細胞外基質タンパク質ラミニンのγ鎖の一部と相同性を有する分泌性タンパク質で，Tessier-Lavigneのグループによって脊髄交連神経軸索を誘引する分子として同定された (Kennedy et al., 1994)．発生期の脊髄においてネトリン-1は底板から分泌されており，交連神経軸索を誘引し運動神経軸索を反発する典型的な両方向性軸索ガイダンス因子としてはたらく (Serafini et al., 1996; Barallobre et al., 2005)（図6.14)．ネトリン-1ノックアウトマウスでは，脊髄交連神経軸索の走行異常のみならず，脳梁，前交連，海馬交連等，中枢神経の交連形成にも異常が見られる (Barallobre et al., 2000).

ネトリン受容体としてはDCCとUNC-5（哺乳類ではUNC-5h）が同定されており，これらはいずれも免疫グロブリンスーパーファミリーに属する．DCCは4つの免疫グロブリン様ドメインと6つのフィブロネクチンIII型リピートからなる細胞外領域と，短い細胞内領域から構成される (Keino-Masu et al., 1996)．UNC-5は細胞外に2つの免疫グロブリン様ドメインと2つのトロンボスポンジンI型ドメインを持ち，細胞内にZO-1相同ドメインとデスドメインを持つ (Leonardo et al., 1997)．ネトリン-1に対する成長円錐の反応性はこれら2種類の受容体の発現パターンに依存しており，DCCのみの発現では誘引，DCCとUNC-5が共発現し形質膜上で受容体へテロダイマーを形成すると反発を呈する (Hong et al., 1999).

6.8.2　セマフォリン

代表的な反発性軸索ガイダンス因子であるセマフォリンファミリーは，分泌型のほかに膜貫通型，GPIアンカーによる膜結合型が知られており，8つのサ

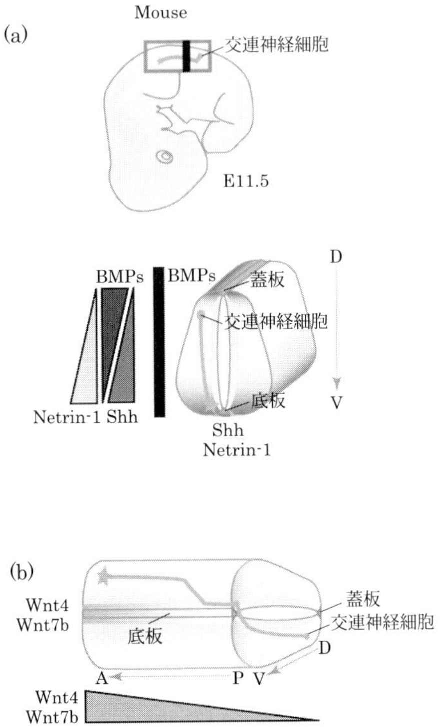

図 **6.14**　モルフォゲンによる脊髄交連神経軸索ガイダンス (Zou & Lyuksyutova, 2007 より改変)

(a) 脊髄交連神経軸索の成長円錐は，脊髄蓋板から分泌される BMP により反発され，底板から分泌されるソニックヘジホック (Shh) とネトリン-1 により誘引される．(b) 正中線を越えた交連軸索成長円錐は，脊髄底板に頭尾軸方向に勾配をもって発現する Wnt-4 と Wnt-7b により頭側へ誘引される．

ブグループに分類されている (Tamagnone & Comoglio, 2000)．いずれのグループも，その N 末端に成長円錐の崩壊や反発性旋回運動に重要なセマフォリンドメインを持つ．クラス 3 に属する分泌型の Sema3A は最初に同定されたセマフォリンファミリー分子で，培養神経成長円錐を崩壊させ軸索伸長を抑制する活性を持つ (Luo et al., 1993)．生体内では Sema3A は脊髄神経の走行領域を取り囲むように発現しており (Kolodkin et al., 1993)，Sema3A ノックアウトマウスでは脊髄神経軸索が脱束化しその走行と投射パターンが大幅に乱れる (Taniguchi et al., 1997)．

クラス3セマフォリンに対する受容体としては，ニューロピリン (neuropilin) (Kitsukawa et al., 1997) とプレキシン (plexin)(Takahashi et al., 1999) が同定されている．ニューロピリン-1にはSema3A，Sema3C，Sema3E，Sema3F が (Kolodkin et al., 1997)，ニューロピリン-2にはSema3CとSema3Fが結合する (Chen et al., 1997)．ニューロピリンの細胞内領域は短く，ニューロピリン単独ではSema3Aによる細胞内シグナル伝達を活性化できない．プレキシンはニューロピリンと複合体を形成し，さらにその細胞内領域において別の分子と相互作用することで，クラス3セマフォリン受容のシグナルを細胞内へと伝達する役割を担う (Takahashi et al., 1999)．ニューロピリンとプレキシン以外にも，セマフォリン受容体複合体に含まれる分子が報告されている．たとえば神経接着分子L1は，同じ細胞表面上のニューロピリン-1と細胞外領域どうしで結合しており (Castellani et al., 2002)，L1欠損神経細胞の成長円錐ではセマフォリンに対する反発性が失われる (Castellani et al., 2000)．

6.8.3　Slit

Goodmanのグループによるショウジョウバエ梯子状中枢神経に異常を持つ変異体の系統的スクリーニングにより，軸索の正中交差がまったく形成されない *Commisureless* (*Comm*) 変異体と，交差が過剰に形成される *Roundabout* (*Robo*) と呼ばれる変異体が同定された (Seeger et al., 1993)．*Robo* 変異体では，本来交差しない軸索が交差するのみならず，いったん交差した軸索が何度も交差を繰り返す異常が観察される．この変異体の原因遺伝子 *Robo* は，細胞外に5つの免疫グロブリン様ドメインと3つのフィブロネクチンIII型リピートを持つ免疫グロブリンスーパーファミリータンパク質で，その後の研究により，正中部に発現するSlitと呼ばれる分泌タンパク質に対する受容体であることが明らかになった (Brose et al., 1999; Kidd et al., 1999)．

Slitは4つのロイシンリッチリピートと数個のEGFリピートを持つ反発性ガイダンス因子である．脊椎動物の脊髄においてSlitは底板に発現しており，Roboを発現した運動神経軸索を反発する (Dickson & Gilestro, 2006)．*Comm* 変異体の原因遺伝子 *Comm* は，Roboの形質膜発現を抑制することで，交連軸索が一度だけ正中を交差する経路選択に中心的な役割を果たしていると考えられる (Tear et al., 1996)．すなわち，正中線を越える前の成長円錐はネトリン等の誘引性因子により正中へ誘引されるが，このとき Robo の発現は Comm により抑制されている．ところが，成長円錐が正中線を通過すると Comm の抑制が外れて Robo が発現し，正中に発現している Slit に反発され軸索は二度と正中線を越えることができなくなる．また，Slit 結合により活性化した Robo は，ネトリン受容体 DCC の細胞内領域と直接結合することでネトリンによる誘引シグナルを打ち消すはたらきがあることも報告されている (Stein & Tessier-Lavigne, 2001).

6.8.4　エフリン

受容体チロシンキナーゼ Eph のリガンドであるエフリンは，GPI アンカーによる膜結合型のエフリン A（エフリン A1–A5）と，細胞膜貫通型であるエフリン B（エフリン B1–B3）に分類される (Flanagan & Vanderhaeghen, 1998)．いずれも膜に結合した形で存在するため，エフリンは細胞—細胞間の接触性ガイダンス因子として機能する．受容体である Eph ファミリーは EphA (EphA1–A8) と EphB (EphB1–B4，B6) に大別され，大まかにはエフリン A グループは EphA グループと，エフリン B グループは EphB グループと結合する．Eph は一回膜貫通型タンパク質で，細胞外領域にリガンド結合ドメイン，システインリッチドメインおよび 2 つのフィブロネクチン III 型リピートを持ち，細胞内にはチロシンキナーゼドメインが存在する．興味深いことに，エフリンの Eph 結合によるシグナル伝達は双方向性で，Eph 側だけでなくエフリン側の細胞にもシグナルが誘発される．

エフリンと Eph は，発生過程のさまざまな領域，とくに網膜—視蓋投射系において神経回路形成に重要な役割を果たしている．すなわち，両生類や鳥類では，網膜からの視覚情報は視覚中枢である中脳の視蓋に送られるが，網膜神経節細胞の軸索は網膜内での位置関係を保ったまま，すなわち網膜鼻/耳側の軸索は視蓋後/前部に，網膜背/腹側の軸索は視蓋腹/背側に投射する．このようなトポグラフィックな地図の形成は，エフリンと Eph の発現パターンによって説明できる．たとえばニワトリでは，エフリン A2 が視蓋前側で低く後側で高い勾配を持った発現パターンを示し，その受容体である EphA3 は網膜鼻側に低く耳側に高い勾配の発現パターンを持つ．網膜耳側の軸索はエフリン A2 に対して反発を示すことから，EphA3 を多く発現する軸索ほど視蓋前方で伸長を停止

することになる (Cheng et al., 1995; Nakamoto et al., 1996).

6.8.5 モルフォゲン

初期発生期における未分化な細胞は，特定の領域の細胞群から分泌されたモルフォゲン (morphogen) の濃度勾配を位置情報として受容し，その発生運命を決定する．代表的なモルフォゲンとしては，ヘジホック (hedgehog)，Wnt，TGFβ，BMP などの分泌タンパク質が知られている．最近になって，モルフォゲンが細胞運命決定後の神経細胞に対しては軸索ガイダンス因子として機能するという証拠が次々と挙げられている (Sanchez-Camacho et al., 2005; Zou & Lyuksyutova, 2007)．たとえば，脊髄蓋板から分泌され交連神経等の脊髄背側介在神経細胞への運命決定を司る BMP は，分化した交連神経の軸索に対しては反発性ガイダンス因子として機能する (Augsburger et al., 1999)（図 6.14)．また底板から分泌されるソニックヘジホック (sonic hedgehog) は，ネトリン-1 とともに交連軸索に対する誘引性ガイダンス因子としてはたらく (Charron et al., 2003)．さらに，脊髄には複数の Wnt ファミリー分子も発現しており，頭尾軸方向に勾配を形成する Wnt4 は，正中線を越えた交連軸索が頭側へ向かって伸長するための誘引性ガイダンス因子としてはたらく (Lyuksyutova et al., 2003).

6.8.6 神経栄養因子

NGF，BDNF 等の神経栄養因子は，発生過程において神経細胞の分化，軸索伸長，生存維持などの生理活性を持つ (Huang & Reichardt, 2001)．多くの場合，神経栄養因子は標的細胞から分泌され，それを受容した神経細胞が分化したり軸索を伸長させたりする．また成熟脳においてもシナプス可塑性等の機能に深く関与していることがよく知られている．発生期の生体内において，神経栄養因子が明瞭な濃度勾配を形成しているという決定的な証拠はないが，少なくとも神経栄養因子には軸索をガイドする作用がある (Paves & Saarma, 1997)．NGF は，培養条件下で成長円錐を誘引する作用を持つ因子として最初に報告された分子である (Gundersen & Barrett, 1979)．また発生期の組織内に神経栄養因子に浸したビーズを置くと周辺の軸索がビーズに向かって伸長することも報告されている (Tucker et al., 2001).

6.9　細胞内シグナル伝達経路による成長円錐の運動性決定機構

これまで述べてきたように，細胞外環境には多種多様なガイダンス因子が存在し，成長円錐にはそのそれぞれに対する受容体が存在する．環状ヌクレオチド，カルシウムといったセカンドメッセンジャーは，外界からの複数の情報を統合することで成長円錐の旋回方向を決定し，その情報を下流のシグナル分子に伝達する役割を担う (Song & Poo, 1999; Henley & Poo, 2004; Gomez & Zheng, 2006).

6.9.1　環状ヌクレオチド

成長円錐の誘引・反発を決定する細胞内シグナル伝達機構の理解は，Poo のグループによって開発された実験系（ターニングアッセイ）の適用により著しく進んでいる（図 6.15）．彼らは，培養条件下でガイダンス因子をピペットからパルス状に放出させることでガイダンス因子の濃度勾配を人工的につくり出し，それに対する成長円錐の挙動を観察した．アフリカツメガエル脊髄神経軸索はネトリン-1 の濃度勾配に対して誘引されたが，驚くべきことに cAMP のアンタゴニストである Rp-cAMPS の投与によって，ネトリン-1 は反発因子としてはたらくようになった (Ming et al., 1997)．同様に，BDNF の濃度勾配に対しても成長円錐は誘引され，Rp-cAMPS 処理によって反発に逆転した (Song et al., 1997)．一方，cAMP のアゴニストである Sp-cAMPS の投与によって，本来は反発因子としてはたらく MAG(myelin-associated glycoprotein) に対する反応性は誘引に変化した (Song et al., 1998)．すなわち，多くのガイダンス因子に対する共通の現象として，成長円錐は細胞内 cAMP 濃度が高い状態では誘引され，低い状態では反発されることが明らかになったのである．

さらに最近になって，cAMP のみならず cGMP も旋回方向の決定に重要な役割を果たしていることが報告された (Nishiyama et al., 2003)．ネトリン-1 に対する成長円錐の誘引は，cGMP のアゴニストである 8-Br-cGMP の投与により反発に変化した．すなわち cGMP には，cAMP とは反対にその濃度が高いときには成長円錐を反発させ，低いときには誘引させるはたらきがある．さらに興味深いことには，cAMP のアゴニスト Sp-8-Br-cAMPS と 8-Br-

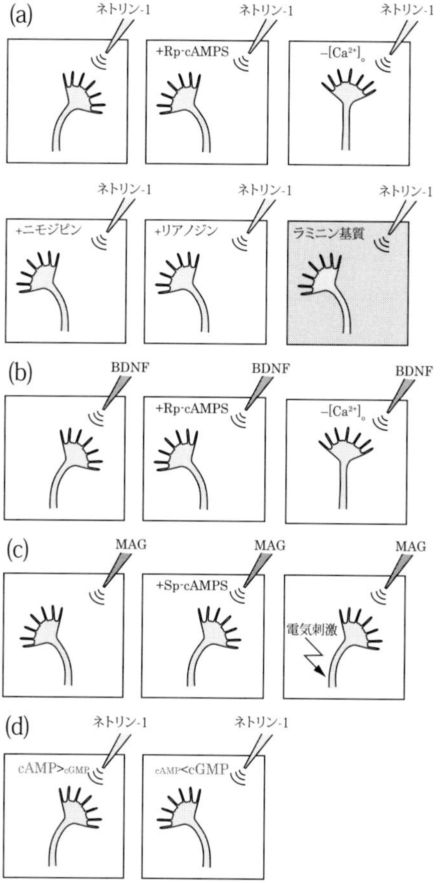

図 6.15　ターニングアッセイにより明らかになった細胞内環状ヌクレオチド・カルシウムによる成長円錐の旋回方向制御

ガイダンス因子をピペットからパルス状に放出させることでガイダンス因子の濃度勾配を人工的に形成できる．(a) 成長円錐は誘引因子ネトリン-1 の濃度勾配に従いピペットのほうに誘引されるが，cAMP のアンタゴニスト Rp-cAMPS によって反発に逆転する．細胞外のカルシウムを除去すると成長円錐は直進するが，L 型電位依存性カルシウムチャネル阻害剤であるニモジピンや，リアノジン受容体阻害剤であるリアノジンの投与により誘引は反発に逆転する．ネトリン-1 はラミニン基質上に培養した成長円錐を反発する．(b)BDNF による成長円錐の誘引も，Rp-cAMPS によって反発に逆転し，細胞外のカルシウム除去によって消失する（直進）．(c)MAG による反発は，cAMP のアゴニスト Sp-cAMPS によって誘引に逆転する．また細胞の電気的興奮によっても，反発は誘引に転換する．(d)cAMP のアゴニスト Sp-8-Br-cAMPS と cGMP のアゴニスト 8-Br-cGMP の同時投与によって細胞内 cAMP/cGMP 濃度比を人為的に操作すると，cAMP 比が高いときにはネトリン-1 は誘引因子として，cGMP 比が高いときには反発因子としてはたらく．

cGMP の両方をさまざまな混合比率で同時投与すると，成長円錐は cAMP 濃度比が高い状態 (cAMP/cGMP=10) ではネトリン-1 に対して誘引され，同濃度 (cAMP/cGMP=1) のときはどちらにも曲がらずに直進，cGMP 濃度比が高い状態 (cAMP/cGMP=0.1) では反発した．この cAMP/cGMP 濃度比と成長円錐の誘引角度には正の相関があった．これらのことから，正反対の作用を持つ cAMP と cGMP とが拮抗的にはたらくことで，成長円錐の旋回方向が決定されることが示唆された．

細胞内の環状ヌクレオチド濃度はさまざまな要因によって変化しうる．cAMP はアデニル酸シクラーゼ (adenylate cyclase)，cGMP はグアニル酸シクラーゼ (guanylate cyclase) によってそれぞれ合成され，ホスホジエステラーゼ (phosphodiesterase) によって速やかに分解される．外界からの多種多様なシグナルはこれらの酵素群を活性化/不活性化し，その結果として細胞内の環状ヌクレオチド濃度が決定される．たとえばネトリン-1 は，可溶性アデニル酸シクラーゼを活性化することで細胞内 cAMP 濃度を上昇させる (Wu et al., 2006)．また BDNF は，ホスホジエステラーゼを抑制することで cAMP 濃度を上昇させる (Gao et al., 2003)．細胞外基質や接着分子も環状ヌクレオチド濃度の決定に関与する．ラミニン基質に培養した成長円錐中の細胞内 cAMP 濃度は低く保たれ，本来誘引因子であるネトリン-1 はラミニン基質上では反発因子としてはたらく (Hopker et al., 1999)．その一方で，L1 または N-カドヘリン基質上に培養した成長円錐では，ラミニン基質上の成長円錐に比較して cAMP 濃度が高く保たれ，この成長円錐は誘引性に旋回する (Ooashi et al., 2005)．さらには神経細胞の電気的活動も cAMP 濃度を上昇させ，MAG に対する反発を一時的に誘引に転換させる (Ming et al., 2001)．この cAMP 濃度上昇は，形質膜の脱分極に伴うカルシウム流入がカルシウム依存性アデニル酸シクラーゼを活性化することによる．cAMP/cGMP の下流では主にプロテインキナーゼ A (cAMP-dependent protein kinase)/プロテインキナーゼ G(cGMP-dependent protein kinase) が機能することも示されており，これら 2 種のリン酸化酵素の標的分子あるいは標的アミノ酸部位の違いにより，成長円錐の誘引/反発という正反対の運動が生み出されると思われる．

6.9.2 カルシウム

古くから，成長円錐におけるグローバルなカルシウムイオン濃度上昇が軸索伸長に対して抑制的にはたらくことが知られていた (Gomez et al., 1995; Gomez & Spitzer, 2000)．成長円錐の誘引・反発の決定においてもカルシウムシグナルはきわめて重要な鍵を握っている．Zheng は，ケージドカルシウム光解離法を用いて，成長円錐の進行方向に対して空間的非対称なカルシウム濃度上昇が，成長円錐の旋回運動を誘発することを示した (Zheng, 2000)．実際に，ネトリン-1 や MAG の濃度勾配に対して成長円錐内に非対称なカルシウム濃度上昇が起きることも観察されている（図 6.16）(Henley & Poo, 2004; Henley et al., 2004)．培養液中のカルシウムを除去することでカルシウム流入をグローバルに阻害すると，多くのガイダンス因子に対する旋回反応は消失し成長円錐は直進する (Ming et al., 1997; Song et al., 1997, 1998)．

最近になって，形質膜上の TRPC チャネル (transient receptor potential canonical channel) からのカルシウム流入がネトリン-1 や BDNF に対する旋回運動に必要であることが明らかになった (Li et al., 2005; Wang & Poo, 2005)．ガイダンス因子受容時には TRPC チャネル以外からもカルシウム流入は起きており，これらは主に旋回方向の決定に寄与すると考えられている．たとえば L 型電位依存性カルシウムチャネル (L-type voltage-dependent Ca^{2+} channel) または小胞体膜上のリアノジン受容体 (ryanodine receptor) を選択的に阻害すると，ネトリン-1 に対する誘引は反発に逆転する (Hong et al., 2000)．

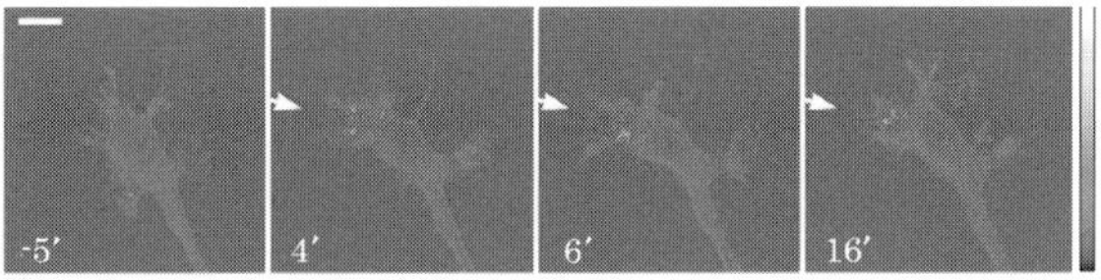

図 6.16 軸索ガイダンス因子受容に応じた成長円錐局所カルシウム濃度上昇 (Henley & Poo, 2004)

カルシウム感受性蛍光色素（オレゴングリーン BAPTA—デキストラン）を注入したアフリカツメガエル脊髄神経細胞の成長円錐の蛍光タイムラプス像．蛍光強度は擬似カラー表示されており，暖色（白）はカルシウムイオン濃度が高く，寒色（青）は低いことを表す．ネトリン-1 の濃度勾配（矢印）に応じた局所カルシウム上昇が観察される．数字はネトリン-1 投与後の時間（分）．スケールバーは 10 μm.

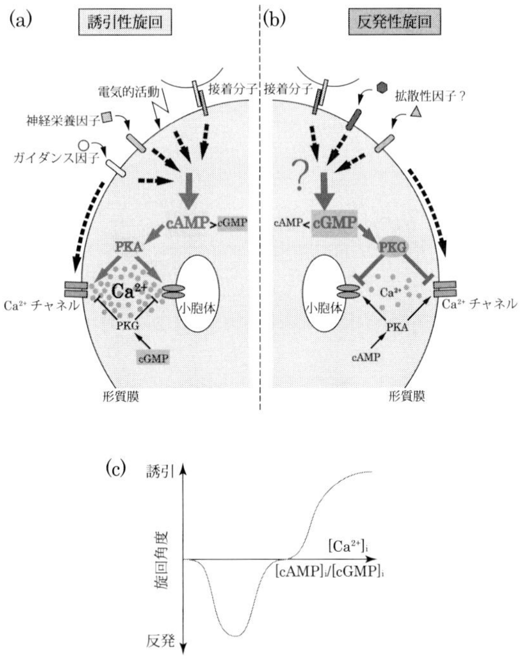

図 6.17　成長円錐の旋回方向決定に関わる細胞内シグナル伝達経路

(a) 誘引性旋回時は，外界からの多種多様なシグナルによって細胞内 cAMP/cGMP 濃度比が高く保たれる．cAMP はプロテインキナーゼ A(PKA) を介して形質膜および小胞体膜上のカルシウムチャネルを活性化し，その結果として高レベルのカルシウム濃度上昇が誘発される．(b) 反発性旋回時は細胞内 cAMP/cGMP 濃度比が低く保たれるが，現在 cGMP 濃度を制御するシグナル伝達経路については不明の点が多い．cGMP はプロテインキナーゼ G(PKG) を介して形質膜および小胞体膜上のカルシウムチャネルを不活性化し，その結果として低レベルのカルシウム濃度上昇が誘発される．(c) ネトリン-1 に対する成長円錐の旋回角度と細胞内環状ヌクレオチド比およびカルシウム濃度との相関．cAMP/cGMP 比が低いときには，ネトリン-1 受容により低レベルのカルシウム上昇が誘発され，成長円錐は反発する．一方 cAMP/cGMP 比が高い時は，ネトリン-1 受容により細胞内外のストアからのカルシウム流入が起こることで高レベルのカルシウム上昇が誘発され，成長円錐は誘引される．

これらの現象は，成長円錐の誘引と反発を誘発するカルシウム濃度の至適範囲の違いによって説明できる．すなわち低/高濃度のカルシウム上昇は，成長円錐局所において前進運動をそれぞれ抑制/促進し，その結果成長円錐全体の運動としては反発/誘引されるというモデルである．その一方で，誘引/反発の決定はカルシウムの絶対濃度ではなく，流入するカルシウムチャネルの種類に依存するというモデルも提唱されている (Ooashi et al., 2005)．このモデルによると，小胞体ストアからのカルシウム放出は誘引性旋回の誘発に十分で，小胞体からのカルシウム放出を伴わないカルシウムシグナルは反発性旋回を誘発する．実際に，ケージドカルシウム光解離によって誘発される誘引性旋回には小胞体膜上のリアノジン受容体からのカルシウム依存性カルシウム放出が必要であり，リアノジン受容体が不活性化した条件下で高濃度カルシウムシグナルを誘発しても誘引性旋回は誘発されない (Ooashi et al., 2005)．このモデルに従うと，各種カルシウムチャネルの近傍に存在するカルシウム感受性分子の種類の違いが，誘引/反発といった正反対の運動を決定する鍵を握っていると考えられる．いずれにしても，cAMP/cGMP の下流においてプロテインキナーゼ A/プロテインキナーゼ G がそれぞれ活性化され，形質膜や小胞体膜上の各種カルシウムチャネルを活性化/不活性化していることが予想される．このように，多種多様なガイダンス因子受容のシグナルは，細胞内で cAMP/cGMP の修飾を受け，最終的に細胞内カルシウムシグナルという形で統合され，誘引または反発という成長円錐の運命が決定すると思われる（図 6.17）．

6.9.3 カルシウムの標的分子

成長円錐で発生した局所カルシウムシグナルは，どのようにして成長円錐の運動性を制御しているのだろうか？ 現在のところ，カルシウムの下流カスケードについては不明の点が多いが，成長円錐にはカルシウムによって機能調節を受けるタンパク質が多数存在する (Henley & Poo, 2004)．神経系に豊富に発現しているカルモジュリン (calmodulin) は，EF-ハンドモチーフと呼ばれるカルシウム結合ドメインを 4 ヵ所持ち，目的のタンパク質に結合することで結合相手の活性を変化させる．カルモジュリンの機能阻害は，生体内での軸索投射異常を誘発し (VanBerkum & Goodman, 1995)，培養系でも成長円錐の旋回運動を消失させることが報告されている (Kuhn et al., 1998)．カルモジュリンの標的分子はリン酸化酵素から構造タンパク質まで広範にわたるが，最近になって，代表的なカルモジュリン標的リン酸化酵素である CaM キナーゼ II(Ca^{2+}/calmodulin-dependent protein kinase II) と脱リン酸化酵素カルシニューリン (calcineurin) が，それぞれ成長円錐の誘引と反発に関与していることが報告された (Wen et al., 2004)．これら 2 種類のシグナル分子が，カルシウム至適濃度の違いによって異なる活性化を受け，共通の標的分子をリン酸化/脱リン酸化することで，誘引/反発といった正反対の成長円錐の挙動が制御されると予測されている．この他にも，プロテインキナーゼ C (Xiang et al., 2002)，アデニル酸シクラーゼ (Ming et al., 2001) 等のシグナル分子もカルシウムにより制御を受ける．また，モータータンパク質ミオシン (Wang et al., 1996; Diefenbach et al., 2002) や，アクチン結合タンパク質ゲルゾリン (gelsolin)(Lu et al., 1997)，接着分子とアクチン線維を架橋するスペクトリン (Sobue & Kanda, 1989) 等もカルシウムの制御を受ける．膜小胞の調節性エキソサイトーシスもカルシウム依存的な過程であり，最新の報告によると，成長円錐片側のカルシウムシグナルにより誘発される VAMP2 依存性エキソサイトーシスは誘引性旋回に必要である (Tojima et al., 2007)．さらには，カルシウム依存性タンパク質分解酵素カルパイン (calpain) が，成長円錐糸状仮足のフォーカルコンプレックス集積タンパク質群を切断することで反発性旋回に関与することも報告されている (Robles et al., 2003)．このように，誘引・反発の引き金となる成長円錐局所カルシウムシグナルは，さまざまな標的分子にはたらきかけることで細胞骨格，膜小胞，接着分子等の動態を再編させ，最終的に成長円錐内の空間依存的な移動速度変化を誘発すると考えられる．

6.9.4　局所タンパク質合成と分解

神経細胞のような形態学的に特殊化した複数のコンパートメントからなる細胞において，機能分子の領域依存的な発現を制御する機構の 1 つとして局所翻訳機構がある (Piper & Holt, 2004; Sutton & Schuman, 2006)．すなわち，細胞内の各領域に局在化された mRNA から局所刺激依存的に翻訳を調節することにより，細胞内の各コンパートメントにおいて独立の機能分子発現が可能になる．タンパク質合成の場である小胞体や，各種機能タンパク質をコードする mRNA，さらにはリボゾーム，翻訳制御因子等のタンパク質合成に必要な分子群はすべて成長円錐に存在しており，放射ラベルアミノ酸の取り込み実験によっても，成長円錐において実際にタンパク質合成が起きていることは古くから報告されていた (Davis et al., 1992)．

Holt のグループは，成長円錐の旋回運動に対する局所翻訳の関与を明らかにした (Campbell & Holt, 2001)．ネトリン-1 に対する旋回は細胞体を切り離した軸索においても維持されたが，この現象はタンパク質合成阻害剤により消失した．すなわち成長円錐の旋回運動は，短期的には細胞体での転写・翻訳を必要とせず，成長円錐での局所翻訳を必要とする．その後の研究により，旋回を誘発するカルシウムシグナルに応じて，空間的非対称な β アクチン mRNA の翻訳が誘発されることも明らかになった (Leung et al., 2006; Yao et al., 2006)．また成長円錐においてはユビキチン—プロテアソーム (ubiquitin-proteasome) 系によるタンパク質分解システムも機能しており，これも旋回運動に関与する (Campbell & Holt, 2001)．このように，カルシウムシグナルの下流では機能分子の活性のみならず発現量自体も調節を受けており，成長円錐内での機能分子発現量の領域差も成長円錐の旋回運動に寄与すると考えられる．

6.10 まとめ

本章では，神経軸索の伸長およびガイダンスを司る分子機序について概説した．成長円錐は細胞体から離れた場所で局所的な外界環境を受容し，細胞体とは独立の運動性を呈する．そのため，軸索伸長の分子機構を理解するためには，成長円錐に限局した領域での機能分子動態を解析する必要がある．さらに成長円錐の旋回運動を理解するうえでは，成長円錐内での機能分子動態の空間的非対称性といった，より詳細な空間情報を踏まえた解析が不可欠である．近年のイメージング技術の目覚しい進歩は，このような特定の機能分子が生きた細胞内の“どこで”，“いつ”，“どのように” はたらくのか，といった時空間情報を正確に踏まえた解析を可能にした．さらには，ケージド化合物光解離法等の顕微鏡下局所分子操作技術をイメージング技法と組み合わせることで，細胞局所で特定の機能分子を活性化/不活性化し，その影響をイメージングすることも可能となった．これらの技術を駆使することで成長円錐運動の分子機序の解明が飛躍的に進んでいる．今後のさらなる研究の進歩により，軸索ガイダンスを司る各種機能分子の時空間的制御機構の全貌が解明され，脊髄損傷や種々の神経疾患に対する再生医療への道が開けることを強く期待する．

参考文献

[1] Akhmanova A and Hoogenraad CC (2005) Microtubule plus-end-tracking proteins: mechanisms and functions. *Curr Opin Cell Biol* **17**: 47–54.

[2] Allen JA, Halverson-Tamboli RA and Rasenick MM (2007) Lipid raft microdomains and neurotransmitter signalling. *Nat Rev Neurosci* **8**: 128–140.

[3] Augsburger A, Schuchardt A, Hoskins S, Dodd J and Butler S (1999) BMPs as mediators of roof plate repulsion of commissural neurons. *Neuron* **24**: 127–141.

[4] Baker KA, Moore SW, Jarjour AA and Kennedy TE (2006) When a diffusible axon guidance cue stops diffusing: roles for netrins in adhesion and morphogenesis. *Curr Opin Neurobiol* **16**: 529–534.

[5] Barallobre MJ, Del Rio JA, Alcantara S, Borrell V, Aguado F, Ruiz M, Carmona MA, Martin M, Fabre M, Yuste R, Tessier-Lavigne M and Soriano E (2000) Aberrant development of hippocampal circuits and altered neural activity in netrin 1-deficient mice. *Development* **127**: 4797–4810.

[6] Barallobre MJ, Pascual M, Del Rio JA and Soriano E (2005) The Netrin family of guidance factors: emphasis on Netrin-1 signalling. *Brain Res Brain Res Rev* **49**: 22–47.

[7] Bartoe JL, McKenna WL, Quan TK, Stafford BK, Moore JA, Xia J, Takamiya K, Huganir RL and Hinck L (2006) Protein interacting with C-kinase 1/protein kinase Calpha-mediated endocytosis converts netrin-1-mediated repulsion to attraction. *J Neurosci* **26**: 3192–3205.

[8] Brose K, Bland KS, Wang KH, Arnott D, Henzel W, Goodman CS, Tessier-Lavigne M and Kidd T (1999) Slit proteins bind Robo receptors and have an evolutionarily conserved role in repulsive axon guidance. *Cell* **96**: 795–806.

[9] Burridge K and Chrzanowska-Wodnicka M (1996) Focal adhesions, contractility, and signaling. *Annu Rev Cell Dev Biol* **12**: 463–518.

[10] Campbell DS and Holt CE (2001) Chemotropic responses of retinal growth cones mediated by rapid local protein synthesis and degradation. *Neuron* **32**: 1013–1026.

[11] Carvalho P, Tirnauer JS and Pellman D (2003) Surfing on microtubule ends. *Trends Cell Biol* **13**: 229–237.

[12] Castellani V, Chedotal A, Schachner M, Faivre-Sarrailh C and Rougon G (2000) Analysis of the L1-deficient mouse phenotype reveals cross-talk between Sema3A and L1 signaling pathways in axonal guidance. *Neuron* **27**: 237–249.

[13] Castellani V, De Angelis E, Kenwrick S and Rougon G (2002) Cis and trans interactions of L1 with neuropilin-1 control axonal responses to semaphorin 3A. *EMBO J* **21**: 6348–6357.

[14] Chang C and Werb Z (2001) The many faces of metalloproteases: cell growth, invasion, angiogenesis and metastasis. *Trends Cell Biol* **11**: S37–43.

[15] Charrier E, Reibel S, Rogemond V, Aguera M, Thomasset N and Honnorat J (2003) Collapsin response mediator proteins (CRMPs): involvement in nervous system development and adult neurodegenerative disorders. *Mol Neurobiol* **28**: 51–64.

[16] Charron F, Stein E, Jeong J, McMahon AP and Tessier-Lavigne M (2003) The morphogen sonic hedgehog is an axonal chemoattractant that collaborates with netrin-1 in midline axon guidance. *Cell* **113**: 11–23.

[17] Chen H, Chedotal A, He Z, Goodman CS and Tessier-Lavigne M (1997) Neuropilin-2, a novel member of the neuropilin family, is a high affinity receptor for the semaphorins Sema E and Sema IV but not Sema III. *Neuron* **19**: 547–559.

[18] Chen ZY, Ieraci A, Tanowitz M and Lee FS (2005) A novel endocytic recycling signal distinguishes biological responses of Trk neurotrophin receptors. *Mol Biol Cell* **16**: 5761–5772.

[19] Cheng HJ, Nakamoto M, Bergemann AD and Flanagan JG (1995) Complementary gradients in expression and binding of ELF-1 and Mek4 in development of the topographic retinotectal projection map. *Cell* **82**: 371–381.

[20] Craig AM, Wyborski RJ and Banker G (1995) Preferential addition of newly synthesized membrane protein at axonal growth cones. *Nature* **375**: 592–594.

[21] Crossin KL and Krushel LA (2000) Cellular signaling by neural cell adhesion molecules of the immunoglobulin superfamily. *Dev Dyn* **218**: 260–279.

[22] Davis L, Dou P, DeWit M and Kater SB (1992) Protein synthesis within neuronal growth cones. *J Neurosci* **12**: 4867–4877.

[23] de Curtis I and Reichardt LF (1993) Function and spatial distribution in developing chick retina of the laminin receptor alpha 6 beta 1 and its isoforms. *Development* **118**: 377–388.

[24] Dent EW and Gertler FB (2003) Cytoskeletal dynamics and transport in growth cone motility and axon guidance. *Neuron* **40**: 209–227.

[25] Dickson BJ (2002) Molecular mechanisms of axon guidance. *Science* **298**: 1959–1964.

[26] Dickson BJ and Gilestro GF (2006) Regulation of commissural axon pathfinding by slit and its Robo receptors. *Annu Rev Cell Dev Biol* **22**: 651–675.

[27] Diefenbach TJ, Guthrie PB, Stier H, Billups B and Kater SB (1999) Membrane recycling in the neuronal growth cone revealed by FM1-43 labeling. *J Neurosci* **19**: 9436–9444.

[28] Diefenbach TJ, Latham VM, Yimlamai D, Liu CA, Herman IM and Jay DG (2002) Myosin 1c and myosin IIB serve opposing roles in lamellipodial dynamics of the neuronal growth cone. *J Cell Biol* **158**: 1207–1217.

[29] dos Remedios CG, Chhabra D, Kekic M, Dedova IV, Tsubakihara M, Berry DA and Nosworthy NJ (2003) Actin binding proteins: regulation of cytoskeletal microfilaments. *Physiol Rev* **83**: 433–473.

[30] Dubreuil RR, MacVicar G, Dissanayake S, Liu C, Homer D and Hortsch M (1996) Neuroglian-mediated cell adhesion induces assembly of the membrane skeleton at cell contact sites. *J Cell Biol* **133**: 647–655.

[31] Felsenfeld DP, Choquet D and Sheetz MP (1996) Ligand binding regulates the directed movement of beta1 integrins on fibroblasts. *Nature* **383**: 438–440.

[32] Flanagan JG and Vanderhaeghen P (1998) The ephrins and Eph receptors in neural development. *Annu Rev Neurosci* **21**: 309–345.

[33] Fournier AE, Nakamura F, Kawamoto S, Goshima Y, Kalb RG and Strittmatter SM (2000) Semaphorin3A enhances endocytosis at sites of receptor-F-actin colocalization during growth cone collapse. *J Cell Biol* **149**: 411–422.

[34] Fuchs E and Karakesisoglou I (2001) Bridging cytoskeletal intersections. *Genes Dev* **15**: 1–14.

[35] Fukata M, Watanabe T, Noritake J, Nakagawa M, Yamaga M, Kuroda S, Matsuura Y, Iwamatsu A, Perez F and Kaibuchi K (2002) Rac1 and Cdc42 capture microtubules through IQGAP1 and CLIP-170. *Cell* **109**: 873–885.

[36] Gao Y, Nikulina E, Mellado W and Filbin MT (2003) Neurotrophins elevate cAMP to reach a threshold required to overcome inhibition by MAG through extracellular signal-regulated kinase-dependent inhibition of phosphodiesterase. *J Neurosci* **23**: 11770–11777.

[37] Geiger B, Bershadsky A, Pankov R and Yamada KM (2001) Transmembrane crosstalk between the extracellular matrix–cytoskeleton crosstalk. *Nat Rev Mol Cell Biol* **2**: 793–805.

[38] Golub T, Wacha S and Caroni P (2004) Spatial and temporal control of signaling through lipid rafts. *Curr Opin Neurobiol* **14**: 542–550.

[39] Gomez TM, Snow DM and Letourneau PC (1995) Characterization of spontaneous calcium transients in nerve growth cones and their effect on growth cone migration. *Neuron* **14**: 1233–1246.

[40] Gomez TM and Spitzer NC (2000) Regulation of growth cone behavior by calcium: new dynamics to earlier perspectives. *J Neurobiol* **44**: 174–183.

[41] Gomez TM and Zheng JQ (2006) The molecular basis for calcium-dependent axon pathfinding. *Nat Rev Neurosci* **7**: 115–125.

[42] Gordon-Weeks PR (2000) *Growth cone morphology and behavior,* in "Neuronal growth cones", Cambridge University Press, Cambridge, pp. 1–27.

[43] Grabham PW and Goldberg DJ (1997) Nerve growth factor stimulates the accumulation of beta1 integrin at the tips of filopodia in the growth cones of sympathetic neurons. *J Neurosci* **17**: 5455–5465.

[44] Grenningloh G, Soehrman S, Bondallaz P, Ruchti E and Cadas H (2004) Role of the microtubule destabilizing proteins SCG10 and stathmin in neuronal growth. *J Neurobiol* **58**: 60–69.

[45] Guirland C, Suzuki S, Kojima M, Lu B and Zheng JQ (2004) Lipid rafts mediate chemotropic guidance of nerve growth cones. *Neuron* **42**: 51–62.

[46] Gundersen RW and Barrett JN (1979) Neuronal chemotaxis: chick dorsal-root axons turn toward high concentrations of nerve growth factor. *Science* **206**: 1079–1080.

[47] Halbleib JM and Nelson WJ (2006) Cadherins in development: cell adhesion, sorting, and tissue morphogenesis. *Genes Dev* **20**: 3199–3214.

[48] Haspel J and Grumet M (2003) The L1CAM extracellular region: a multi-domain protein with modular and cooperative binding modes. *Front Biosci* **8**: s1210–1225.

[49] Henley J and Poo MM (2004) Guiding neuronal growth cones using Ca^{2+} signals. *Trends Cell Biol* **14**: 320–330.

[50] Henley JR, Huang KH, Wang D and Poo MM (2004) Calcium mediates bidirectional growth cone turning induced by myelin-associated glycoprotein. *Neuron* **44**: 909–916.

[51] Hirokawa N and Takemura R (2005) Molecular motors and mechanisms of directional transport in neurons. *Nat Rev Neurosci* **6**: 201–214.

[52] Hong K, Hinck L, Nishiyama M, Poo MM, Tessier-Lavigne M and Stein E (1999) A ligand-gated association between cytoplasmic domains of UNC5 and DCC family receptors converts netrin-induced growth cone attraction to repulsion. *Cell* **97**: 927–941.

[53] Hong K, Nishiyama M, Henley J, Tessier-Lavigne M and Poo M (2000) Calcium signalling in the guidance of nerve growth by netrin-1. *Nature* **403**: 93–98.

[54] Hopker VH, Shewan D, Tessier-Lavigne M, Poo M and Holt C (1999) Growth-cone attraction to netrin-1 is converted to repulsion by laminin-1. *Nature* **401**: 69–73.

[55] Huang EJ and Reichardt LF (2001) Neurotrophins: roles in neuronal development and function. *Annu Rev Neurosci* **24**: 677–736.

[56] Huber AB, Kolodkin AL, Ginty DD and Cloutier JF (2003) Signaling at the growth cone: ligand-receptor complexes and the control of axon growth and guidance. *Annu Rev Neurosci* **26**: 509–563.

[57] Hynes RO (2002) Integrins: bidirectional, allosteric signaling machines. *Cell* **110**: 673–687.

[58] Igarashi M, Kozaki S, Terakawa S, Kawano S, Ide C and Komiya Y (1996) Growth

cone collapse and inhibition of neurite growth by Botulinum neurotoxin C1: a t-SNARE is involved in axonal growth. *J Cell Biol* **134**: 205–215.

[59] Juliano RL (2002) Signal transduction by cell adhesion receptors and the cytoskeleton: functions of integrins, cadherins, selectins, and immunoglobulin-superfamily members. *Annu Rev Pharmacol Toxicol* **42**: 283–323.

[60] Kamiguchi H (2006) The region-specific activities of lipid rafts during axon growth and guidance. *J Neurochem* **98**: 330–335.

[61] Kamiguchi H, Hlavin ML, Yamasaki M and Lemmon V (1998) Adhesion molecules and inherited diseases of the human nervous system. *Annu Rev Neurosci* **21**: 97–125.

[62] Kamiguchi H and Lemmon V (2000a) Recycling of the cell adhesion molecule L1 in axonal growth cones. *J Neurosci* **20**: 3676–3686.

[63] Kamiguchi H and Lemmon V (2000b) IgCAMs: bidirectional signals underlying neurite growth. *Curr Opin Cell Biol* **12**: 598–605.

[64] Kamiguchi H and Yoshihara F (2001) The role of endocytic L1 trafficking in polarized adhesion and migration of nerve growth cones. *J Neurosci* **21**: 9194–9203.

[65] Kawasaki Y, Senda T, Ishidate T, Koyama R, Morishita T, Iwayama Y, Higuchi O and Akiyama T (2000) Asef, a link between the tumor suppressor APC and G-protein signaling. *Science* **289**: 1194–1197.

[66] Keino-Masu K, Masu M, Hinck L, Leonardo ED, Chan SS, Culotti JG and Tessier-Lavigne M (1996) Deleted in Colorectal Cancer (DCC) encodes a netrin receptor. *Cell* **87**: 175–185.

[67] Kennedy TE, Serafini T, de la Torre JR and Tessier-Lavigne M (1994) Netrins are diffusible chemotropic factors for commissural axons in the embryonic spinal cord. *Cell* **78**: 425–435.

[68] Kidd T, Bland KS and Goodman CS (1999) Slit is the midline repellent for the robo receptor in Drosophila. *Cell* **96**: 785–794.

[69] Kimura K, Mizoguchi A and Ide C (2003) Regulation of growth cone extension by SNARE proteins. *J Histochem Cytochem* **51**: 429–433.

[70] Kitsukawa T, Shimizu M, Sanbo M, Hirata T, Taniguchi M, Bekku Y, Yagi T and Fujisawa H (1997) Neuropilin-semaphorin III/D-mediated chemorepulsive signals play a crucial role in peripheral nerve projection in mice.*Neuron* **19**: 995–1005.

[71] Kleinman HK, Philp D and Hoffman MP (2003) Role of the extracellular matrix in morphogenesis. *Curr Opin Biotechnol* **14**: 526–532.

[72] Kolodkin AL, Matthes DJ and Goodman CS (1993) The semaphorin genes encode a family of transmembrane and secreted growth cone guidance molecules. *Cell* **75**: 1389–1399.

[73] Kolodkin AL, Levengood DV, Rowe EG, Tai YT, Giger RJ and Ginty DD (1997)

Neuropilin is a semaphorin III receptor. *Cell* **90**: 753–762.

[74] Kuhn TB, Williams CV, Dou P and Kater SB (1998) Laminin directs growth cone navigation via two temporally and functionally distinct calcium signals. *J Neurosci* **18**: 184–194.

[75] Lee S and Kolodziej PA (2002) Short Stop provides an essential link between F-actin and microtubules during axon extension. *Development* **129**: 1195–1204.

[76] Leonardo ED, Hinck L, Masu M, Keino-Masu K, Ackerman SL and Tessier-Lavigne M (1997) Vertebrate homologues of C. elegans UNC-5 are candidate netrin receptors. *Nature* **386**: 833–838.

[77] Leung KM, van Horck FP, Lin AC, Allison R, Standart N and Holt CE (2006) Asymmetrical beta-actin mRNA translation in growth cones mediates attractive turning to netrin-1. *Nat Neurosci* **9**: 1247–1256.

[78] Li Y, Jia YC, Cui K, Li N, Zheng ZY, Wang YZ and Yuan XB (2005) Essential role of TRPC channels in the guidance of nerve growth cones by brain-derived neurotrophic factor. *Nature* **434**: 894–898.

[79] Lin CH, Espreafico EM, Mooseker MS and Forscher P (1996) Myosin drives retrograde F-actin flow in neuronal growth cones. *Neuron* **16**: 769–782.

[80] Lo SH (2006) Delayed retraction of filopodia in gelsolin null mice. *Dev Biol* **294**: 280–291.

[81] Lu M, Witke W, Kwiatkowski DJ and Kosik KS (1997) Delayed retraction of filopodia in gelsolin null mice. *J Cell Biol* **138**: 1279–1287.

[82] Luo L (2002) Actin cytoskeleton regulation in neuronal morphogenesis and structural plasticity. *Annu Rev Cell Dev Biol* **18**: 601–635.

[83] Luo Y, Raible D and Raper JA (1993) Collapsin: a protein in brain that induces the collapse and paralysis of neuronal growth cones. *Cell* **75**: 217–227.

[84] Luthl A, Laurent JP, Figurov A, Muller D and Schachner M (1994) Hippocampal long-term potentiation and neural cell adhesion molecules L1 and NCAM. *Nature* **372**: 777–779.

[85] Lyuksyutova AI, Lu CC, Milanesio N, King LA, Guo N, Wang Y, Nathans J, Tessier-Lavigne M and Zou Y (2003) Anterior-posterior guidance of commissural axons by Wnt-frizzled signaling. *Science* **302**: 1984–1988.

[86] Martinez-Arca S, Alberts P, Zahraoui A, Louvard D and Galli T (2000) Role of tetanus neurotoxin insensitive vesicle-associated membrane protein (TI-VAMP) in vesicular transport mediating neurite outgrowth. *J Cell Biol* **149**: 889–900.

[87] Medeiros NA, Burnette DT and Forscher P (2006) Myosin II functions in actin-bundle turnover in neuronal growth cones. *Nat Cell Biol* **8**: 215–226.

[88] Ming G, Henley J, Tessier-Lavigne M, Song H and Poo M (2001) Electrical activity modulates growth cone guidance by diffusible factors. *Neuron* **29**: 441–452.

[89] Ming GL, Song HJ, Berninger B, Holt CE, Tessier-Lavigne M and Poo MM (1997) cAMP-dependent growth cone guidance by netrin-1. *Neuron* **19**: 1225–1235.

[90] Nakai Y and Kamiguchi H (2002) Migration of nerve growth cones requires detergent-resistant membranes in a spatially defined and substrate-dependent manner. *J Cell Biol* **159**: 1097–1108.

[91] Nakamoto M, Cheng HJ, Friedman GC, McLaughlin T, Hansen MJ, Yoon CH, O'Leary DD and Flanagan JG (1996) Topographically specific effects of ELF-1 on retinal axon guidance *in vitro* and retinal axon mapping *in vivo*. *Cell* **86**: 755–766.

[92] Nakata A and Kamiguchi H (2007) Serine phosphorylation by casein kinase II controls endocytic L1 trafficking and axon growth. *J Neurosci Res* **85**: 723–734.

[93] Nishimura K, Yoshihara F, Tojima T, Ooashi N, Yoon W, Mikoshiba K, Bennett V and Kamiguchi H (2003) L1-dependent neuritogenesis involves ankyrinB that mediates L1-CAM coupling with retrograde actin flow. *J Cell Biol* **163**: 1077–1088.

[94] Nishiyama M, Hoshino A, Tsai L, Henley JR, Goshima Y, Tessier-Lavigne M, Poo MM and Hong K (2003) Cyclic AMP/GMP-dependent modulation of Ca^{2+} channels sets the polarity of nerve growth-cone turning. *Nature* **423**: 990–995.

[95] Okada A, Charron F, Morin S, Shin DS, Wong K, Fabre PJ, Tessier-Lavigne M and McConnell SK (2006) Boc is a receptor for sonic hedgehog in the guidance of commissural axons. *Nature* **444**: 369–373.

[96] Ooashi N, Futatsugi A, Yoshihara F, Mikoshiba K and Kamiguchi H (2005) Cell adhesion molecules regulate Ca^{2+}-mediated steering of growth cones via cyclic AMP and ryanodine receptor type 3. *J Cell Biol* **170**: 1159–1167.

[97] Paves H and Saarma M (1997) Neurotrophins as *in vitro* growth cone guidance molecules for embryonic sensory neurons. *Cell Tissue Res* **290**: 285–297.

[98] Piper M and Holt C (2004) RNA translation in axons. *Annu Rev Cell Dev Biol* **20**: 505–523.

[99] Plachez C and Richards LJ (2005) Mechanisms of axon guidance in the developing nervous system. *Curr Top Dev Biol* **69**: 267–346.

[100] Pollard TD and Borisy GG (2003) Cellular motility driven by assembly and disassembly of actin filaments. *Cell* **112**: 453–465.

[101] Ramón y Cajal (1890) A quelle epoque apparaissent les expensions des cellules nerveuses de la moelle epinere du poulet? *Anat Anz* **5**: 609–613.

[102] Robles E and Gomez TM (2006) Focal adhesion kinase signaling at sites of integrin-mediated adhesion controls axon pathfinding. *Nat Neurosci* **9**: 1274–1283.

[103] Robles E, Huttenlocher A and Gomez TM (2003) Filopodial calcium transients regulate growth cone motility and guidance through local activation of calpain. *Neuron* **38**: 597–609.

[104] Rothenberg ME, Rogers SL, Vale RD, Jan LY and Jan YN (2003) Drosophila pod-1 crosslinks both actin and microtubules and controls the targeting of axons. *Neuron* **39**: 779–791.

[105] Sanchez-Camacho C, Rodriguez J, Ruiz JM, Trousse F and Bovolenta P (2005) Morphogens as growth cone signalling molecules. *Brain Res Brain Res Rev* **49**: 242–252.

[106] Schaefer AW, Kabir N and Forscher P (2002a) Filopodia and actin arcs guide the assembly and transport of two populations of microtubules with unique dynamic parameters in neuronal growth cones. *J Cell Biol* **158**: 139–152.

[107] Schaefer AW, Kamei Y, Kamiguchi H, Wong EV, Rapoport I, Kirchhausen T, Beach CM, Landreth G, Lemmon SK and Lemmon V (2002b) L1 endocytosis is controlled by a phosphorylation-dephosphorylation cycle stimulated by outside-in signaling by L1. *J Cell Biol* **157**: 1223–1232.

[108] Seeger M, Tear G, Ferres-Marco D and Goodman CS (1993) Mutations affecting growth cone guidance in Drosophila: genes necessary for guidance toward or away from the midline. *Neuron* **10**: 409–426.

[109] Serafini T, Colamarino SA, Leonardo ED, Wang H, Beddington R, Skarnes WC and Tessier-Lavigne M (1996) Netrin-1 is required for commissural axon guidance in the developing vertebrate nervous system. *Cell* **87**: 1001–1014.

[110] Shimada T, Toriyama M, Uemura K, Kamiguchi H, Sugiura T, Watanabe N, and Inagaki N (2008) Shootin1 interacts with actin retrograde flow and L1-CAM to promote axon outgrowth. *J Cell Biol* **181**: 817–829.

[111] Shirane M and Nakayama KI (2006) Protrudin induces neurite formation by directional membrane trafficking. *Science* **314**: 818–821.

[112] Sobue K and Kanda K (1989) Alpha-actinins, calspectin (brain spectrin or fodrin), and actin participate in adhesion and movement of growth cones. *Neuron* **3**: 311–319.

[113] Song H, Ming G, He Z, Lehmann M, McKerracher L, Tessier-Lavigne M and Poo M (1998) Conversion of neuronal growth cone responses from repulsion to attraction by cyclic nucleotides. *Science* **281**: 1515–1518.

[114] Song HJ, Ming GL and Poo MM (1997) cAMP-induced switching in turning direction of nerve growth cones. *Nature* **388**: 275–279.

[115] Song HJ and Poo MM (1999) Signal transduction underlying growth cone guidance by diffusible factors. *Curr Opin Neurobiol* **9**: 355–363.

[116] Stein E and Tessier-Lavigne M (2001) Hierarchical organization of guidance receptors: silencing of netrin attraction by slit through a Robo/DCC receptor complex. *Science* **291**: 1928–1938.

[117] Sutton MA and Schuman EM (2006)Dendritic protein synthesis, synaptic plasticity, and memory. *Cell* **127**: 49–58.

[118] Takagi J, Petre BM, Walz T and Springer TA (2002) Global conformational rearrangements in integrin extracellular domains in outside-in and inside-out signaling. *Cell* **110**: 599–511.

[119] Takahashi T, Fournier A, Nakamura F, Wang LH, Murakami Y, Kalb RG, Fujisawa H and Strittmatter SM (1999) Plexin-neuropilin-1 complexes form functional semaphorin-3A receptors. *Cell* **99**: 59–69.

[120] Takeichi M (2007) The cadherin superfamily in neuronal connections and interactions. *Nat Rev Neurosci* **8**: 11–20.

[121] Tamagnone L and Comoglio PM (2000) Signalling by semaphorin receptors: cell guidance and beyond. *Trends Cell Biol* **10**: 377–383.

[122] Taniguchi M, Yuasa S, Fujisawa H, Naruse I, Saga S, Mishina M and Yagi T (1997) Disruption of semaphorin III/D gene causes severe abnormality in peripheral nerve projection. *Neuron* **19**: 519–530.

[123] Tear G, Harris R, Sutaria S, Kilomanski K, Goodman CS and Seeger MA (1996) Commissureless controls growth cone guidance across the CNS midline in Drosophila and encodes a novel membrane protein. *Neuron* **16**: 501–514.

[124] Tessier-Lavigne M and Goodman CS (1996) The molecular biology of axon guidance. *Science* **274**: 1123–1133.

[125] 戸島拓郎，上口裕之 (2004) 神経軸索ガイダンスを制御する細胞内シグナル伝達のダイナミクス．実験医学 **22**：2130–2135.

[126] Tojima T, Akiyama H, Itofusa R, Li Y, Katayama H, Miyawaki A and Kamiguchi H (2007) Attractive axon guidance involves asymmetric membrane transport and exocytosis in the growth cone. *Nat Neurosci* **10**: 58–66.

[127] Tucker KL, Meyer M and Barde YA (2001) Neurotrophins are required for nerve growth during development. *Nat Neurosci* **4**: 29–37.

[128] VanBerkum MF and Goodman CS (1995) Targeted disruption of Ca^{2+}-calmodulin signaling in Drosophila growth cones leads to stalls in axon extension and errors in axon guidance. *Neuron* **14**: 43–56.

[129] Walsh FS and Doherty P (1997) Neural cell adhesion molecules of the immunoglobulin superfamily: role in axon growth and guidance. *Annu Rev Cell Dev Biol* **13**: 425–456.

[130] Wang FS, Wolenski JS, Cheney RE, Mooseker MS and Jay DG (1996) Function of myosin-V in filopodial extension of neuronal growth cones. *Science* **273**: 660–663.

[131] Wang GX and Poo MM (2005) Requirement of TRPC channels in netrin-1-induced chemotropic turning of nerve growth cones. *Nature* **434**: 898–904.

[132] Waterman-Storer C, Desai A and Salmon ED (1999) Fluorescent speckle microscopy of spindle microtubule assembly and motility in living cells. *Methods Cell Biol* **61**: 155–173.

[133] Wen Z, Guirland C, Ming GL and Zheng JQ (2004) A CaMKII/calcineurin switch controls the direction of Ca^{2+}-dependent growth cone guidance. *Neuron* **43**: 835–846.

[134] Wittmann T, Bokoch GM and Waterman-Storer CM (2004) Regulation of microtubule destabilizing activity of Op18/stathmin downstream of Rac1. *J Biol Chem* **279**: 6196–6203.

[135] Woo S and Gomez TM (2006) Rac1 and RhoA promote neurite outgrowth through formation and stabilization of growth cone point contacts. *J Neurosci* **26**: 1418–1428.

[136] Wu KY, Zippin JH, Huron DR, Kamenetsky M, Hengst U, Buck J, Levin LR and Jaffrey SR (2006) Soluble adenylyl cyclase is required for netrin-1 signaling in nerve growth cones. *Nat Neurosci* **9**: 1257–1264.

[137] Xiang Y, Li Y, Zhang Z, Cui K, Wang S, Yuan XB, Wu CP, Poo MM and Duan S (2002) Nerve growth cone guidance mediated by G protein-coupled receptors. *Nat Neurosci* **5**: 843–848.

[138] Yamamoto N, Tamada A and Murakami F (2002) Wiring of the brain by a range of guidance cues. *Prog Neurobiol* **68**: 393–407.

[139] Yao J, Sasaki Y, Wen Z, Bassell GJ and Zheng JQ (2006) An essential role for beta-actin mRNA localization and translation in Ca^{2+}-dependent growth cone guidance. *Nat Neurosci* **9**: 1265–1273.

[140] Zhang XF, Schaefer AW, Burnette DT, Schoonderwoert VT and Forscher P (2003) Rho-dependent contractile responses in the neuronal growth cone are independent of classical peripheral retrograde actin flow. *Neuron* **40**: 931–944.

[141] Zheng JQ (2000) Turning of nerve growth cones induced by localized increases in intracellular calcium ions. *Nature* **403**: 89–93.

[142] Zou Y and Lyuksyutova AI (2007) Morphogens as conserved axon guidance cues. *Curr Opin Neurobiol* **17**: 22–28.

[143] Zuo J, Ferguson TA, Hernandez YJ, Stetler-Stevenson WG and Muir D (1998) Neuronal matrix metalloproteinase-2 degrades and inactivates a neurite-inhibiting chondroitin sulfate proteoglycan. *J Neurosci* **18**: 5203–5011.

第7章

神経細胞分化と分化転換

中枢神経系は外胚葉由来の神経管を形成する神経上皮細胞から生み出される．この神経上皮には多分化能および自己複製能に富む神経幹細胞が存在し，細胞外因子の影響下および細胞内在機構に従い，分化能力の限られた自己増殖能に富むさまざまな前駆細胞を生み出す．これら前駆細胞は増殖しながら中枢神経系のさまざまな領域に移動し，ニューロン，アストロサイト，オリゴデンドロサイトへと分化し，緻密で精巧な中枢神経系を構築する．神経幹細胞の発見と分離・培養方法の確立により神経系細胞分化に関わる分子機構の解析が急速に進み，現在までにさまざまなメカニズムが明らかにされている．くわえて以前には考えられなかった神経系細胞の有する分化能力の可塑性，神経幹細胞への脱分化，さらに非神経系細胞から神経細胞への分化転換が発見され，今まで不可能と考えられてきた中枢神経系の再生治療方法の創出が期待されている．本章では現在までに明らかにされた神経系細胞分化，脱分化，分化転換に関わる分子機構について概説する．

7.1　神経幹細胞制御機構

7.1.1　神経幹細胞の発生

胎生9日頃に生み出された神経前駆細胞群（自己複製しながらニューロンのみを産生する細胞）は胎生11日頃にプレプレート構造を構築し，膨大な数の多様なニューロンを生み出し始める．その後神経前駆細胞はグリア細胞を生み出す能力を獲得し（多分化能の獲得），アストロサイト（胎生17–18日頃）とオリゴデンドロサイト（生後–6週間）を生み出す（ニューロン産生からグリア細胞産生へのスイッチ）（図7.1）．ニューロン発生に先立ち生み出されるラジ

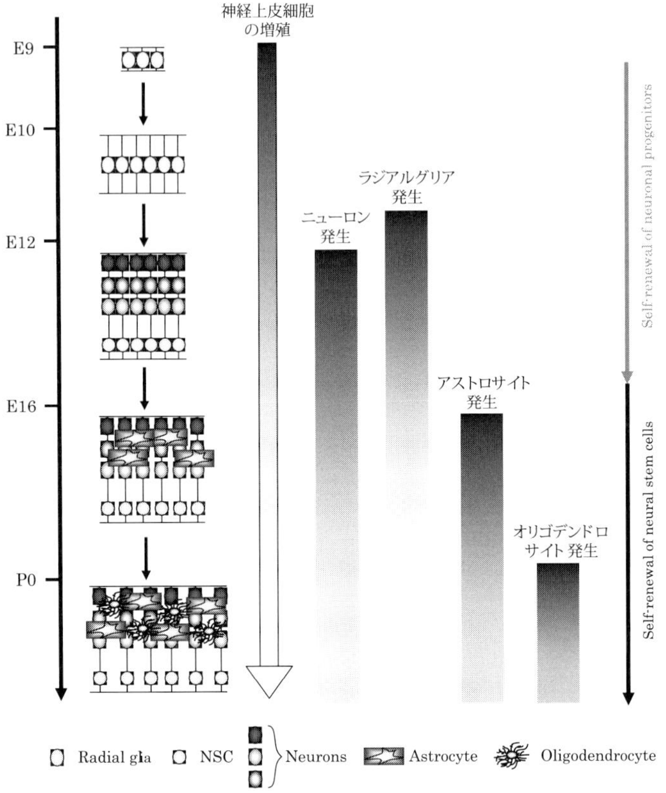

図 7.1　中枢神経系細胞発生のタイムスケジュール

胎生 9–10 日頃に生み出された神経上皮細胞は自己複製し，胎生 11 日頃にニューロンの移動の足場となるラジアルグリア細胞を生む．その後胎生 15 日頃までにニューロン産生をほぼ終えた神経前駆細胞はアストロサイトを産生し始める．オリゴデンドロサイトは出生直後から生み出される．

アルグリア細胞は中枢神経系層構造の構築の足場を形成するだけでなく，非対称分裂によりニューロンを産生し，その後側脳室下帯 (SVZ) アストロサイトに分化して成体脳神経幹細胞として機能することが明らかにされている (Doetsch et al., 1999; Anthony et al., 2004; Merkle et al., 2004; Conti et al., 2005). SVZ アストロサイトに加え，海馬の顆粒細胞層 (SGL) に存在するアストロサイトもまた成体脳神経幹細胞としてはたらき，非常に長い細胞分裂周期を経て (休止状態)，神経細胞とグリア細胞を終生生み出している（図 7.2）(Doetsch et al., 1999; Seri et al., 2001).

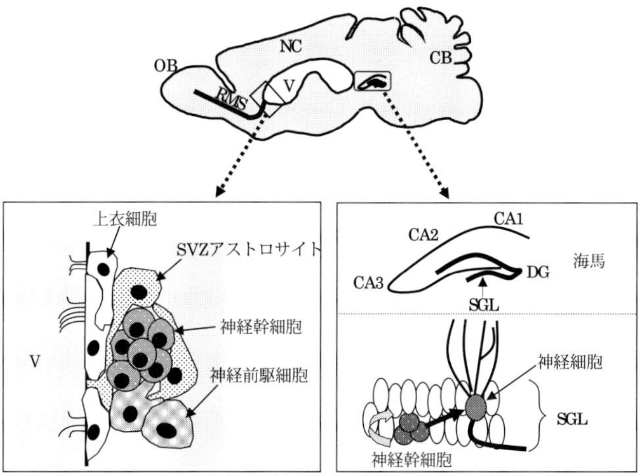

図 **7.2**　成体脳内神経幹細胞の局在
神経幹細胞は成体脳の 2 つの領域（脳室下帯と海馬の顆粒細胞層）に存在し，神経系細胞を生み続ける．

7.1.2　神経幹細胞維持に関わる分子機構

(a)　細胞外因子

Reynolds と Weiss により確立された神経幹細胞培養法により，さまざまな細胞増殖因子/細胞外因子のはたらきが検討され，bFGF と EGF が神経幹細胞の増殖および維持因子として確認され，現在汎用されている（図 7.3，表 7.1）(Reynolds & Weiss, 1992; Palmer et al., 1999)．しかし bFGF と EGF シグナルにより制御される細胞内分子機構については明らかにされていない．PDGF, Notch, Wnt, Hedgehog (Hh) も神経幹細胞の増殖を促進することが示されているが (Forsberg-Nilsson et al., 1998; Matise et al., 1998; Rowitch et al., 1999; Hitoshi et al., 2002; Lai et al., 2003; Machold et al., 2003; Ahn & Joyner, 2005; Palma et al., 2005; Jackson et al., 2006)，bFGF と EGF の存在下でのみ機能することから神経幹細胞維持因子とは考えにくい．

(b)　細胞内因子

現在までに数多くの神経幹細胞維持に関わる転写因子が報告されている．胚性幹細胞の維持にも関わる転写因子 Sox2 は胎生期および成体の神経幹細胞で強く発現され，細胞分化に伴い速やかに消失する (Zappone et al., 2000; Graham

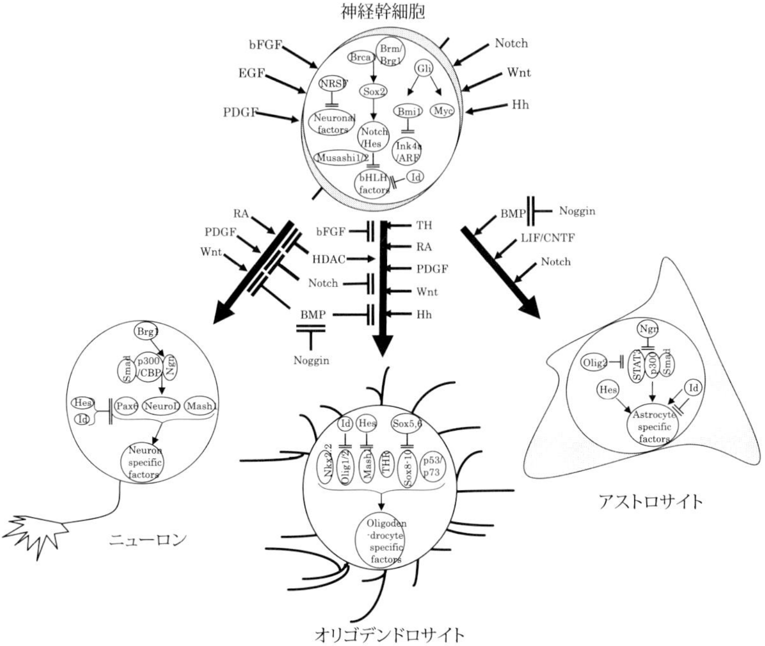

図 7.3　神経系細胞分化に関わる細胞外因子と細胞内分子機構
神経幹細胞の維持，ニューロン分化，オリゴデンドロサイト分化，アストロサイト分化を制御する代表的な細胞外因子と細胞内分子のはたらき．

et al., 2003)．Sox2 は Notch シグナルの標的機能因子 *Hes*5 の発現を誘導し神経幹細胞分化を抑制することや Sox2 の機能阻害またはノックダウンが早期に神経細胞分化を誘導することから，Sox2 が神経幹細胞維持に重要な役割を担っていることが示唆されている (Bylund et al., 2003; Graham et al., 2003)．くわえて *Sox*2 の転写がエピジェネティクス制御を受けることが報告され (Kondo & Raff, 2004a)，染色体制御機構がどのように神経幹細胞維持にはたらいているのか今後の研究の進展は非常に興味深い．

Hh シグナルの標的転写因子 Gli（哺乳類では 3 種類 Gli1–3 が存在する）は細胞増殖因子 *N-Myc* やポリコム転写抑制因子 *Bmi*1 の発現を誘導する (Leung et al., 2004)．とくに Bmi1 は細胞周期阻害因子 *p*16/*Ink*4*a* と *p*19/*ARF* の発現を抑制し (Bruggeman et al., 2005; Molofsky et al., 2005; Zencak et al., 2005)，神経幹細胞の増殖維持に重要なはたらきを担っていることが示されたことから，神経幹細胞の自己複製に対するGliの重要性が示唆されていた．実際に *Gli2* と *Gli3* のダブルノックアウトマウスから調整した神経幹細胞の増殖能力は著しく損なわれていること，*sonic hedgehog* (*shh*) を欠損したマウスでは終脳が欠失していることからもGliが神経幹細胞増殖に重要なはたらきをしていることは明らかである (Palma & Ruiz i Altaba, 2004).

HLH型分化抑制因子Idは bHLH型分化抑制因子Hes（後述）同様に細胞分化誘導転写因子とヘテロダイマーを形成し細胞分化を抑制する (Norton, 2000). くわえてId2はがん抑制因子Rbと結合し，その機能を阻害し，細胞分裂促進にはたらくことが明らかにされている (Lasorella et al., 2000). 乳がん原因遺伝子として発見されたBrca1もまた神経幹細胞で発現しており，細胞増殖に重要なはたらきをしていることが明らかにされたが，その詳細な機能は不明である (Korhonen et al., 2003). RNA結合因子Musashi1はNotchシグナル抑制因子 *numb* のmRNAと結合し，その翻訳を阻害することで神経幹細胞の未分化性維持にはたらいている (Zhong et al., 1997; Kaneko et al., 2000; Imai et al., 2001). この結果は，*Numb* ノックアウトマウスから調整された神経幹細胞が非対称分裂を経てニューロンを産生せずに自己複製し続けることから確認されている (Shen et al., 2002). Numb同様に他の非対称分裂制御因子が，神経幹細胞の維持と機能細胞の産生に重要なはたらきをしていることが報告されている (Doe & Spana, 1995; Matsuzaki, 2000; Knoblich, 2001; Morrison & Kimble, 2006). たとえば，*Lethal giant larvae* (*Lgl*) 変異マウスでは非対称分裂制御因子Numb，Brat，Prosperoの非対称分配が行われず神経幹細胞は増殖し続け分化しない (Klezovitch et al., 2004; Betschinger et al., 2006).

7.2 ニューロン発生に関わる分子機構

7.2.1 細胞外因子

レチノイン酸 (retinoic acid: RA)，PDGF，Wnt等さまざまな細胞外因子がニューロン発生を誘導する (Heasley & Johnson, 1992; Johe et al., 1996; Williams et al., 1997; Muroyama et al., 2002; Hirabayashi et al., 2004; Jacobs et al., 2006). とくにレチノイン酸はDNA結合能を有する特異的な受容体 (retinoic acid receptor: RAR) を介してSox1，Neurogenin (Ngn)1,

MAP2等のニューロン特異的因子の発現を制御する．逆にNotch, BMPはそれぞれ *Hes*, *Id* 遺伝子の発現を誘導しニューロン分化を抑制する（図7.3，表7.1）(de la Pompa et al., 1997; Einarson & Chao, 1995; Viñals et al., 2004)．くわえてNogginを含むさまざまなBMP中和因子群はニューロン分化の促進にはたらく (Lim et al., 2000)．

7.2.2　細胞内因子

(a)　分化誘導因子

ショウジョウバエで同定されたプロニューラル遺伝子群 *AS-C* の哺乳動物ホモログ *Mash1* は胎性期に一部のニューロン前駆細胞で一過的な発現が観られ，中枢神経系では腹側神経分化に，末梢神経系では交感神経・嗅神経の分化に関与する．*Mash1* ノックアウトマウスではこれら神経細胞が著しく減少し，代わりにアストロサイトの増加がみられることから，Mash1がニューロンとアストロサイトの細胞運命決定に重要なはたらきを担っていることが示された (Lo et al., 1991; Guillemot et al., 1993)．Ngn-1, -2は中枢神経系ではMash1と相補的に発現し，背側の神経分化に寄与している．末梢神経系では神経堤・耳プラコードおよび上鰓プラコードの分化決定に関与する (Ma et al., 1998)．最近，*Ngn* がSWI/SNF染色体構造変換因子Brg1により転写制御されていること，p300転写共役因子，smad転写因子と複合体を形成し，ニューロン特異的因子の発現を誘導していることが明らかとなっている (Sun et al., 2001; Seo et al., 2005a)．NeuroDは小脳外顆粒層の顆粒細胞の成熟に重要なはたらきを担う (Miyata et al., 1999)．これらbHLH型転写因子は転写抑制因子Hes，Idにより機能阻害を受ける (Kageyama et al., 1995; Norton, 2000)．

Pairedボックス転写因子Pax6は背側の神経分化および視神経発生に関与していることが，自然発症変異マウス (small eye) およびノックアウトマウス等を用いた研究から明らかにされた (Ashery-Padan et al., 2000; Jones et al., 2002)．くわえてPax6は成熟アストロサイトから神経細胞への分化転換を誘導する能力があることも報告され (Heins et al., 2002)，神経分化に重要なはたらきを担っていることが明らかにされている．

(b)　抑制性転写因子

ニューロンの分化を抑制する転写因子として，ショウジョウバエで同定された

hairy, enhancer of split の哺乳類ホモログ bHLH 因子 Hes1, Hes3, Hes5 および extramacrochaete の哺乳類ホモログ HLH 因子 Id1–4 が同定された (Sasai et al., 1992; Norton et al., 1998; Kageyama & Ohtsuka, 1999; Norton, 2000). Hes は bHLH ドメインを介してホモ 2 量体を形成しプロモーター領域に存在する N-box (CACNAG) に結合して，そのカルボキシル末端 WRPW (Trp-Arg-Pro-Trp) に結合する co-repressor (Groucho/TLE) を伴い転写を阻害する (Stifani et al., 1992; Fisher & Caudy, 1998). または bHLH 型転写因子と直接結合して，その機能を阻害する．*Hes1* 遺伝子を挿入したレトロウイルスをマウス胎仔脳室に感染させるとニューロンおよびアストロサイトの分化が阻害されることから，Hes1 は神経系細胞分化を抑制することが明らかにされた (Ishibashi et al., 1994). さらに *Hes1* 欠損マウスでは *Mash1* の発現増強によるニューロンの早期分化が起こり，頭部神経管の形成不全が見られる (Ishibashi et al., 1995). Hes5 もまたニューロンの分化を抑制，神経幹細胞の維持に重要なはたらきをしているがその欠損マウスでは異常が小さい．*Hes1*/*Hes5* ダブルノックアウトマウスでは神経幹細胞の増殖阻害および広範囲に神経発生異常が観察されることから，Hes1 と Hes5 は相補的に神経発生を制御していると考えられる (Ohtsuka et al., 1999, 2001).

Id 遺伝子も *Hes* 遺伝子同様に分化の過程で著しく減少，または消失する．Id は bHLH 転写因子に加え，Ets 転写因子，Pax 転写因子等とヘテロ 2 量体を形成してさまざまな細胞分化を抑制する (Norton, 2000). Id2, Id3 は Cdk/cyclin 複合体によりリン酸化され，標的因子を変えることが示唆されている（Id4 も保存されたリン酸化領域を有する）．くわえて Id2 は Rb の機能を抑制し，細胞周期を促進することが示されている．*Id1* と *Id3* の強制発現はニューロン分化を阻害し，*Id1* と *Id3* のダブルノックアウトマウスでは早期に神経分化が誘導され神経細胞数は著減することが報告されている (Lyden et al., 1999).

神経分化抑制因子として発見された NRSF/REST はさまざまな神経細胞特異的遺伝子座に結合し，転写抑制タンパク質複合体をリクルートしてニューロン分化に関わる遺伝子の発現を抑制する (Chong et al., 1995; Schoenherr & Anderson, 1995a, 1995b; Naruse et al., 1999; Lunyak et al., 2002; Kuwabara et al., 2004; Lunyak et al., 2004; Ballas et al., 2005).

最近，エピジェネティクス変換がニューロン分化を制御していることも報告されている．染色体構造変換因子 Brg1, CECR2 とメチル CpG 結合因子 Mecp1/2 はニューロン分化を促進し (Guy et al., 2001; Machida et al., 2001; Olave et al., 2002; Crosio et al., 2003; Zhao et al., 2003; Banting et al., 2005; Seo et al., 2005a, 2005b)，ヒストン脱アセチル化酵素 (HDAC) は分化を抑制する (Hakimi et al., 2002; Hsieh et al., 2004)．ほとんどすべての細胞が同じ染色体を有することから，ニューロン分化を制御しているエピジェネティクス変換機構の解明は，神経幹細胞を含むさまざまな細胞からニューロンを生み出す新規方法につながる可能性がある（7.7 節参照）．

7.3　オリゴデンドロサイト分化に関わる分子機構

7.3.1　細胞外因子

現在までの研究結果から，オリゴデンドロサイト分化とニューロン分化を制御する分子機構は非常に似ていることが明らかになってきた．Notch, BMP はオリゴデンドロサイトの分化を抑制し，thyroid hormone (TH), RA, PDGF, Wnt, shh はオリゴデンドロサイト系譜決定および分化誘導に重要なはたらきを担っている (Noble et al., 1988; Raff et al., 1988; Richardson et al., 1988; Wang et al., 1998; Rodriguez-Pena, 1999; Tekki-Kessaris et al., 2001; Mekki-Dauriac et al., 2002; Murray et al., 2002; Kakinuma et al., 2004; Shimizu et al., 2005)．くわえて HDAC と bFGF それぞれは分化誘導，阻害にはたらくことが明らかにされている（図 7.3，表 7.1）(Almazan et al., 1985; Bögler et al., 1990; Johe et al., 1996)．ニューレグリン (GGF) はオリゴデンドロサイト前駆細胞 (OPC) の増殖と生存にはたらく (Canoll et al., 1996; Vartanian et al., 1997).

7.3.2　細胞内因子

(a)　分化誘導因子

オリゴデンドロサイト分化に関わる bHLH 型転写因子 Olig1, Olig2 はオリゴデンドロサイト前駆細胞が生み出される領域（たとえば脊髄 MN ドメイン）に強く発現が見られる (Lu et al., 2000; Takebayashi et al., 2000; Zhou et al., 2000)．オリゴデンドロサイトの発生に関わるもう 1 つの転写因子 Nkx2.2 との

表 **7.1** 神経系細胞分化制御因子

細胞種	制御因子	特徴および機能	文献
神経幹細胞	細胞外制御因子		
	bFGF/FGFR1	細胞増殖・自己複製制御因子	[143]
	EGF/EGFR	細胞増殖・自己複製制御因子	[144]
	PDGF/PDGFR alpha	細胞増殖因子・細胞遊走因子	[42][63]
	Notch1	神経幹細胞分化抑制因子	[58]
	Hedgehog	細胞増殖因子	[147][87][105]
	Wnt	細胞増殖因子	[181]
	Noggin	BMP アンタゴニスト	[95]
	細胞内因子		
	Sox1-3	グループ B Sox ファミリー，分化抑制転写因子	[24][47][187]
	Hes1,3,5	bHLH 型転写抑制因子，Notch シグナル伝達機能因子	[131]
	Id1-4	HLH 型転写抑制因子，BMP シグナル伝達機能因子	[39]
	Gli1-3	hedgehog シグナル伝達機能因子，分化抑制・細胞増殖因子	[108]
	Bmi1	転写抑制ポリコム因子，p16Ink4a/p19ARF の転写抑制	[117][118][23]
	Brm	SWI/SNF 染色体構造変換因子	[82]
	Brg1	SWI/SNF 染色体構造変換因子	[109]
	Brca1	DNA 修復複合体因子，転写複合体因子	[82][85]
	REST/NRSF	ニューロン分化抑制因子	[27][150][86]
	Musashi1	RNA 結合因子，Numb の翻訳阻害	[60]
ニューロン	細胞外制御因子		
	Notch1	分化抑制因子	[34][48]
	BMP2,4	分化抑制因子	[177]
	Retinoic acid	分化誘導因子	[64][66][68]
	PDGF/PDGF alpha	分化誘導因子	[55][66][182]
	Wnt	分化誘導因子	[57][120][134]
	細胞内因子		
	Neurogenin	bHLH 型分化誘導因子	[102][165]
	NeuroD	bHLH 型分化誘導因子	[73][91]
	Mash1	bHLH 型分化誘導因子	[96][50]
	Pax6	paired-box 型分化誘導因子	[56][74]
	Smads	BMP 下流転写因子	[165]
	p300/CBP	転写制御因子	[165]

細胞種	制御因子	特徴および機能	文献
ニューロン	細胞外制御因子		
	Hes1,5	bHLH 型転写抑制因子，Notch シグナル伝達機能因子	[149][61][130]
	Id1,3	HLH 型転写抑制因子，BMP シグナル伝達機能因子	[39][100][177]
	Brg1	SWI/SNF 染色体構造変換因子	[104][133][152][153]
アストロサイト	細胞外制御因子		
	BMP2,4	分化誘導因子	[33][49][103]
	LIF/CNTF	分化誘導因子	[21][77]
	Notch1	分化誘導因子	[169]
	細胞内因子		
	Smads	BMP シグナル伝達転写因子	[122]
	p300/CBP	転写制御因子	[122]
	STAT3	LIF/CNTF シグナル伝達転写因子	[21][122]
	Hes5	bHLH 型転写抑制因子，Notch シグナル伝達機能因子	[168]
	Id4	HLH 型転写抑制因子，BMP シグナル伝達機能因子	[14][186]
	Olig2	bHLH 型転写因子（分化抑制）	[44][43][155]
オリゴデンドロサイト	細胞外制御因子		
	PDGF/PDGF alpha	細胞増殖因子	[125][142][145]
	bFGF	分化抑制因子	[7][20]
	Thyroid hormone	分化誘導因子	[1][3][12]
	Retinoic acid	分化誘導因子	[1][13][126]
	BMP2,4	分化抑制因子	[113]
	Wnt	細胞増殖因子	[71][158]
	LIF/CNTF	細胞死抑制因子，2 型アストロサイト分化誘導因子	[93][111]
	Notch	分化抑制因子	[178]
	Neuregulin	分化抑制因子	[25][176]
	Noggin	BMP アンタゴニスト	[54][83]
	hedgehog	分化誘導因子	[121][170]
	細胞内因子		
	Olig1/2	bHLH 型転写因子（分化誘導）	[97][166][191]
	Nkx2.2	homeo-box 型分化誘導因子	[141][159]
	Mash1	bHLH 型分化誘導因子	[79]

細胞種	制御因子	特徴および機能	文献
オリゴデンドロサイト	細胞外制御因子		
	Sox5,6	グループ D Sox ファミリー，分化抑制因子	[164]
	Sox8-10	グループ E Sox ファミリー，細胞系譜誘導因子	[161][162][163]
	Thyroid hormone receptor	分化抑制 (alpha)，分化促進 (beta)	[9][17][16]
	Hes5	bHLH 型転写抑制因子，Notch シグナル伝達機能因子	[79]
	Id2,4	HLH 型転写抑制因子，BMP シグナル伝達機能因子	[80][106][148][179]
	p53,p73	p53 ファミリー因子，分化促進因子	[18]
	HDAC	ヒストン脱アセチル化酵素，分化抑制因子	[107]

共発現により異所的にオリゴデンドロサイトの分化が誘導される (Zhou et al., 2001)．さらに *Olig*1/*Olig*2 ダブルノックアウトマウスではオリゴデンドロサイトの発生が阻害され，MN 領域からアストロサイトが発生することが報告されている (Zhou & Anderson, 2002)．これらの結果は *Olig* 遺伝子がオリゴデンドロサイト前駆細胞の発生を誘導し，アストロサイトの分化を抑制していることを示している．

ホメオドメイン転写因子 Nkx2.2 もまたオリゴデンドロサイト前駆細胞が発生する領域に発現が見られる (Qi et al., 2001)．くわえて *Nkx*2.2 ノックアウトマウスではオリゴデンドロサイトの分化が著しく阻害されていることからオリゴデンドロサイト分化に欠かせない転写因子である．

2 種類の甲状腺ホルモン受容体（THRα，THRβ）はオリゴデンドロサイトの分化に相反する機能を有する．*THR*α の発現は分化過程で減少するが，*THR*β の発現は増加する (Baas et al., 1994)．また *THR*α の強制発現はオリゴデンドロサイト分化を抑制する (Billon et al., 2002)．ニューロン分化にはたらく Mash1 はオリゴデンドロサイト前駆細胞の発生に重要なはたらきを担っていることが示されている (Kondo & Raff, 2000a; Parras et al., 2004, 2007)．また，HMG ドメインを有する転写因子グループ E Sox 転写因子（Sox8，9，10）はオリゴデンドロサイトの分化を誘導するが，グループ D Sox 転写因子（Sox5，6）はグループ E Sox 転写因子の機能を阻害することが示された (Stolt et al., 2003, 2004, 2005, 2006)．くわえてガン抑制遺伝子 p53 ファミリー因子や HDAC もまたオリゴデンドロサイトの分化に重要なはたらきを担っていることが発見されている (Marin-Husstege et al., 2002; Billon et al., 2004; Shen et al., 2005).

(b)　抑制性転写因子

オリゴデンドロサイトの分化は bHLH 転写因子 Hes5，HLH 転写因子 Id2 と Id4，Sox5，6 により阻害される (Kondo & Raff, 2000a, 2000b; Wang et al., 2001; Stolt et al., 2006)．*Hes5* と *Id4* は分化に伴い発現が減少し，その強制発現はオリゴデンドロサイトの分化を阻害することが報告されている (Kondo & Raff, 2000a, 2000b)．くわえて Id4 は Olig2 に結合しその機能を阻害していることが示されている (Samanta & Kessler, 2004)．*Id4* ノックアウトマウスではオリゴデンドロサイトとアストロサイトの早期分化が誘導され，両グリア細胞数の明らかな減少が見いだされている (Yun et al., 2004; Bedford et al., 2005; Marin-Husstege et al., 2006)．*Id2* の発現は分化の過程で著しく変化しないが，核から細胞質への移行が観察されている (Wang et al., 2001)．くわえて *Id2* の強制発現はオリゴデンドロサイトの分化を阻害すること，*Id2* のノックアウトマウスではオリゴデンドロサイトの分化が若干促進される (Wang et al., 2001)．Hes5 の標的因子については現在明らかにされていないが Mash1 が標的と推測される．*Hes5* ノックアウトマウスを用いた解析でオリゴデンドロサイト分化の著しい異常が見いだされていないことから他の *Hes* 遺伝子が Hes5 の機能を補っている可能性が示唆されている．このようにオリゴデンドロサイトの分化はニューロン分化制御因子と類似した因子群により制御されている．

7.4　アストロサイト分化に関わる分子機構

7.4.1　細胞外因子

現在アストロサイト分化は 3 種類の細胞外因子（BMP，LIF/CNTF 等の gp130 活性化因子，Notch）により誘導されることが報告されている（図 7.3，表 7.1）(D'Alessandro et al., 1994; Gross et al., 1996; Johe et al., 1996; Mabie et al., 1997; Koblar et al., 1998; Tanigaki et al., 2001)．とくに BMP，Notch はニューロンとオリゴデンドロサイトの分化を抑制することから，アストロサ

イト分化が他の神経系細胞とは異なる分子機構により制御されていることを示しており，神経系細胞を分類するうえで非常に興味深い．

7.4.2　細胞内因子

(a)　分化誘導因子

BMP 受容体により活性化された転写因子 Smad(1,5,8) は共有型 Smad4 とヘテロダイマーを形成し，核内に移行して標的遺伝子の転写を活性化する (Mehler et al., 1997)．gp130 ファミリーサイトカインの CNTF/leukemia inhibitory factor (LIF) は gp130 を介し Janus キナーゼ (JAK)，転写因子 signal transducer and activator of transcription 3 (STAT3) のリン酸化を引き起こし，標的遺伝子の転写を誘導する (Bonni et al., 1997; Nakashima et al., 1999)．アストロサイト分化においてはこの 2 つのシグナル伝達因子が p300 転写共役因子を介して複合体を形成し，相乗効果を示すことが明らかにされている (Nakashima et al., 1999)．さらに Hes は smads/p300/STAT3 複合体とは異なる染色体領域に結合し，アストロサイト分化の誘導を促進していることが示されている (Takizawa et al., 2003).

(b)　分化抑制因子

アストロサイトの分化はニューロンおよびオリゴデンドロサイトの分化を誘導する因子により阻害される．Ngn1 は p300 と smads との会合を阻害し，アストロサイト分化を抑制する (Sun et al., 2001)．同様に Olig2 は STAT3 と p300 の会合を阻害し，分化を抑制することが明らかにされた (Gabay et al., 2003; Fukuda et al., 2004; Setoguchi & Kondo, 2004)．このようにアストロサイトの分化はニューロンとオリゴデンドロサイトの分化制御機構とは相反するメカニズムにより制御されている．くわえて *Id4* ノックアウトマウスの解析から Id4 がアストロサイトの分化のタイミングを制御していることが示唆されているが，その詳しい分子機構は不明である (Bedford et al., 2005).

7.5　神経系細胞分化を制御するタイミング機構

7.5.1　アストロサイト分化のタイミング機構

中枢神経系発生過程ではニューロンの発生が先行し，アストロサイトの発生が

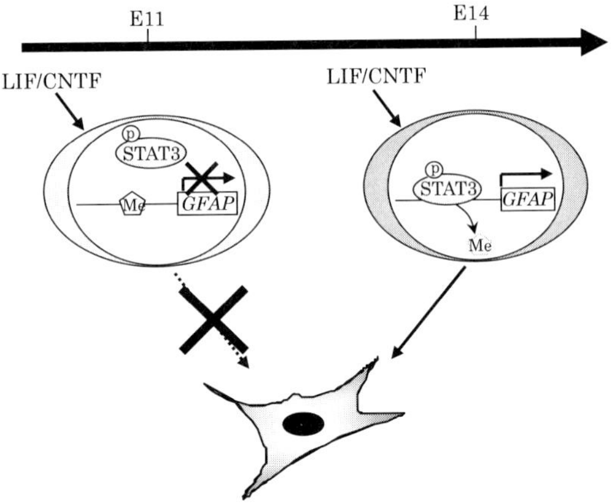

図 7.4　DNA メチル化とアストロサイト分化のタイミング
アストロサイト特異的遺伝子座に存在する STAT3 結合領域は胎生初期にはメチル化されているため STAT3 が結合できず転写が阻害されている．胎生後期にはメチル基が消失し，STAT3 はアストロサイト分化関連遺伝子の発現を誘導する．

追随する（図 7.1）．このニューロンからアストロサイト発生へのスイッチのメカニズムは，アストロサイト分化関連遺伝子座に存在する STAT3 結合部位のメチル化により制御されていることが証明された (Teter et al., 1996; Takizawa et al., 2001; Namihira et al., 2004; Fan et al., 2005)．つまりニューロン発生が行われている胎生 11 日頃はアストロサイト分化関連遺伝子座の STAT3 結合領域 DNA はメチル化されており，LIF/CNTF により活性化された STAT3 は結合できない．ところがアストロサイト分化が始まる胎生 14 日以降ではアストロサイト分化関連遺伝子座の DNA は脱メチル化され，活性化 STAT3 が結合しアストロサイト分化関連遺伝子の発現が誘導される（図 7.4）．DNA のメチル化，ヒストン修飾を含むエピジェネティクスは細胞分化のタイミングを制御する優れた内在機構と考えられ，神経系細胞分化におけるエピジェネティクス研究の今後の展開は非常に興味深い．

7.5.2　視神経オリゴデンドロサイト分化のタイミング機構

第 III 脳室下帯から生み出される視神経オリゴデンドロサイト前駆細胞は，増殖を伴いながら視神経へと侵入し，正確なタイムスケジュールによりミエリン鞘を形成するオリゴデンドロサイトへと分化することがわかっている．この分化に至る過程でオリゴデンドロサイト前駆細胞は TH に対し徐々に感受性を獲得し，細胞分裂周期が長くなり，細胞体が大きくなることが明らかにされている（オリゴデンドロサイト前駆細胞の成熟過程）(Barres et al., 1994; Gao et al., 1997).

このようなオリゴデンドロサイト前駆細胞に起きる変化，オリゴデンドロサイトへの分化のタイミングは，精製したオリゴデンドロサイト前駆細胞を無血清培地にさまざまな補助因子，PDGFAA と血清中に存在する TH または RA を加えた培養下で再現することができる (Temple & Raff, 1986; Barres & Raff, 1994; Durand & Raff, 2000)．つまり生後 7–8 日の精製オリゴデンドロサイト前駆細胞を PDGFAA と TH 存在下で培養すると，オリゴデンドロサイト前駆細胞は生体内で起きるオリゴデンドロサイトの発生と同じタイムスケジュールで約 8 回の分裂後，オリゴデンドロサイトへ分化する（図 7.5 (a)）．TH 非存在下（PDGFAA 存在下）では，オリゴデンドロサイト前駆細胞は成熟オリゴデンドロサイト前駆細胞へと変化するが分化せずに分裂し続ける（図 7.5 (b)）．この結果は，TH がオリゴデンドロサイト前駆細胞の成熟過程に関与していないことを示す．くわえて成熟オリゴデンドロサイト前駆細胞は TH の添加により 4 日以内にオリゴデンドロサイトへ分化することから，TH は分化誘導因子である．一方，TH の有無に関わらず PDGFAA 非存在下ではオリゴデンドロサイト前駆細胞はただちにオリゴデンドロサイトへ分化することから TH は分化必須因子ではない（図 7.5 (c)）(Temple & Raff, 1985; Barres et al., 1994; Ahlgren et al., 1997).

外来因子である PDGFAA と TH に加え，オリゴデンドロサイト前駆細胞が分化のタイミングを計測するメカニズムを保持していることが以下の 2 つの実験から示唆された．単一オリゴデンドロサイト前駆細胞から生み出された姉妹細胞が PDGFAA と TH 存在下，別々のシャーレで培養されるとほぼ同時にオリゴデンドロサイトへと分化した (Temple & Raff, 1986)．この結果はオリゴデンドロサイト前駆細胞が内在するタイミング計測機構に従い，いつ自分自身が細胞分裂を止め，分化を始めるのかを知っていることを示唆する．さらに低温 (33°C) で培養したオリゴデンドロサイト前駆細胞は通常の培養温度 (37°C) で培養したオリゴデンドロサイト前駆細胞よりも細胞分裂周期が長いにも関わらず早期に分化することが発見され，分化のタイミング制御機構が細胞分裂回数

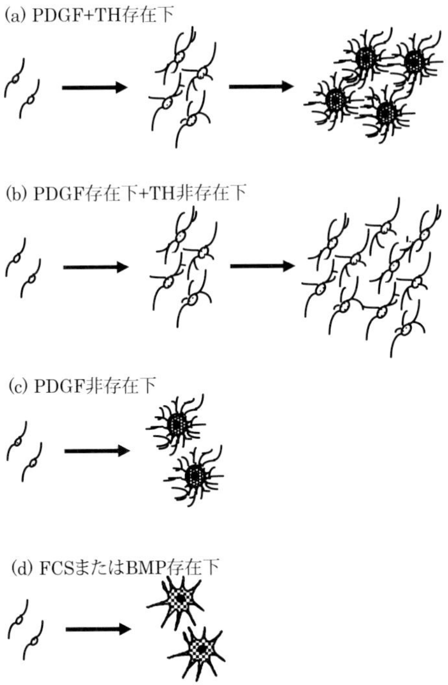

図 7.5　細胞外因子によるオリゴデンドロサイト前駆細胞の運命決定

精製視神経オリゴデンドロサイト前駆細胞は培養条件によりオリゴデンドロサイトまたは 2 型アストロサイトへと分化する．(a) オリゴデンドロサイト前駆細胞の分化のタイミングは PDGF，TH 存在下で再現される．(b) PDGF 存在下，TH 非存在下ではオリゴデンドロサイト前駆細胞は成熟するが分化することなく分裂し続ける．(c) PDGF 非存在下ではオリゴデンドロサイト前駆細胞はただちに分化する．(d) FCS または BMP 存在下でオリゴデンドロサイト前駆細胞は 2 型アストロサイトへと分化する．

を計測しているのではないことが示唆された (Gao et al., 1997)．これらの結果からオリゴデンドロサイトの分化のタイミングを計測する内在機構は “細胞内在時計” と呼ばれている．

現在までに 6 つの “細胞内在時計” 因子が報告されている．サイクリン依存性キナーゼインヒビター $p27/Kip1$，$THR\beta$，$Mash1$ の発現は OPC の成熟過程で増加し，2 つ分化抑制転写因子 $Hes5$，$Id4$，$THR\alpha$ の発現は逆に OPC の成熟過程で減少する (Barres et al., 1994; Durand et al., 1997; Kondo & Raff, 2000a, 2000b; Billon et al., 2001)．$p27/Kip1$ ノックアウト由来オリゴデンドロサイト前駆細胞は野生型オリゴデンドロサイト前駆細胞に比べ，分化のタイミングが遅延する (Casaccia-Bonnefil et al., 1997; Durand et al., 1997)．さらに

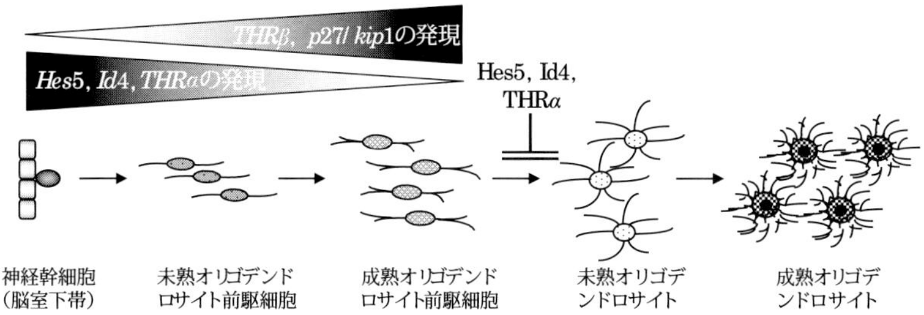

図 7.6　オリゴデンドロサイトの発生のタイムスケジュールと分化制御因子の発現パターン
腹部脳室下帯より生み出されたオリゴデンドロサイト前駆細胞は，増殖を伴いながら中枢神経系のさまざまな領域に移動し，厳密なタイムスケジュールに従い機能細胞であるオリゴデンドロサイトへと分化する．この分化の過程で分化抑制因子 *Hes5*，*Id4*，*THRα* の発現は徐々に消失または減少する．逆に *p27/Kip1*，*THRβ* の発現は増加する．*Hes5*，*Id4*，*THRα* の強制発現はオリゴデンドロサイト分化を抑制する．

Hes5, *Id4*, *THRα* の強制発現は TH の添加および PDGFAA の除去により誘導されるオリゴデンドロサイトの分化を抑制する (Kondo & Raff, 2000a, 2000b; Billon et al., 2001)．これらの結果はオリゴデンドロサイトの発生のタイミングがさまざまな因子により緻密に制御されていることを示している（図 7.6）．

7.6　脱分化・分化転換

細胞分化は緻密なカスケード反応により制御され一方向性であると考えられるが，ある種の細胞はこのカスケードを逆行（脱分化），または異なる種類の細胞へ分化転換できることが報告されている．

7.6.1　神経系細胞の分化転換能力

(a)　アストロサイト

生後 10 日までの大脳皮質アストロサイトも SVZ アストロサイトと同様に bFGF を含む無血清培地中で浮遊細胞塊を形成し，ニューロン，アストロサイト，オリゴデンドロサイトへと分化することが発見されている (Laywell et al., 2000)．

(b)　オリゴデンドロサイト前駆細胞

オリゴデンドロサイト前駆細胞は BMP またはウシ胎児血清存在下，2 型アストロサイトへと分化する（図 7.5 (d)）．さらに 2 型アストロサイトが bFGF

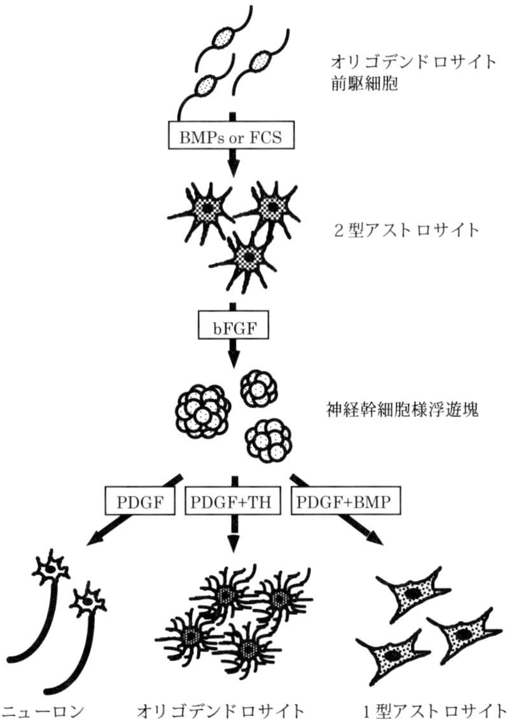

図 7.7　オリゴデンドロサイト前駆細胞の脱分化とニューロンへの再分化

オリゴデンドロサイト前駆細胞から発生した 2 型アストロサイトは bFGF 存在下で多分化能を有する神経幹細胞様細胞へと脱分化し浮遊細胞塊を形成する．くわえて培養条件によりニューロン，オリゴデンドロサイト，1 型アストロサイトへと再分化する．

を含む無血清培地中で神経幹細胞と同様の浮遊細胞塊を形成し，ニューロン，アストロサイト，オリゴデンドロサイトへと分化することが発見された (図 7.7; Kondo & Raff, 2000c)．つづいてオリゴデンドロサイト前駆細胞に特異的な細胞表面マーカーに対する抗体を用いて，ヒト成体脳に存在するオリゴデンドロサイト前駆細胞が機能的なニューロンに分化できることも示された (Nunes et al., 2003)．これらの結果は，中枢神経系のさまざまな領域に存在するオリゴデンドロサイト前駆細胞が，新たな神経幹細胞源として中枢神経系の再生治療に利用できる可能性を示唆している．しかし現在までにオリゴデンドロサイト前駆細胞が生体内で 2 型アストロサイトに分化し，神経幹細胞として機能して

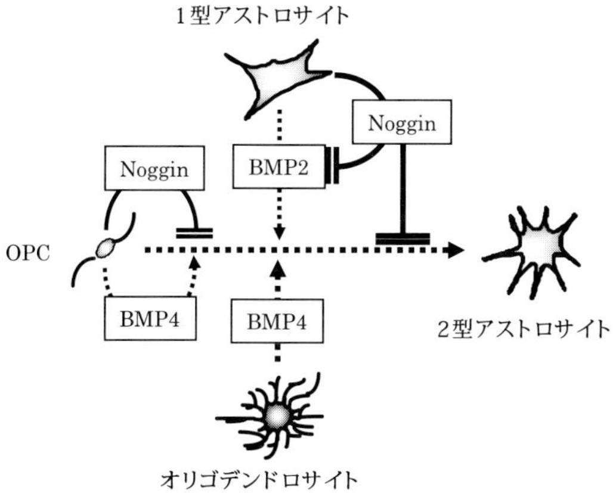

図 7.8 内因性 Noggin による 2 型アストロサイトの発生の阻害
オリゴデンドロサイト前駆細胞および 1 型アストロサイトにより分泌される Noggin は内在する BMP を中和し，オリゴデンドロサイト前駆細胞から 2 型アストロサイトへの分化を阻害する．

いる明らかな証拠はない．この理由は生体内で分泌されている BMP が BMP アンタゴニスト Noggin により中和されているためである（図 7.8）(Kondo & Raff, 2004b; Hampton et al., 2007)．このように BMP と Noggin の機能を制御することにより生体内で新規神経幹細胞を誘導できる可能性がある．

GFAP を発現している SVZ アストロサイト，大脳皮質アストロサイト，2 型アストロサイトから共通して多分化能を有する細胞が誘導されることは非常に興味深い．

(c) 小脳顆粒前駆細胞

生後 7 日齢マウス由来小脳顆粒前駆細胞は BMP2 と Shh 存在下でニューロンマーカーの発現を失い，アストロサイトマーカー（GFAP，S100β）を発現することが報告されている (Okano-Uchida et al., 2004).

(d) 神経幹細胞

神経幹細胞は神経系細胞へ分化するだけでなく，胚葉を越えて筋細胞，肝細胞，血液細胞等へと分化することも数多く報告されている (Galli et al., 2000; Wurmser et al., 2004)．たとえば Bjornson らは，放射線照射し造血幹細胞を不活化したマウスに ROSA26 マウス由来の神経幹細胞を移植したところ，移植した神経幹細胞が各種血液細胞へと分化したことを報告した (Bjornson et al., 1999)．Clarkeらは，ROSA26マウス由来の神経幹細胞を胚性幹細胞（ES細胞）と培養したときに神経幹細胞が骨格筋細胞へ分化すること，マウス胚盤胞へ移植した神経幹細胞が中枢神経系をはじめ，肝細胞，心筋細胞，肺上皮細胞等に分化することを示している (Clarke et al., 2000)．Galliらは，筋芽細胞と共培養した神経幹細胞が筋細胞へと分化することを報告した (Galli et al., 2000)．これらの発見は神経幹細胞が適切な環境下では多能性を有する細胞へ脱分化，または異なる分化能力を持つ組織幹細胞へと分化転換できることを示唆している (Amoh et al., 2005)．しかしさまざまな組織幹細胞がさまざまな機能細胞と細胞融合することも報告され (Terada et al., 2002; Ying et al., 2002; Alvarez-Dolado et al., 2003)，神経幹細胞が本当に分化転換できるのか詳しい検討が必要である．

7.6.2　非神経系細胞から神経細胞への分化転換

(a)　間葉系幹細胞

間葉系幹細胞は造血幹細胞とともに骨髄に存在し，骨芽細胞，軟骨芽細胞，脂肪細胞を生み出す多能性を有する (Pittenger et al., 1999; Brazelton et al., 2000; Cogle et al., 2004; Crain et al., 2005)．ところが間葉系幹細胞が由来した胚葉を越え，心筋細胞，骨格筋細胞，神経細胞および血管内皮細胞へと分化転換することが報告されている (Kopen et al., 1999; Mezey et al., 2000)．さらにROSA26マウス由来の1つの間葉系幹細胞をマウス胚盤胞へ移植した結果が中枢神経系細胞，骨髄細胞，肝細胞，心筋細胞，肺上皮細胞等に分化することが報告された (Jiang et al., 2002)．このように広範囲に及ぶ分化能力を有する間葉系幹細胞は細胞移植による再生治療の実現において最も優れた組織幹細胞であると考えられる．

(b)　皮膚幹細胞

真皮内には代謝の激しい皮膚の再生に携わる組織幹細胞が存在し，常に新しい皮膚細胞を供給している．皮膚幹細胞もまたEGFとbFGF存在下で浮遊細胞塊を形成し，ニューロン，グリア，平滑筋細胞，脂肪細胞へと分化することが報告された (Toma et al., 2001)．くわえてこの真皮由来幹細胞 (skin-derived precursor: SKP) はその付着能，分化能，および細胞表面マーカーを検討した結果，今まで報告されている多能性を有する間葉系幹細胞や神経幹細胞とは異な

ることも示された (Toma et al., 2001). さらに SKP の細胞周期は 2–3 日と比較的短いことから大量の SKP 細胞数の確保が可能であり，調整の簡単な SKP 細胞は再生治療に実用的な細胞であると考えられる．

7.7 脱分化・分化転換とエピジェネティクス

7.7.1 オリゴデンドロサイト前駆細胞の脱分化・分化転換とエピジェネティクス

オリゴデンドロサイト前駆細胞から神経幹細胞への脱分化の過程では *Sox2* を含むさまざまな神経幹細胞特異的な遺伝子の発現誘導が見られる (Kondo & Raff, 2004a). オリゴデンドロサイト前駆細胞の脱分化過程での *Sox2* の機能

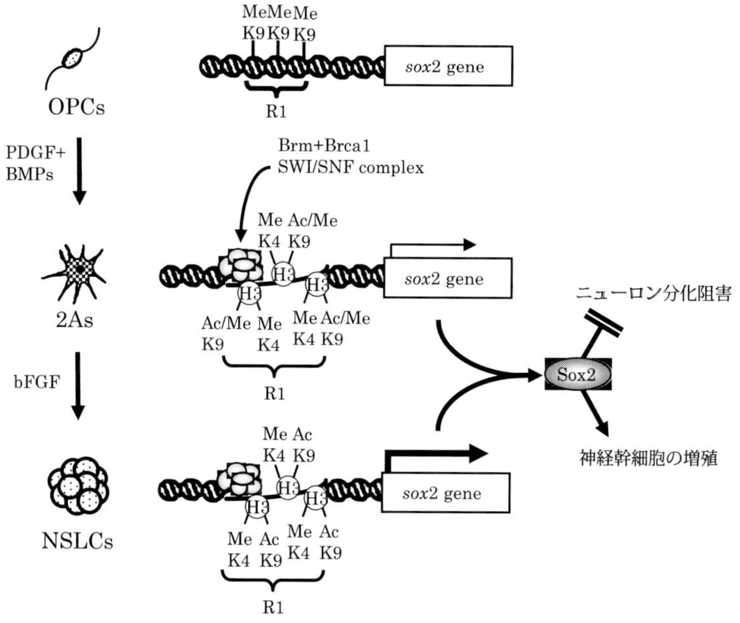

図 7.9 OPC 脱分化過程のエピジェネティクス変化

オリゴデンドロサイト前駆細胞 → 2 型アストロサイト → 神経幹細胞様細胞脱分化過程で Brm-Brca1 を含む SWI/SNF 複合体は *Sox2* 遺伝子エンハンサー R1 領域に誘導される．くわえて R1 領域内ヒストン H3 は転写活性型修飾（リジン 4 番のメチル化，リジン 9 番のアセチル化）を受け *Sox2* の転写を促進する．発現誘導された Sox2 はニューロンへの分化を阻害し，神経幹細胞様細胞の分裂にはたらく．

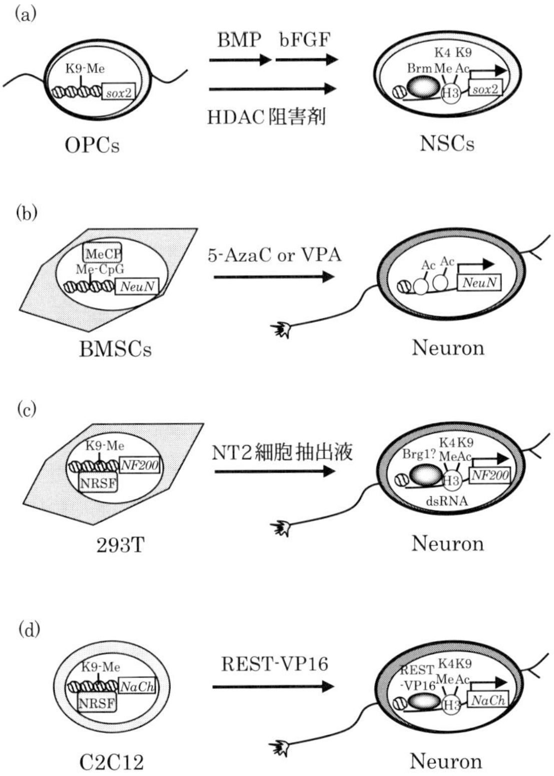

図 7.10　エピジェネティクス変換と脱分化・分化転換

(a) オリゴデンドロサイト前駆細胞は BMP → bFGF 処理または HDAC 阻害剤により神経幹細胞様細胞に脱分化する．(b) 骨髄由来幹細胞は DNA メチル化阻害剤 (5-AzaC) とヒストン脱アセチル化阻害剤 (VPA) 処置によりニューロンに分化転換する．(c) C2C12 細胞は胚性腫瘍細胞株 NT2 細胞抽出物の添加によりニューロンに分化転換する．(d) C2C12 細胞はニューロン分化阻害因子 REST と転写活性化因子との融合タンパク質 REST-VP16 によりニューロンに分化転換する．

と発現を解析した結果，*Sox*2 はオリゴデンドロサイト前駆細胞由来神経幹細胞の増殖とニューロン分化の抑制にはたらいていることが確認された．さらに脱分化の過程で，*Sox*2 遺伝子 5′ ゲノム領域に存在するエンハンサー領域 (R1) に乳がん原因遺伝子の 1 つ Brca1 と SWI/SNF 染色体構造変換因子 Brahma (Brm) を含む転写複合体が結合すること，*Sox*2 エンハンサー R1 領域内のヒストン H3 が転写抑制型修飾（リジン 9 番のメチル化）から転写活性型修飾（リジン 4 番のメチル化，リジン 9 番のアセチル化）に変換されることが明らかにされた．これらの結果はオリゴデンドロサイト前駆細胞の脱分化過程で誘導されるさまざまな遺伝子発現の変化が全染色体レベルでのエピジェネティクス変化によることを示唆している（図 7.9，図 7.10 (a)）(Kondo & Raff, 2004a)．オリゴデンドロサイト前駆細胞の脱分化を誘導できる因子を探索した結果，HDAC 阻害剤が優れた脱分化誘導因子であることが明らかにされた (Lyssiotis et al., 2007)．

7.7.2 非神経系細胞からニューロンへの分化転換とエピジェネティクス

さまざまな細胞からニューロンを分化誘導した数多くの報告があるが，その分子機構を解析した報告は少ない．Kohyama ら DNA 脱メチル化剤 5-AzaC を用いて骨髄由来幹細胞からニューロンを誘導している (Kohyama et al., 2001)．また Woodbury らはヒストン脱アセチル化阻害剤 (valproicacid: VPA) を用いて同様の分化転換の誘導に成功している (Woodbury et al., 2002)．Hakelien らは胚性がん細胞株 NT2 細胞の抽出液を 293 細胞にふりかけニューロンの分化転換を誘導している (Håkelien et al., 2002; Landsverk et al., 2002)．彼らは同様の操作により B 細胞抽出液を 293 細胞にふりかけ，B 細胞分化の誘導にも成功している．くわえて，この分化転換過程においては Brg1 染色体構造変換因子の関与が示されている．Watanabe らはニューロン分化抑制因子 REST/NRSF の抑制領域を VP16 の転写活性化領域で置き換えた REST-VP16 を用いて筋芽細胞株 C2C12 細胞からニューロンの誘導に成功している (Watanabe et al., 2004)．これらの結果は，細胞の分化転換には全染色体レベルでのエピジェネティクス変化が重要であることを示唆している．しかし染色体構造変換複合体およびヒストン修飾因子が特定の遺伝子配列を認識するとの報告がないことから未知の DNA 結合因子がこれら複合体を特定の DNA 領域にリクルートしていると予測され，脱分化・分化転換に関わる未知の DNA 結合因子の決定が待ち望まれる．

7.8 まとめ

神経幹細胞が見つかって以来，過去 15 年ほどの間に中枢神経発生に関わる外来因子，シグナル伝達系分子群，転写因子，染色体構造変換因子等，さまざまな情報が蓄積してきている．さらに神経系細胞の脱分化・分化転換に関わる分子機構についても数年後には解明されるかもしれない．これらの研究は知的好奇心の対象だけでなく，動物モデルで明らかにされた情報を利用してヒト神経系細胞運命を操り，神経疾患および神経損傷で失われた中枢神経系を治癒できる画期的な治療方法に結びつくことが期待され，今後の研究の展開が非常に楽しみである．

参考文献

[1] Ahlgren SC, Wallace H, Bishop J, Neophytou C, Raff MC (1997) Effects of thyroid hormone on embryonic oligodendrocyte precursor cell development *in vivo* and *in vitro*. *Mol Cell Neurosci* **9**: 420–432.

[2] Ahn S, Joyner AL (2005) *In vivo* analysis of quiescent adult neural stem cells responding to Sonic hedgehog. *Nature* **437**: 894–897.

[3] Almazan G, Honegger P, Matthieu JM (1985) Triiodothyronine stimulation of oligodendroglial differentiation and myelination. A developmental study. *Dev.Neurosci* **7**: 45–54.

[4] Alvarez-Dolado M, Pardal R, Garcia-Verdugo JM, Fike JR, Lee HO, Pfeffer K, Lois C, Morrison SJ, Alvarez-Buylla A (2003) Fusion of bone-marrow-derived cells with Purkinje neurons, cardiomyocytes and hepatocytes. *Nature* **425**: 968–973.

[5] Amoh Y, Li L, Katsuoka K, Penman S, Hoffman RM (2005) Multipotent nestin-positive, keratin-negative hair-follicle bulge stem cells can form neurons. *Proc Natl Acad Sci USA* **102**: 5530–5534.

[6] Anthony TE, Klein C, Fishell G, Heintz N (2004) Radial glia serve as neuronal progenitors in all regions of the central nervous system. *Neuron* **41**: 881–890.

[7] Armstrong R, Friedrich VL Jr , Holmes KV, Dubois-Dalcq M (1990) *In vitro* analysis of the oligodendrocyte lineage in mice during demyelination and remyelination. *J Cell Biol* **111**: 1183–1195.

[8] Ashery-Padan R, Marquardt T, Zhou X, Gruss P (2000) Pax6 activity in the lens primordium is required for lens formation and for correct placement of a single retina in the eye. *Genes Dev* **14**: 2701–2711.

[9] Baas D, Bourbeau D, Carre JL, Sarlieve LL, Dussault JH, Puymirat J (1994) Expression of alpha and beta thyroid receptors during oligodendrocyte differentiation. *Neuroreport* **5**: 1805–1808.

[10] Ballas N, Grunseich C, Lu DD, Speh JC, Mandel G (2005) REST and its corepressors mediate plasticity of neuronal gene chromatin throughout neurogenesis. *Cell* **121**: 645–657.

[11] Banting GS, Barak O, Ames TM, Burnham AC, Kardel MD, Cooch NS, Davidson CE, Godbout R, McDermid HE, Shiekhattar R (2005) CECR2, a protein involved in neurulation, forms a novel chromatin remodeling complex with SNF2L. *Hum Mol Genet* **14**: 513–524.

[12] Barres BA, Raff MC (1994) Control of oligodendrocyte number in the developing rat optic nerve. *Neuron* **12**: 935–942.

[13] Barres BA, Lazar MA, Raff MC (1994) A novel role for thyroid hormone, glucocorticoids and retinoic acid in timing oligodendrocyte development. *Development* **120**: 1097–1108.

[14] Bedford L, Walker R, Kondo T, van Crüchten I, King ER, Sablitzky F (2005) Id4 is required for the correct timing of neural differentiation. *Dev Biol* **280**: 386–395.

[15] Betschinger J, Mechtler K, Knoblich JA (2006) Asymmetric segregation of the tumor suppressor brat regulates self-renewal in Drosophila neural stem cells. *Cell* **124**: 1241–1253.

[16] Billon N, Tokumoto Y, Forrest D, Raff M (2001) Role of thyroid hormone receptors in timing oligodendrocyte differentiation. *Dev Biol* **235**: 110–120.

[17] Billon N, Jolicoeur C, Tokumoto Y, Vennström B, Raff M (2002) Normal timing of oligodendrocyte development depends on thyroid hormone receptor alpha 1 (TRalpha1) *EMBO J* **21**: 6452–6460.

[18] Billon N, Terrinoni A, Jolicoeur C, McCarthy A, Richardson WD, Melino G, Raff M (2004) Roles for p53 and p73 during oligodendrocyte development. *Development* **131**: 1211–1220.

[19] Bjornson CRR, Rietze RL, Reynolds BA, Magli MC and Vescovi AL (1999) Turning brain into blood: a hematopoietic fate adopted by adult neural stem cells *in vivo*. *Science* **283**: 534–537.

[20] Bögler O, Wren D, Barnett SC, Land H, Noble M (1990) Cooperation between two growth factors promotes extended self-renewal and inhibits differentiation of oligodendrocyte-type-2 astrocyte (O-2A) progenitor cells. *Proc Natl Acad Sci USA* **87**: 6368–6372.

[21] Bonni A, Sun Y, Nadal-Vicens M, Bhatt A, Frank DA, Rozovsky I, Stahl N, Yancopoulos GD, Greenberg ME (1997) Regulation of gliogenesis in the central nervous system by the JAK-STAT signaling pathway. *Science* **278**: 477–483.

[22] Brazelton TR, Rossi FM, Keshet GI and Blau HM (2000) From marrow to brain: expression of neuronal phenotypes in adult mice. *Science* **290**: 1775–1779.

[23] Bruggeman SW, Valk-Lingbeek ME, van der Stoop PP, Jacobs JJ, Kieboom K, Tanger E, Hulsman D, Leung C, Arsenijevic Y, Marino S, van Lohuizen M

(2005) Ink4a and Arf differentially affect cell proliferation and neural stem cell self-renewal in Bmi1-deficient mice. *Genes Dev* **19**: 1438–1443.

[24] Bylund M, Andersson E, Novitch BG, Muhr J (2003) Vertebrate neurogenesis is counteracted by Sox1–3 activity. *Nat Neurosci* **6**: 1162–1168.

[25] Canoll PD, Musacchio JM, Hardy R, Reynolds R, Marchionni MA, Salzer JL (1996) GGF/neuregulin is a neuronal signal that promotes the proliferation and survival and inhibits the differentiation of oligodendrocyte progenitors. *Neuron* **17**: 229–243.

[26] Casaccia-Bonnefil P, Tikoo R, Kiyokawa H, Friedrich V Jr, Chao MV, Koff A (1997) Oligodendrocyte precursor differentiation is perturbed in the absence of the cyclin-dependent kinase inhibitor p27Kip1. Genes Dev. **11**: 2335–2346.

[27] Chong JA, Tapia-Ramirez J, Kim S, Toledo-Aral JJ, Zheng Y, Boutros MC, Altshuller YM, Frohman MA, Kraner SD, Mandel G (1995) REST: a mammalian silencer protein that restricts sodium channel gene expression to neurons. *Cell* **80**: 949–957.

[28] Clarke DL, Johansson CB, Wilbertz J, Veress B, Nilsson E, Karlstrom H, Lendahl U and Frisen J (2000) Generalized potential of adult neural stem cells. *Science* **288**: 1660–1663.

[29] Cogle CR, Yachnis AT, Laywell ED, Zander DS, Wingard JR, Steindler DA, Scott EW (2004) Bone marrow transdifferentiation in brain after transplantation: a retrospective study. *Lancet* **363**: 1432–1437.

[30] Conti L, Pollard SM, Gorba T, Reitano E, Toselli M, Biella G, Sun Y, Sanzone S, Ying QL, Cattaneo E, Smith A (2005) Niche-independent symmetrical self-renewal of a mammalian tissue stem cell. *PLoS Biol* **3**: 1594–1606.

[31] Crain BJ, Tran SD, Mezey E (2005) Transplanted human bone marrow cells generate new brain cells.

[32] Crosio C, Heitz E, Allis CD, Borrelli E, Sassone-Corsi P (2003) Chromatin remodeling and neuronal response: multiple signaling pathways induce specific histone H3 modifications and early gene expression in hippocampal neurons. *J Cell Sci* **116**: 4905–4914.

[33] D'Alessandro JS, Yetz-Aldape J, Wang EA (1994) Bone morphogenetic proteins induce differentiation in astrocyte lineage cells. *Growth factors* **11**: 53–69.

[34] de la Pompa JL, Wakeham A, Correia KM, Samper E, Brown S, Aguilera RJ, Nakano T, Honjo T, Mak TW, Rossant J, Conlon RA (1997) Conservation of the Notch signalling pathway in mammalian neurogenesis. *Development* **124**: 1139–1148.

[35] Doe CQ, Spana EP (1995) A collection of cortical crescents: asymmetric protein localization in CNS precursor cells. *Neuron* **15**: 991–995.

[36] Doetsch F, Caille I, Lim DA, Garcia-Verdugo JM and Alvarez-Buylla A (1999)

Subventricular zone astrocytes are neural stem cells in the adult mammalian brain. *Cell* **97**: 703–716.

[37] Durand B, Gao, FB, Raff M (1997) Accumulation of the cyclin-dependent kinase inhibitor p27/Kip1 and the timing of oligodendrocyte differentiation. *EMBO J* **16**: 306–317.

[38] Durand B, Raff M (2000) A cell-intrinsic timer that operates during oligodendrocyte development. *Bioessays* **22**: 64–71.

[39] Einarson MB, Chao MV (1995) Regulation of Id1 and its association with basic helix-loop-helix proteins during nerve growth factor-induced differentiation of PC12 cells. *Mol Cell Biol* **15**: 4175–4183.

[40] Fan G, Martinowich K, Chin MH, He F, Fouse SD, Hutnick L, Hattori D, Ge W, Shen Y, Wu H, ten Hoeve J, Shuai K, Sun YE (2005) DNA methylation controls the timing of astrogliogenesis through regulation of JAK-STAT signaling. *Development* **132**: 3345–3356.

[41] Fisher AL, Caudy M (1998) Groucho proteins: transcriptional corepressors for specific subsets of DNA-binding transcription factors in vertebrates and invertebrates. *Genes Dev* **12**: 1931–1940.

[42] Forsberg-Nilsson K, Behar TN, Afrakhte M, Barker JL, McKay RD (1998) Platelet-derived growth factor induces chemotaxis of neuroepithelial stem cells. *J Neurosci Res* **53**: 521–530.

[43] Fukuda S, Kondo T, Takebayashi H, Taga T (2004) Negative regulatory effect of an oligodendrocytic bHLH factor OLIG2 on the astrocytic differentiation pathway. *Cell Death Differ* **11**: 196–202.

[44] Gabay L, Lowell S, Rubin LL, Anderson DJ (2003) Deregulation of dorsoventral patterning by FGF confers trilineage differentiation capacity on CNS stem cells *in vitro*. **40**: 485–499.

[45] Galli R, Borello U, Gritti A, Minasi MG, Bjornson CRR, Coletta M, Mora M, De Angelis MG, Fiocco R, Cossu G et al. (2000) Skeletal myogenic potential of human and mouse neural stem cells. *Nat Neurosci* **3**: 986–991.

[46] Gao FB, Durand B, Raff M (1997) Oligodendrocyte precursor cells count time but not cell divisions before differentiation. *Curr Biol* **7**: 152–155.

[47] Graham V, Khudyakov J, Ellis P, Pevny L (2003) SOX2 functions to maintain neural progenitor identity. *Neuron* **39**: 749–765.

[48] Grandbarbe L, Bouissac J, Rand M, Hrabé de Angelis M, Artavanis-Tsakonas S, Mohier E (2003) Delta-Notch signaling controls the generation of neurons/glia from neural stem cells in a stepwise process. *Development* **130**: 1391–1402.

[49] Gross RE, Mehler MF, Mabie PC, Zang Z, Santschi L, Kessler JA (1996) Bone morphogenetic proteins promote astroglial lineage commitment by mammalian subventricular zone progenitor cells. *Neuron* **17**: 595–606.

[50] Guillemot F, Lo LC, Johnson JE, Auerbach A, Anderson DJ, Joyner AL (1993) Mammalian achaete-scute homolog 1 is required for the early development of olfactory and autonomic neurons. *Cell* **75**: 463–476.

[51] Guy J, Hendrich B, Holmes M, Martin JE, Bird A (2001) A mouse Mecp2-null mutation causes neurological symptoms that mimic Rett syndrome. *Nat Genet* **27**: 322–326.

[52] Håkelien AM, Landsverk HB, Robl JM, Skålhegg BS, Collas P (2002) Reprogramming fibroblasts to express T-cell functions using cell extracts. *Nat Biotechnol* **20**: 460–466.

[53] Hakimi MA, Bochar DA, Chenoweth J, Lane WS, Mandel G, Shiekhattar R (2002) A core-BRAF35 complex containing histone deacetylase mediates repression of neuronal-specific genes. *Proc Natl Acad Sci USA* **99**: 7420–7425.

[54] Hampton DW, Asher AR, Kondo T, Steeves JD, Ramer MS, Fawcett JW (2007) A potential role for bone morphogenetic protein signalling in glial cell fate determination following adult central nervous system injury *in vivo*. *Eur J Neurosci* **26**: 3024–3035.

[55] Heasley LE, Johnson GL (1992) The beta-PDGF receptor induces neuronal differentiation of PC12 cells. *Mol Biol Cell* **3**: 545–553.

[56] Heins N, Malatesta P, Cecconi F, Nakafuku M, Tucker KL, Hack MA, Chapouton P, Barde YA, Götz M (2002) Glial cells generate neurons: the role of the transcription factor Pax6. *Nat Neurosci* **5**: 308–315.

[57] Hirabayashi Y, Itoh Y, Tabata H, Nakajima K, Akiyama T, Masuyama N, Gotoh Y (2004) The Wnt/beta-catenin pathway directs neuronal differentiation of cortical neural precursor cells. *Development* **131**: 2791–2801.

[58] Hitoshi S, Alexon T, Tropepe V, Donoviel D, Elia AJ, Nye JS, Conlon RA, Mak TW, Bernstein A, van der Kooy D (2002) Notch pathway molecules are essential for the maintenance, but not the generation, of mammalian neural stem cells. *Genes Dev* **16**: 846–858.

[59] Hsieh J, Nakashima K, Kuwabara T, Mejia E, Gage FH (2004) Histone deacetylase inhibition-mediated neuronal differentiation of multipotent adult neural progenitor cells. *Proc Natl Acad Sci USA* **101**: 16659–16664.

[60] Imai T, Tokunaga A, Yoshida T, Hashimoto M, Mikoshiba K, Weinmaster G, Nakafuku M, Okano H (2001) The neural RNA-binding protein Musashi1 translationally regulates mammalian numb gene expression by interacting with its mRNA. *Mol Cell Biol* **21**: 3888–3900.

[61] Ishibashi M, Moriyoshi M, Sasai Y, Shiota K, Nakanishi S, Kageyama R (1994) Persistent expression of helix-loop-helix factor HES-1 prevents mammalian neural differentiation in the central nervous system. *EMBO J* **13**: 1799–1805.

[62] Ishibashi M, Ang SL, Shiota K, Nakanishi S, Kageyama R, Guillemot F (1995) Targeted disruption of mammalian hairy and Enhancer of split homolog-1 (HES-1)

leads to up-regulation of neural helix-loop-helix factors, premature neurogenesis, and severe neural tube defects. *Genes Dev* **9**: 3136–3148.

[63] Jackson EL, Garcia-Verdugo JM, Gil-Perotin S, Roy M, Quinones-Hinojosa A, VandenBerg S, Alvarez-Buylla A (2006) PDGFR alpha-positive B cells are neural stem cells in the adult SVZ that form glioma-like growths in response to increased PDGF signaling. *Neuron* **51**: 187–199.

[64] Jacobs S, Lie DC, DeCicco KL, Shi Y, DeLuca LM, Gage FH, Evans RM (2006) Retinoic acid is required early during adult neurogenesis in the dentate gyrus. *Proc Natl Acad Sci USA* **103**: 3902–3907.

[65] Jiang Y, Jahagirdar B, Reinhardt RL, Schwartz RE, Keene CD, Ortiz-Gonzalez XR, Reyes M, Lenvik T, Lund T, Blackstad M, Du J, Aldrich S, Lisberg A, Low WC, Largaespada DA, Verfaillie CM (2002) Pluripotency of mesenchymal stem cells derived from adult marrow. *Nature* **418**: 41–49.

[66] Johe KK, Hazel TG, Muller T, Dugich-Djordjevic MM, McKay RD (1996) Single factors direct the differentiation of stem cells from the fetal and adult central nervous system. *Genes Dev* **10**: 3129–3140.

[67] Jones L, López-Bendito G, Gruss P, Stoykova A, Molnár Z (2002) Pax6 is required for the normal development of the forebrain axonal connections. *Development* **129**: 5041–5052.

[68] Jones-Villeneuve EM, McBurney MW, Rogers KA, Kalnins VI (1982) Retinoic acid induces embryonal carcinoma cells to differentiate into neurons and glial cells. *J Cell Biol* **94**: 253–262.

[69] Kageyama R, Sasai Y, Akazawa C, Ishibashi M, Takebayashi K, Shimizu C, Tomita K, Nakanishi S (1995) Regulation of mammalian neural development by helix-loop-helix transcription factors. *Crit Rev Neurobiol* **9**: 177–188.

[70] Kageyama R, Ohtsuka T (1999) The Notch-Hes pathway in mammalian neural development. *Cell Res* **9**: 179–188.

[71] Kakinuma Y, Saito F, Osawa S, Miura M (2004) A mechanism of impaired mobility of oligodendrocyte progenitor cells by tenascin C through modification of wnt signaling. *FEBS Lett* **568**: 60–64.

[72] Kaneko Y, Sakakibara S, Imai T, Suzuki A, Nakamura Y, Sawamoto K, Ogawa Y, Toyama Y, Miyata T, Okano H (2000) Musashi1: an evolutionally conserved marker for CNS progenitor cells including neural stem cells. *Dev Neurosci* **22**: 139–153.

[73] Kim WY, Fritzsch B, Serls A, Bakel LA, Huang EJ, Reichardt LF, Barth DS, Lee JE (2001) NeuroD-null mice are deaf due to a severe loss of the inner ear sensory neurons during development. *Development* **128**: 417–426.

[74] Kioussi C, Gruss P (1994) Differential induction of Pax genes by NGF and BDNF in cerebellar primary cultures. *J Cell Biol* **125**: 417–425.

[75] Klezovitch O, Fernandez TE, Tapscott SJ, Vasioukhin V (2004) Loss of cell polarity causes severe brain dysplasia in Lgl1 knockout mice. *Genes Dev* **18**: 559–571.

[76] Knoblich JA (2001) Asymmetric cell division during animal development. *Nat Rev Mol Cell Biol* **2**: 11–20.

[77] Koblar SA, Turnley AM, Classon BJ, Reid KL, Ware CB, Cheema SS, Murphy M, Bartlett PF (1998) Neural precursor differentiation into astrocytes requires signaling through the leukemia inhibitory factor receptor. *Proc Natl Acad Sci USA* **95**: 3178–3181.

[78] Kohyama J, Abe H, Shimazaki T, Koizumi A, Nakashima K, Gojo S, Taga T, Okano H, Hata J, Umezawa A (2001) Brain from bone: efficient "meta-differentiation" of marrow stroma-derived mature osteoblasts to neurons with Noggin or a demethylating agent. *Differentiation* **68**: 235–244.

[79] Kondo T, Raff M (2000a) Basic helix-loop-helix proteins and the timing of oligodendrocyte differentiation. *Development* **127**: 2989–2998.

[80] Kondo T, Raff M (2000b) The Id4 HLH protein and the timing of oligodendrocyte differentiation. *EMBO J* **19**: 1998–2007.

[81] Kondo T, Raff M (2000c) Oligodendrocyte precursor cells reprogrammed to become multipotential CNS stem cells. *Science* **289**: 1754–1757.

[82] Kondo T, Raff M (2004a) Chromatin remodeling and histone modification in the conversion of oligodendrocyte precursors to neural stem cells. *Genes Dev* **18**: 2963–2972.

[83] Kondo T, Raff M (2004b) A role for Noggin in the development of oligodendrocyte precursor cells. *Dev Biol* **267**: 242–251.

[84] Kopen GC, Prockop DJ, Phinney DG (1999) Marrow stromal cells migrate throughout forebrain and cerebellum, and they differentiate into astrocytes after injection into neonatal mouse brains. *Proc Natl Acad Sci USA* **96**: 10711–10716.

[85] Korhonen L, Brännvall K, Skoglöa Y, Lindholm D (2003) Tumor suppressor gene BRCA-1 is expressed by embryonic and adult neural stem cells and involved in cell proliferation. *J Neurosci Res* **71**: 769–776.

[86] Kuwabara T, Hsieh J, Nakashima K, Taira K, Gage FH (2004) A small modulatory dsRNA specifies the fate of adult neural stem cells. *Cell* **116**: 779–793.

[87] Lai K, Kaspar BK, Gage FH, Schaffer DV (2003) Sonic hedgehog regulates adult neural progenitor proliferation *in vitro* and *in vivo*. *Nat Neurosci* **6**: 21–27.

[88] Landsverk HB, Hakelien AM, Kuntziger T, Robl JM, Skalhegg BS, Collas P (2002) Reprogrammed gene expression in a somatic cell-free extract. *EMBO Rep* **3**: 384–389.

[89] Lasorella A, Noseda M, Beyna M, Yokota Y, Iavarone A (2000) Id2 is a retinoblastoma protein target and mediates signalling by Myc oncoproteins. *Nature* **407**: 592–598.

[90] Laywell ED, Rakic P, Kukekov VG, Holland EC, Steindler DA (2000) Identification of a multipotent astrocytic stem cell in the immature and adult mouse brain. *Proc Natl Acad Sci USA* **97**: 13883–13888.

[91] Lee JE, Hollenberg SM, Snider L, Turner DL, Lipnick N, Weintraub H (1995) Conversion of Xenopus ectoderm into neurons by NeuroD, a basic helix-loop-helix protein. *Science* **268**: 836–844.

[92] Leung C, Lingbeek M, Shakhova O, Liu J, Tanger E, Saremaslani P, Van Lohuizen M, Marino S (2004) Bmi1 is essential for cerebellar development and is overexpressed in human medulloblastomas. **428**: 337–341.

[93] Lillien LE, Sendtner M, Rohrer H, Hughes SM, Raff MC (1988) Type-2 astrocyte development in rat brain cultures is initiated by a CNTF-like protein produced by type-1 astrocytes. *Neuron* **1**: 485–494.

[94] Lim DA, Suarez-Farinas M, Naef F, Hacker CR, Menn B, Takebayashi H, Magnasco M, Patil N, Alvarez-Buylla A (2006) *In vivo* transcriptional profile analysis reveals RNA splicing and chromatin remodeling as prominent processes for adult neurogenesis. *Mol Cell Neurosci* **31**: 131–148.

[95] Lim DA, Tramontin AD, Trevejo JM, Herrera DG, García-Verdugo JM, Alvarez-Buylla A (2000) Noggin antagonizes BMP signaling to create a niche for adult neurogenesis. *Neuron* **28**: 713–726.

[96] Lo LC, Johnson JE, Wuenschell CW, Saito T, Anderson DJ (1991) Mammalian achaete-scute homolog 1 is transiently expressed by spatially restricted subsets of early neuroepithelial and neural crest cells. *Genes Dev* **5**: 1524–1537.

[97] Lu QR, Yuk D, Alberta JA, Zhu Z, Pawlitzky I, Chan J, McMahon AP, Stiles CD, Rowitch DH (2000) Sonic hedgehog–regulated oligodendrocyte lineage genes encoding bHLH proteins in the mammalian central nervous system. *Neuron* **25**: 317–329.

[98] Lunyak VV, Burgess R, Prefontaine GG, Nelson C, Sze SH, Chenoweth J, Schwartz P, Pevzner PA, Glass C, Mandel G, Rosenfeld MG (2002) Corepressor-dependent silencing of chromosomal regions encoding neuronal genes. *Science* **298**: 1747–1752.

[99] Lunyak VV, Prefontaine GG, Rosenfeld MG (2004) REST and peace for the neuronal-specific transcriptional program. *Ann NY Acad Sci* **1014**: 110–120.

[100] Lyden D, Young AZ, Zagzag D, Yan W, Gerald W, O'Reilly R, Bader BL, Hynes RO, Zhuang Y, Manova K, Benezra R (1999) Id1 and Id3 are required for neurogenesis, angiogenesis and vascularization of tumour xenografts. *Nature* **401**: 670–677.

[101] Lyssiotis CA, Walker J, Wu C, Kondo T, Schultz PG, Wu X (2007) Inhibition of histone deacetylase activity induces developmental plasticity in oligodendrocyte precursor cells. *Proc Natl Acad Sci USA* **104**: 14982–14987.

[102] Ma Q, Chen ZC, del Barco Barrantes I, de la Pompa JL, Anderson DJ (1998)

neurogenin1 is essential for the determination of neuronal precursors for proximal cranial sensory ganglia. *Neuron* **20**: 469–482.

[103] Mabie PC, Mehler MF, Marmur R, Papavasiliou A, Song Q, Kessler JA (1997) Bone morphogenetic proteins induce astroglial differentiation of oligodendroglial-astroglial progenitor cells. *J Neurosci* **17**: 4112–4120.

[104] Machida Y, Murai K, Miyake K, Iijima S (2001) Expression of chromatin remodeling factors during neural differentiation. *J Biochem* **129**: 43–49.

[105] Machold R, Hayashi S, Rutlin M, Muzumdar MD, Nery S, Corbin JG, Gritli-Linde A, Dellovade T, Porter JA, Rubin LL, Dudek H, McMahon AP, Fishell G (2003) Sonic hedgehog is required for progenitor cell maintenance in telencephalic stem cell niches. *Neuron* **39**: 937–950.

[106] Marin-Husstege M, He Y, Li J, Kondo T, Sablitzky F, Casaccia-Bonnefil P (2006) Multiple roles of Id4 in developmental myelination: predicted outcomes and unexpected findings. *Glia* **54**: 285–296.

[107] Marin-Husstege M, Muggironi M, Liu A, Casaccia-Bonnefil P (2002) Histone deacetylase activity is necessary for oligodendrocyte lineage progression. *J Neurosci* **22**: 10333–10345.

[108] Matise MP, Epstein DJ, Park HL, Platt KA, Joyner AL (1998) Gli2 is required for induction of floor plate and adjacent cells, but not most ventral neurons in the mouse central nervous system. *Development* **125**: 2759–2770.

[109] Matsumoto S, Banine F, Struve J, Xing R, Adams C, Liu Y, Metzger D, Chambon P, Rao MS, Sherman LS (2006) Brg1 is required for murine neuralstem call maintenance and gliogenesis. *Dev Biol* **289** (2): 372–383.

[110] Matsuzaki F (2000) Asymmetric division of Drosophila neural stem cells: a basis for neural diversity. *Curr Opin Neurobiol* **10**: 38–44.

[111] Mayer M, Bhakoo K, Noble M (1994) Ciliary neurotrophic factor and leukemia inhibitory factor promote the generation, maturation and survival of oligodendrocytes *in vitro*. *Development* **120**: 143–153.

[112] Mehler MF, Mabie PC, Zhang D, Kessler JA (1997) Bone morphogenetic proteins in the nervous system. *Trends Neurosci* **20**: 309–317.

[113] Mekki-Dauriac S, Agius E, Kan P, Cochard P (2002) Bone morphogenetic proteins negatively control oligodendrocyte precursor specification in the chick spinal cord. *Development* **129**: 5117–5130.

[114] Merkle FT, Tramontin AD, García-Verdugo JM, Alvarez-Buylla A (2004) Radial glia give rise to adult neural stem cells in the subventricular zone. *Proc Natl Acad Sci USA* **101**: 17528–17532.

[115] Mezey E, Chandross KJ, Harta G, Maki RA, McKercher SR (2000) Turning blood into brain: cells bearing neuronal antigens generated *in vivo* from bone marrow. *Science* **290**: 1779–1782.

[116] Miyata T, Maeda T, Lee JE (1999) NeuroD is required for differentiation of the granule cells in the cerebellum and hippocampus. *Genes Dev* **13**: 1647–1652.

[117] Molofsky AV, Pardal R, Iwashita T, Park IK, Clarke MF, Morrison SJ (2003) Bmi-1 dependence distinguishes neural stem cell self-renewal from progenitor proliferation. *Nature* **425**: 962–967.

[118] Molofsky AV, He S, Bydon M, Morrison SJ, Pardal R (2005) Bmi-1 promotes neural stem cell self-renewal and neural development but not mouse growth and survival by repressing the p16Ink4a and p19Arf senescence pathways. *Genes Dev* **19**: 1432–1437.

[119] Morrison SJ, Kimble J (2006) Asymmetric and symmetric stem-cell divisions in development and cancer. *Nature* **441**: 1068–1074.

[120] Muroyama Y, Fujihara M, Ikeya M, Kondoh H, Takada S (2002) Wnt signaling plays an essential role in neuronal specification of the dorsal spinal cord. *Genes Dev* **16**: 548–553.

[121] Murray K, Calaora V, Rottkamp C, Guicherit O, Dubois-Dalcq M (2002) Sonic hedgehog is a potent inducer of rat oligodendrocyte development from cortical precursors *in vitro*. *Mol Cell Neurosci* **19**: 320–332.

[122] Nakashima K, Yanagisawa M, Arakawa H, Kimura N, Hisatsune T, Kawabata M, Miyazono K, Taga T (1999) Synergistic signaling in fetal brain by STAT3-Smad1 complex bridged by p300. *Science* **284**: 479–482.

[123] Namihira M, Nakashima K, Taga T (2004) Developmental stage dependent regulation of DNA methylation and chromatin modification in a immature astrocyte specific gene promoter. *FEBS Lett* **572**: 184–188.

[124] Naruse Y, Aoki T, Kojima T, Mori N (1999) Neural restrictive silencer factor recruits mSin3 and histone deacetylase complex to repress neuron-specific target genes. *Proc Natl Acad Sci USA* **96**: 13691–13696.

[125] Noble M, Murray K, Stroobant P, Waterfield MD, Riddle P (1988) Platelet-derived growth factor promotes division and motility and inhibits premature differentiation of the oligodendrocyte/type-2 astrocyte progenitor cell. *Nature* **333**: 560–562.

[126] Noll E, Miller RH (1994) Regulation of oligodendrocyte differentiation: a role for retinoic acid in the spinal cord. *Development* **120**: 649–660.

[127] Norton JD, Deed RW, Craggs G, Sablitzky F (1998) Id helix-loop-helix proteins in cell growth and differentiation. *Trends Cell Biol* **8**: 58–65.

[128] Norton JD (2000) ID helix-loop-helix proteins in cell growth, differentiation and tumorigenesis. *J Cell Sci* **113**: 3897–3905.

[129] Nunes MC, Roy NS, Keyoung HM, Goodman RR, McKhann G 2nd, Jiang L, Kang J, Nedergaard M, Goldman SA (2003) Identification and isolation of multipotential neural progenitor cells from the subcortical white matter of the adult human brain. *Nat Med* **9**: 439–447.

[130] Ohtsuka T, Ishibashi M, Gradwohl G, Nakanishi S, Guillemot F, Kageyama R (1999) Hes1 and Hes5 as notch effectors in mammalian neuronal differentiation. *EMBO J* **18**: 2196–2207.

[131] Ohtsuka T, Sakamoto M, Guillemot F, Kageyama R (2001) Roles of the basic helix-loop-helix genes Hes1 and Hes5 in expansion of neural stem cells of the developing brain. *J Biol Chem* **276**: 30467–30474.

[132] Okano-Uchida T, Himi T, Komiya Y, Ishizaki Y (2004) Cerebellar granule cell precursors can differentiate into astroglial cells. *Proc Natl Acad Sci USA* **101**: 1211–1216.

[133] Olave I, Wang W, Xue Y, Kuo A, Crabtree GR (2002) Identification of a polymorphic, neuron-specific chromatin remodeling complex. *Genes Dev* **16**: 2509–2517.

[134] Otero JJ, Fu W, Kan L, Cuadra AE, Kessler JA (2004) Beta-catenin signaling is required for neural differentiation of embryonic stem cells. *Development* **131**: 3545–3557.

[135] Palma V, Ruiz i Altaba A (2004) Hedgehog-GLI signaling regulates the behavior of cells with stem cell properties in the developing neocortex. *Development* **131**: 337–345.

[136] Palma V, Lim DA, Dahmane N, Sanchez P, Brionne TC, Herzberg CD, Gitton Y, Carleton A, Alvarez-Buylla A, Ruiz i Altaba A (2005) Sonic hedgehog controls stem cell behavior in the postnatal and adult brain. *Development* **132**: 335–344.

[137] Palmer TD, Markakis EA, Willhoite AR, Safar F, Gage FH (1999) Fibroblast growth factor-2 activates a latent neurogenic program in neural stem cells from diverse regions of the adult CNS. *J Neurosci* **19**: 8487–8497.

[138] Parras CM, Galli R, Britz O, Soares S, Galichet C, Battiste J, Johnson JE, Nakafuku M, Vescovi A, Guillemot F (2004) Mash1 specifies neurons and oligodendrocytes in the postnatal brain. *EMBO J* **23**: 4495–4505.

[139] Parras CM, Hunt C, Sugimori M, Nakafuku M, Rowitch D, Guillemot F (2007) The proneural gene Mash1 specifies an early population of telencephalic oligodendrocytes. *J Neurosci* **27**: 4233–4242.

[140] Pittenger MF, Mackay AM, Beck SC, Jaiswal RK, Douglas R, Mosca JD, Moorman MA, Simonetti DW, Craig S and Marshak DR (1999) Multilineage potential of adult human mesenchymal stem cells. *Science* **284**: 143–147.

[141] Qi Y, Cai J, Wu Y, Wu R, Lee J, Fu H, Rao M, Sussel L, Rubenstein J, Qiu M (2001) Control of oligodendrocyte differentiation by the Nkx2.2 homeodomain transcription factor. *Development* **128**: 2723–2733.

[142] Raff MC, Lillien LE, Richardson WD, Burne JF, Noble MD (1988) Platelet-derived growth factor from astrocytes drives the clock that times oligodendrocyte development in culture. *Nature* **333**: 562–565.

[143] Ray J, Peterson DA, Schinstine M, Gage FH (1993) Proliferation, differentiation,

and long-term culture of primary hippocampal neurons. *Proc Natl Acad Sci USA* **90**: 3602–3606.

[144] Reynolds BA, Weiss S (1992) Generation of neurons and astrocytes from isolated cells of the adult mammalian central nervous system. *Science* **255**: 1707–1710.

[145] Richardson WD, Pringle N, Mosley MJ, Westermark B, Dubois-Dalcq M (1988) A role for platelet-derived growth factor in normal gliogenesis in the central nervous system. *Cell* **53**: 309–319.

[146] Rodriguez-Pena, A (1999) Oligodendrocyte development and thyroid hormone. *J Neurobiol* **40**: 497–512.

[147] Rowitch DH, S-Jacques B, Lee SM, Flax JD, Snyder EY, McMahon AP (1999) Sonic hedgehog regulates proliferation and inhibits differentiation of CNS precursor cells. *J Neurosci* **19**: 8954–8965.

[148] Samanta J, Kessler JA (2004) Interactions between ID and OLIG proteins mediate the inhibitory effects of BMP4 on oligodendroglial differentiation. *Development* **131**: 4131–4142.

[149] Sasai Y, Kageyama R, Tagawa Y, Shigemoto R, Nakanishi S (1992) Two mammalian helix-loop-helix factors structurally related to Drosophila hairy and Enhancer of split. *Genes Dev* **6**: 2620–2634.

[150] Schoenherr CJ, Anderson DJ (1995a) The neuron-restrictive silencer factor (NRSF): a coordinate repressor of multiple neuron-specific genes. *Science* **267**: 1360–1363.

[151] Schoenherr CJ, Anderson DJ (1995b) Silencing is golden: negative regulation in the control of neuronal gene transcription. *Curr Opin Neurobiol* **5**: 566–571.

[152] Seo S, Richardson GA, Kroll KL (2005a) The SWI/SNF chromatin remodeling protein Brg1 is required for vertebrate neurogenesis and mediates transactivation of Ngn and NeuroD. *Development* **132**: 105–115.

[153] Seo S, Herr A, Lim JW, Richardson GA, Richardson H, Kroll KL (2005b) Geminin regulates neuronal differentiation by antagonizing Brg1 activity. *Genes Dev* **19**: 1723–1734.

[154] Seri B, García-Verdugo JM, McEwen BS, Alvarez-Buylla A (2001) Astrocytes give rise to new neurons in the adult mammalian hippocampus. *J Neurosci* **21**: 7153–7160.

[155] Setoguchi T, Kondo T (2004) Nuclear export of OLIG2 in neural stem cells is essential for ciliary neurotrophic factor-induced astrocyte differentiation. *J Cell Biol* **166**: 963–968.

[156] Shen Q, Zhong W, Jan YN, Temple S (2002) Asymmetric Numb distribution is critical for asymmetric cell division of mouse cerebral cortical stem cells and neuroblasts. *Development* **129**: 4843–4853.

[157] Shen S, Li J, Casaccia-Bonnefil P (2005) Histone modifications affect timing of

oligodendrocyte progenitor differentiation in the developing rat brain. *J Cell Biol* **169**: 577–589.

[158] Shimizu T, Kagawa T, Wada T, Muroyama Y, Takada S, Ikenaka K (2005) Wnt signaling controls the timing of oligodendrocyte development in the spinal cord. *Dev Biol* **282**: 397–410.

[159] Soula C, Danesin C, Kan P, Grob M, Poncet C, Cochard P (2001) Distinct sites of origin of oligodendrocytes and somatic motoneurons in the chick spinal cord: oligodendrocytes arise from Nkx2.2-expressing progenitors by a Shh-dependent mechanism. *Development* **128**: 1369–1379.

[160] Stifani S, Blaumueller CM, Redhead NJ, Hill RE, Artavanis-Tsakonas S (1992) Human homologs of a Drosophila Enhancer of split gene product define a novel family of nuclear proteins. *Nat Genet* **2**: 119–127.

[161] Stolt CC, Lommes P, Sock E, Chaboissier MC, Schedl A, Wegner M (2003) The Sox9 transcription factor determines glial fate choice in the developing spinal cord. *Genes Dev* **17**: 1677–1689.

[162] Stolt CC, Lommes P, Friedrich RP, Wegner M (2004) Transcription factors Sox8 and Sox10 perform non-equivalent roles during oligodendrocyte development despite functional redundancy. *Development* **131**: 2349–2358.

[163] Stolt CC, Schmitt S, Lommes P, Sock E, Wegner M (2005) Impact of transcription factor Sox8 on oligodendrocyte specification in the mouse embryonic spinal cord. *Dev Biol* **281**: 309–317.

[164] Stolt CC, Schlierf A, Lommes P, Hillgärtner S, Werner T, Kosian T, Sock E, Kessaris N, Richardson WD, Lefebvre V, Wegner M (2006) SoxD proteins influence multiple stages of oligodendrocyte development and modulate SoxE protein function. *Dev Cell* **11**: 697–709.

[165] Sun Y, Nadal-Vicens M, Misono S, Lin MZ, Zubiaga A, Hua X, Fan G, Greenberg ME (2001) Neurogenin promotes neurogenesis and inhibits glial differentiation by independent mechanisms. *Cell* **104**: 365–376.

[166] Takebayashi H, Yoshida S, Sugimori M, Kosako H, Kominami R, Nakafuku M, Nabeshima Y (2000) Dynamic expression of basic helix-loop-helix Olig family members: implication of Olig2 in neuron and oligodendrocyte differentiation and identification of a new member, Olig3. *Mech Dev* **99**: 143–148.

[167] Takizawa T, Nakashima K, Namihira M, Ochiai W, Uemura A, Yanagisawa M, Fujita N, Nakao M, Taga T (2001) DNA methylation is a critical cell-intrinsic determinant of astrocyte differentiation in the fetal brain. *Dev Cell* **1**: 749–758.

[168] Takizawa T, Ochiai W, Nakashima K, Taga T (2003) Enhanced gene activation by Notch and BMP signaling cross-talk. *Nucleic Acid Res* **31**: 5723–5731.

[169] Tanigaki K, Nozaki F, Takahashi J, Tashiro K, Kurooka H, Honjo T (2001) Notch1 and Notch3 instructively restrict bFGF-responsive multipotent neural progenitor cells to an astroglial fate. *Neuron* **29**: 45–55.

[170] Tekki-Kessaris N, Woodruff R, Hall AC, Gaffield W, Kimura S, Stiles CD, Rowitch DH, Richardson WD (2001) Hedgehog-dependent oligodendrocyte lineage specification in the telencephalon. *Development* **128**: 2545–2554.

[171] Temple S, Raff MC (1985) Differentiation of a bipotential glial progenitor cell in a single cell microculture. *Nature* **313**: 223–225.

[172] Temple S, Raff MC (1986) Clonal analysis of oligodendrocyte development in culture: evidence for a developmental clock that counts cell divisions. *Cell* **44**: 773–779.

[173] Terada N, Hamazaki T, Oka M, Hoki M, Mastalerz DM, Nakano Y, Meyer EM, Morel L, Petersen BE, Scott EW (2002) Bone marrow cells adopt the phenotype of other cells by spontaneous cell fusion. *Nature* **416**: 542–545.

[174] Teter B, Rozovsky I, Krohn K, Anderson C, Osterburg H, Finch C (1996) Methylation of the glial fibrillary acidic protein gene shows novel biphasic changes during brain development. *Glia* **17**: 195–205.

[175] Toma JG, Akhavan M, Fernandes KJL, Barnabe-Heider F, Sadikot A, Kaplan DR, Miller FD (2001) Isolation of multipotent adult stem cells from the dermis of mammalian skin. *Nat Cell Biol* **3**: 778–784.

[176] Vartanian T, Goodearl A, Viehöver A, Fischbach G (1997) Axonal neuregulin signals cells of the oligodendrocyte lineage through activation of HER4 and Schwann cells through HER2 and HER3. *J Cell Biol* **137**: 211–220.

[177] Viñals F, Reiriz J, Ambrosio S, Bartrons R, Rosa JL, Ventura F (2004) BMP-2 decreases Mash1 stability by increasing Id1 expression. *EMBO J* **23**: 3527–3537.

[178] Wang S, Sdrulla AD, diSibio G, Bush G, Nofziger D, Hicks C, Weinmaster G, Barres BA (1998) Notch receptor activation inhibits oligodendrocyte differentiation. *Neuron* **21**: 63–75.

[179] Wang S, Sdrulla A, Johnson JE, Yokota Y, Barres BA (2001) A role for the helix-loop-helix protein Id2 in the control of oligodendrocyte development. *Neuron* **29**: 603–614.

[180] Watanabe Y, Kameoka S, Gopalakrishnan V, Aldape KD, Pan ZZ, Lang FF, Majumder S (2004) Conversion of myoblasts to physiologically active neuronal phenotype. *Genes Dev* **18**: 889–900.

[181] Willert K, Brown JD, Danenberg E, Duncan AW, Weissman IL, Reya T, Yates JR 3rd, Nusse R (2003) Wnt proteins are lipid-modified and can act as stem cell growth factors. *Nature* **423**: 448–452.

[182] Williams BP, Park JK, Alberta JA, Muhlebach SG, Hwang GY, Roberts TM, Stiles CD (1997) A PDGF-regulated immediate early gene response initiates neuronal differentiation in ventricular zone progenitor cells. *Neuron* **18**: 553–562.

[183] Woodbury D, Reynolds K, Black IB (2002) Adult bone marrow stromal stem cells express germline, ectodermal, endodermal, and mesodermal genes prior to

neurogenesis. *J Neurosci Res* **69**: 908–917.

[184] Wurmser AE, Nakashima K, Summers RG, Toni N, D'Amour KA, Lie DC, Gage FH (2004) Cell fusion-independent differentiation of neural stem cells to the endothelial lineage. *Nature* **430**: 350–356.

[185] Ying QL, Nichols J, Evans EP, Smith AG (2002) Changing potency by spontaneous fusion. *Nature* **416**: 545–548.

[186] Yun K, Mantani A, Garel S, Rubenstein J, Israel MA (2004) Id4 regulates neural progenitor proliferation and differentiation *in vivo*. *Development* **131**: 5441–5448.

[187] Zappone MV, Galli R, Catena R, Meani N, De Biasi S, Mattei E, Tiveron C, Vescovi AL, Lovell-Badge R, Ottolenghi S, Nicolis SK (2000) Sox2 regulatory sequences direct expression of a (beta)-geo transgene to telencephalic neural stem cells and precursors of the mouse embryo, revealing regionalization of gene expression in CNS stem cells. *Development* **127**: 2367–2382.

[188] Zencak D, Lingbeek M, Kostic C, Tekaya M, Tanger E, Hornfeld D, Jaquet M, Munier FL, Schorderet DF, van Lohuizen M, Arsenijevic Y (2005) Bmi1 loss produces an increase in astroglial cells and a decrease in neural stem cell population and proliferation. *J Neurosci* **25**: 5774–5783.

[189] Zhao X, Ueba T, Christie BR, Barkho B, McConnell MJ, Nakashima K, Lein ES, Eadie BD, Willhoite AR, Muotri AR, Summers RG, Chun J, Lee KF, Gage FH (2003) Mice lacking methyl-CpG binding protein 1 have deficits in adult neurogenesis and hippocampal function. *Proc Natl Acad Sci USA* **100**: 6777–6782.

[190] Zhong W, Jiang MM, Weinmaster G, Jan LY, Jan YN (1997) Differential expression of mammalian Numb, Numblike and Notch1 suggests distinct roles during mouse cortical neurogenesis. *Development* **124**: 1887–1897.

[191] Zhou Q, Wang S, Anderson DJ (2000) Identification of a novel family of oligodendrocyte lineage-specific basic helix-loop-helix transcription factors. *Neuron* **25**: 331–343.

[192] Zhou Q, Choi G, Anderson DJ (2001) The bHLH transcription factor Olig2 promotes oligodendrocyte differentiation in collaboration with Nkx2.2. *Neuron* **31**: 791–807.

[193] Zhou Q, Anderson DJ (2002) The bHLH transcription factors OLIG2 and OLIG1 couple neuronal and glial subtype specification. *Cell* **109**: 61–73.

第8章
学習，可塑性，成体ニューロン新生

8.1　学習

8.1.1 「学習」とは

「学習」と「記憶」は，脳科学の教科書の同じような項目において登場することが多い．そのため，脳科学ならびに生物学の分野では，「学習」と「記憶」は，同じような現象を指す言葉として，受け止められてきたように思う．しかし，日常の日本語では，「学習」とは，社会で生きていく力を養うために学校などで学び習うことを示す．また，「記憶」とはある情報を記銘し・蓄え・想起する一連の行為を指す．この両者は明らかに別のことを指している．あえて無理をすれば，学習という一連の行為の中に，パーツとして記憶という行為が含まれていると理解することもできる．21 世紀になり，科学は科学者のためのものではなく，人々のために営まれるべき，という流れがよりいっそう鮮明になってきた．科学にもボーダーレス化の波が押し寄せてきている．脳科学で使う「学習」と，日常語の「学習」とで，意味が異なってしまうことは，あまり喜ばしくはない．そこで，本章では，努めて「学習」と「記憶」を区別して用いる．「学習」という行為について，あらためて原点に立ち返り，脳科学者たちが，どのように研究を進めてきたかについてから，解説をしていきたいと思う．

近代西洋科学において，まずは，(実験的に検証可能な) 作業仮説が立てられる．そして，この正否が，客観的な実験データに基づいて吟味される．最終的には，2 群の実験データ (実験群とコントロール群) 間に統計学的な有意差が得られた場合，仮説が検証されたことになる．このようにして，仮説の立証，すなわち「発見」が積み重ねられてきた．「学習」研究においても，当然のことながら，西洋科学の精神にのっとり，研究が進められてきた．「学習」研究に，多くの動物モデルが使用されてきたのも，繰り返しの実験が可能であったためだ．また，解剖などにより，解析的に検証できたことも動物実験が多用された理由であろう．

19 世紀末，ロシアの生理学者 Ivan Pavlov は，犬を使って消化に関する研究を行っていた．歴史的大発見に至るヒントは，この消化実験の最中に得られた．彼は，犬の口元から，餌の合図に使っていたベルの音に応じて，よだれ（唾液）が出てくることを，偶然見つけたのだ．彼は，この現象が，「学習」研究のモデルになることを直感したのだった．餌に反応して唾液が出てくることは当然である．餌には，肉の粉 (meat powder) が使用された．ほどよい香りがある．この香りによって，実験に使った犬の唾液分泌が促されたであろうことは容易に想像できる（たとえば，ほどよく運動をした日の夕刻，駅前を歩いていておいしそうな焼き鳥のにおいが漂ってきただけで，おなかがグーグー鳴ったり，唾液（つば）が出たりといった経験は，誰にでもあることだと思う．このように，おいしい食べ物のにおいには，反射的に唾液の分泌を促すようなはたらきがある）．

図 8.1 に従い，この歴史的実験について説明を進める．まず，犬にベルの音を聞かせただけでは，唾液が出てくることはない（コントロール実験）．この犬に，ベルの音を聞かせ，そして餌を与えることを数回繰り返す（学習訓練）．

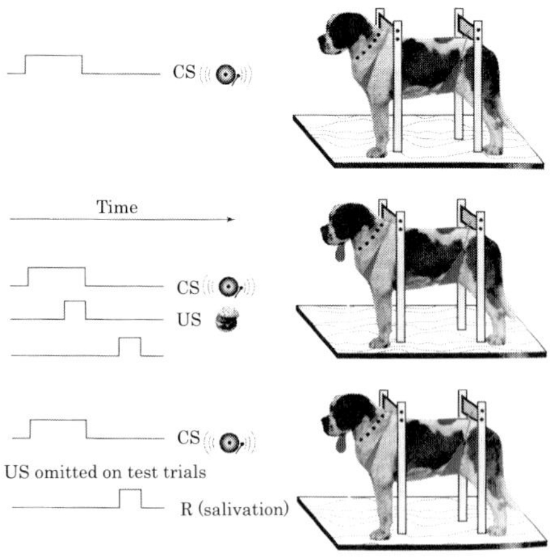

図 **8.1**　Pavlov の行った歴史的実験 (Squire et al., 2002)

そうすると，ベルの音を聞かせただけで，唾液が出てくる（実験群）ことがわかった．

この「学習」実験において，餌のように，訓練なしに応答（唾液の分泌）を引き起こせる刺激のことを，無条件刺激 (unconditioned stimuli: US) と呼んだ．一方，ベルの音そのものには，唾液分泌を促す作用はまったくない．しかし，餌とともにベルの音を聞かせることを繰り返すと，やがて，ベルの音があると餌がやってくることを学習するようになる．そして，次第にベルの音を聞くだけで，（餌がなくても）唾液が出るようになってくる．このベルの音のように，それだけでは応答は引き起こせないが，無条件刺激（この場合は餌）と組み合わせることで刺激が引き起こせるようになることを，「学習」研究において，条件刺激 (conditioned stimuli: CS) と呼ぶ．

このように，Pavlov は，犬にベルとともに餌を与えるという，きわめてシンプルな実験によって，2 つの刺激を関連づける学習である「連合学習」についての基礎を築いた．Pavlov の実験の場合，犬は，ベルの音と，餌という報酬を関連づけることを学んだことになる．この連合学習は，日常的な学習作業においても，きわめて類似した側面を見ることができる．たとえば，ピアノのレッスンの場合，鍵盤をたたく指使いと，楽器（ピアノ）が奏でる音を関連づけることを学んでいる．指使いを条件刺激 (CS)，楽器からの音を無条件刺激 (US) としてみよう．うまく指を使うことができれば，楽器からうっとりするような音色を得ることができる．また，言語の学習においても，単語をつなぎ合わせてできた言葉 (CS) と，その言葉のコミュニケーションの現場における社会的意味やパワー (US) を，関連づけることが学ばれていると思われる．そのため，連合学習のしくみを知ることで，私たちが日常経験する，「学習」についても多くのことがわかってくると期待される．次項においても，引き続き，紹介を進めていくことになる．連合学習は「学習」研究で，研究の量ならびに質において最も優れたモデルであることはいうまでもない．

しかし，21 世紀になり，科学は一段と進歩し，実験の手技が格段に広がってきた．そのため，検証可能な作業仮説の幅も，格段に広がってきたように思われる．人間の脳活動をリアルタイムで可視化する脳機能画像イメージングなども確立されてきた．人間の脳機能そのものを研究対象にすることができるようになってきた．「学習」についても，元来知りたかったことに立ち戻り，新たな作業仮説を立て，別の視点から検証することが可能になってきたと思われる．学習とは，心理学的には，「遂行の結果として生じる比較的永続的な行動変化」と定義されている (Smith et al., 2003)．ならば，脳回路の中にも，行動変化をつくり出す，比較的永続的な変化（構造変化）があるはずだ．また，我々は，経験的に，動機付けや肯定的な感情によって，学習を促進できることを知っている．もしかすると，西洋人が抱く learning（学習）と，われわれ東洋人の抱く学習 (learning) とでは，その意味がいささか異なっているのかもしれない．科学研究の 1 つの最終ゴールは，人間を理解し，新しい事実を知るということである．文化的背景の違いは，作業仮説の立て方や，実験の進め方に，おのずと影響を与えるであろう．東洋人として，独特の視点から，研究を進めていくことができる．こうして，独自の成果が得られれば，非常に好ましい．要点を押さえてさえいれば，科学研究のやり方は，研究者個人の個性にゆだねられている．日本人としての個性を大切にし，日本語の風土の中に根ざした「学習」を研究していけば，国際的にも意味があり，インパクトのある研究が展開していけるように思われる．これからの若い人たちには「学習」について，その原点に立ち戻り，これから開拓的に研究を進めていってほしい．

8.1.2　人間における「学習」

人間において，「学習」能力の発達は，認知機能の発達に置き換えて理解することができる．生まれてすぐの赤ん坊に，明確な学習能力が備わっているとは考えづらい．しかし，生後わずかに数時間の新生児でさえ，ブザー音に応じて頭を左あるいは右に向ける．また，新生児は，母親の声に対して，好みを示す (US)．新生児に，おしゃぶりをくわえさせる (CS)．そして，おしゃぶりを強く吸えば，母親の声が聞こえるようにすると，新生児は，おしゃぶりを強く吸うようになった．ただし，新生児にとって，おしゃぶりを強く吸うこと自体が US になっている可能性もある．そのため，この時期に，新生児においてすでに，CS と US の関係性，つまり連合学習が成立しているかについては，やや疑問が残る．

乳児の視覚系が発達してくると，少し複雑な学習課題が可能になる．寝台の上に，モービルを吊るす．そして，このモービルと乳児の片方の足をひもで結ぶ．すると，乳児はひもを結ばれた足を動かすこと (CS) で，モービルが動く

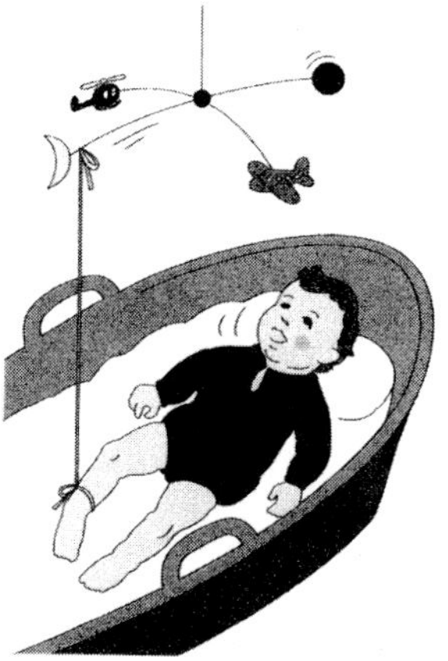

図 **8.2** 乳幼児における記憶研究 (Rovee-Collier, 1999)

こと（US: モービルが動くことは乳児にとって楽しいこと）を学習する．つまり，ひもを結ばれた足を動かすことと，モービルが動くことの関係性を学習する．この学習によって，どの手足を動かせばモービルが動くのかを記憶した (図 8.2)．この時期に，乳児において確かに，連合学習が成立していることがわかる．その 8 日後，乳児を同じ状況におく．すると，この乳児は，ひもを結ばれた足を動かし，モービルを動かした．乳児は，8 日の間，ひもを結ばれた足と，モービルが動くことの関係を記憶していたことになる．そのため乳児はすでにこの時期から，ある程度の長期記憶ができるようになっていると理解できる．その後，乳児は生後 1 年間の間，多くのことを学習し，人間としての基本的能力を身に付けていく．

このように，生後 1 年間の経験が，この乳児の人生においても，最も豊富であるとしても，この時期に起きた出来事を生涯にわたり記憶することは誰もできない．この興味深い現象は，最初に Sigmund Freud によって議論された．この現象は幼児期健忘 (Childhood amnesia) と呼ばれている．ほとんどの人にとって，生涯にわたり覚えておくことのできる最初の記憶は，3 歳もしくはそれ以降のできことについてである．何十年にわたって保持できるエピソード記憶はおおよそこの時期から獲得されてくると考えられている．それでは，脳内のどのような変化が，幼児期初期の数日間の記憶能力から，大人における何十年レベルの記憶保持能力へと移行させているのであろうか．1 つの原因として，脳回路の発達に時間がかかることを理由とする向きもある．記憶を固定するときに関係することが知られている海馬（詳しくは後述）は，生後 2 年までは未熟である．そのため，この間に起こったことは十分に記憶として固定できないとする理屈である．ただし，動物モデル研究から明らかなように，わずか生後 2 ヵ月のマウスであっても海馬を使った記憶が十分にできている．前述したように，人間でも，生後 3 ヵ月から 1 週間程度の記憶は保持できるようになっている．この時期に，海馬が，まったくはたらいていないとは，考えがたい．脳の回路は，さまざまな脳領域の有機的な結合により成り立っている．海馬そのものはうまくはたらけているとしても，海馬とそれ以外の領域で長期間の記憶を収納する場所との機能的なつながりが成立するのに，長い時間がかかるのかもしれない．おもしろいことに，言語の発達は 3 歳で初期のピークに達し，学校教育は 5 歳の終わりで始まる．そして，この 3 歳から 5 歳の年齢範囲は幼児期健忘が終わる時期にちょうど当てはまっている．

しかしながら，巷では幼児期の早期学習が大流行（おおはやり）である．長期にわたるエピソード記憶がない時期なので，幼児本人にとって，何を習っていたか明確な記憶はまったくない．この時期から，いろいろなことを覚える能力がある．記憶できる期間はたとえ短くても，覚えることが，すなわち早期学習とみなされる．実際には，覚えたこと (CS) によって，周りの大人からほめられること (US) の関係性を学んでいるのかもしれない．

この幼少の時期に，まるで，スポンジが水を吸い込むかのごとく，生きていくために必要なさまざまなことを覚えていく．同年代の子供との接し方，遊び方，コミュニケーションのとり方などについて，学んでいくことになる．社会性に関する重要な学習である．この種の能力だけがどうしても劣ってしまう一群の病気がある．自閉症である．物事の記憶に関しては，逆にきわめて高い能力がある場合もあるが，学校など，社会的な局面において，対応能力に問題がある．自閉症の発症原因について，遺伝子の変化，育てられた環境の違い，など，さまざまな観点から，現在精力的に研究が進められている．

幼少期から学童期における認知発達については，Jean Piaget が，先導的な研究を行っている．表 8.1 に示したので，参考にしてほしい．Piaget は，認知発達を 4 つの段階に分類した．まずは感覚系が発達する段階である．この時期，すでに自己と物とを区別する能力がある．次の段階では，言葉を使って，物を

表 8.1 Piaget の概念表

Piaget の認知発達の段階

段階	特徴
1. 感覚運動 (誕生〜2 歳)	自己と物とを区別する．自己を活動を起こす主体として認識し，知的に活動し始める．たとえば，ひもを引っぱってモービルを動かしたり，ガラガラを振って音を出したりする．
2. 前操作 (2 歳〜7 歳)	言葉を使って，イメージや単語によって物を表象することを学習する．思考は依然として自己中心的で，他者の視点を理解することが困難である．対象を 1 つの特徴によって分類することはできる．たとえば，赤い積み木すべてをその形に関係なく一緒にしたり，色に関係なく四角の積み木を一緒に集めることができる．
3. 具体的操作 (7 歳〜11 歳)	対象物や出来事を論理的に思考することが可能となる．数の保存 (6 歳)，量の保存 (7 歳)，重さの保存 (9 歳) の概念が達成される．いくつかの特徴によって対象を分類することができ，それらを 1 つの次元によって，たとえば，大きさによって並べることが可能となる．
4. 形式的操作 (11 歳以上)	抽象的な命題を論理的に思考し，仮説を立てて，系統的に検証することができるようになる．仮説的な問題，将来の問題や観念的な問題にも対処できるようになる．

上に示す年齢は平均年齢であり，知的能力，文化的背景，社会経済的要因によってかなり変動がある．しかしその発達の順番は，あらゆる子供に共通だと考えられている．Piaget はそれぞれの段階を詳細に記述したが，ここでは一般的な特徴のみを示した．

指し示すことを学習する．学童期になると，論理的に思考することが可能になる．中学生近くになると，抽象的な思考が可能になる．そして，仮説的な問題，将来のこと，観念的な問題にも，対処できるようになる．

それでは次に，Piaget の概念表を参考にしつつ，学校における具体的な学習について説明を進めてみることにする．小学校も低学年の間，子供たちは，総じてとても素直である．先生に，ほめられることが楽しくて仕方がない．国語や算数などの教科学習も，興味のあることが多く，それほど，難しくはない．理屈ぬきに，どんどん覚えていくことができる．新しく教わることが楽しくて (US)，新しいことの関係性 (CS) を学んでいるのであろう．楽しいこと，そしてたまにほめられることが，報酬となって，次々に覚え，学んでいく．

学習の動物モデルに報酬学習と嫌悪学習がある．人間の子供においても同じであろう．学習した結果，ほめてもらうこと，テストでいい点数を取って楽しいことが報酬となって学習が進むのは理想的である．親に叱られるのが怖いから仕方なくという，嫌悪学習もある．しかし，これでは，多くの場合長続きはしない．我々が脳活動イメージング（光トポグラフィー）で調べたところ，学習をしているフリだけでは，脳そのものはあまり活動していないことがわかった．しかられるのが怖くて椅子に座っているだけでは，本当の意味で頭は使われていない．

さて，教育課程が進み，中学生にもなると，学習単元を理解するために，特殊な理屈（論理）が必要になってくる．「よしわかったぞ」という過程がなければ，学習が成立しなくなる．たとえば，方程式を理解しようとしているときに，脳はどのように活動しているのだろうか．脳機能イメージング (Functional MRI: fMRI) を用いた研究を紹介してみることにする．研究は，アメリカにおいて実施された．新聞広告により，方程式をまだ習っていない中学生が集められた．

実験には次のような簡単な方程式が利用された．

$$3x + 2 = 17$$

学習 1 日目と 5 日目とで，この式を解いている最中の脳の活動が記録された．図 8.3 に，活動が有意に増加（あるいは減少）する脳の領域を図示した．図中 1 で示した前部帯状回は，課題中に活動が増加することがわかった．また，面白

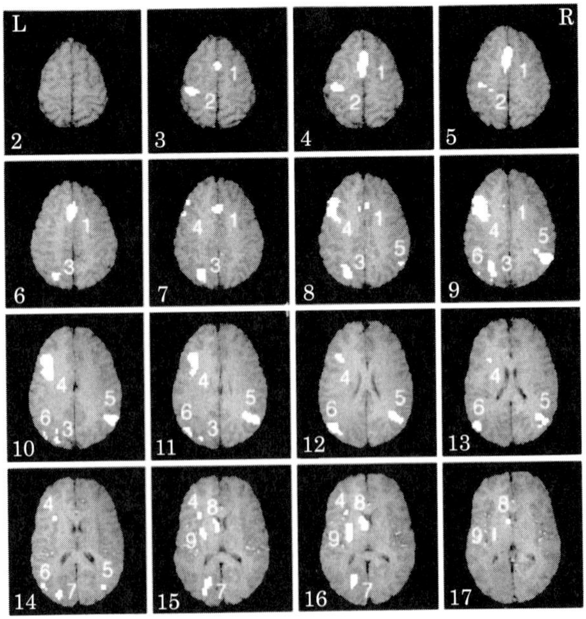

図 **8.3**　方程式を学んでいる最中の脳活動 (Qin et al., 2004)

いことに，左側前頭葉（図中4）については，学習1日目の活動が，5日目の活動よりも高いことが見いだされた．学習が進むと，少ない脳活動で，同じ問題が解けることが推察される．一方，図中9で示した左側線条体は，同じく課題中に活動が増加するが，逆に，学習5日目の活動が，学習1日目の活動に比べて，高いことが見いだされた．線条体は，報酬に関係する領域である．学習が進んだほうが，解答中に，すでに解けたという報酬を強く感じ取っていることが推測される．

いい先生にめぐり合うことで，その教科が急に得意になったという話をよく聞く．学習においても，達成感，あるいは成功体験が得られることで，脳は報酬を予測できるようになる．報酬の予測ができると，また次にも新しいことに挑戦する勇気が湧いてくる．学習には，このようにマイナスではなく，プラスの感情がどうしても必要になってくる．欧米人は，一般的に，学習は知性がするもので，感情とは切り離して考える傾向が強いという．私たち東洋人は，万事一体化して考えることが，わりに得意だ．良い感情があるときに，効率よく学習できるといっても，あまりおかしくは思わない．このプラスの感情（報酬）は，脳内ドーパミン回路のはたらきによる．学習時にドーパミン神経系がどのように活動しているかについて，見ることができればと思う．とくに非侵襲的に脳組織の活動を計測するfMRIのような方法を用いた今後の研究に期待したい．

学習能力の開発という面で，最終ステップは，考え，創造する部分であろう．人類が有史以来文明を築きあげ，発展してきたのも，この力のおかげである．生活を豊かにするために，さまざまなものを創造することができた．新しい学説や，ビジネスプラン，そして装置のデザインや設計などを考えているとき，脳はどのようにはたらいているのであろうか？　創造する脳の能力に対する人々の探究心は強い．調べる方法はどんどん改良を重ねてきている．作曲家は，新しい楽曲をどうやって生み出すのか？　このような素朴な疑問についても，脳科学は研究対象としようとしている．生涯学習とあるように，社会に出た後も学習の連続を余儀なくされる．世の中はグローバル化し，変化のスピードが速い．今までの常識，基準が覆ることがしばしば起こる．個々の業界に固有のルールがあり，あたかも他の業種の人々の侵入を拒んでいるかのようだ．グローバル化した社会において，さまざまな業種の人たちと連携し，仕事をしていくためには，それぞれのルール，基準を把握・学習し，将来の報酬を高く得ることが予測される事柄を取捨選択していかなければならない．昨今の，脳科学研究は，このような学習研究分野においても目覚しい発展を遂げている．ルールの変化を脳はどう捉えるのか．確率を把握するメカニズムとは．報酬を予測するメカニズムとは．人のfMRIスタディを含め，次の項で紹介するが，サルを使った高度な「学習」課題研究を通じて，多くのことがわかってきた．経済的な理論を脳科学的に検証するニューロエコノミックスなる学術分野も登場し，一世を風靡している．脳科学によって，近く，株価の変動が正確に予測できるようになるのかもしれない．

8.1.3　動物モデルにおける「学習」

「学習」研究は，動物モデルを用いて，解析的に進められてきた．動物を用いることで，侵襲的な実験も可能になる．「脳の中でもどの領域が，学習に必要なのか」については，ある特定の脳領域を除去する実験により，検証ができる．また，「どのニューロンが，学習時に活動するのか」については，電極を用いた電流記録試験により，検証を進めることができる．サル類は，知的な認知能力がきわめて高いことから，これまで，多くの学習研究に用いられてきた．図8.4 (Gazzaniga, 2006) にサル類を用いた学習課題の際に，頻繁に利用されてきた実験装置 (WGTA) を図示した．この学習課題 (delayed non-matching to sample) は，遅延学習の一種で，最初に示したカードが不正解で，このカードを遅延時間の後に選ばなければ，報酬（餌）を得ることができる．この学習課題において，USは報酬として餌，CSははじめのカードを選ばないことになる．サルにとって，はじめに提示したカードが正解であることを学習することは，わりとやさしいかもしれない．だが，初めに提示したカードが不正解であることを学習するには，比較的時間がかかる．複雑な課題を理解することは，教育現場における学習にきわめて類似している．通常のサルでは，この学習が成立するまでに200試行程度が必要であった．正解率が一定水準 (80–95%) を超えると，学習が成立したと判断される．海馬領域を手術により取り除いたサルも，実験に用いられた．すると，このサルでは，学習が成立するまでに，1000回以上の試行が必要であることがわかった．このような実験によって，海馬が，学習において，重要な脳の領域であることが認められていった．

報酬をどのように，感じとっているかについても，サルの学習課題で，多く

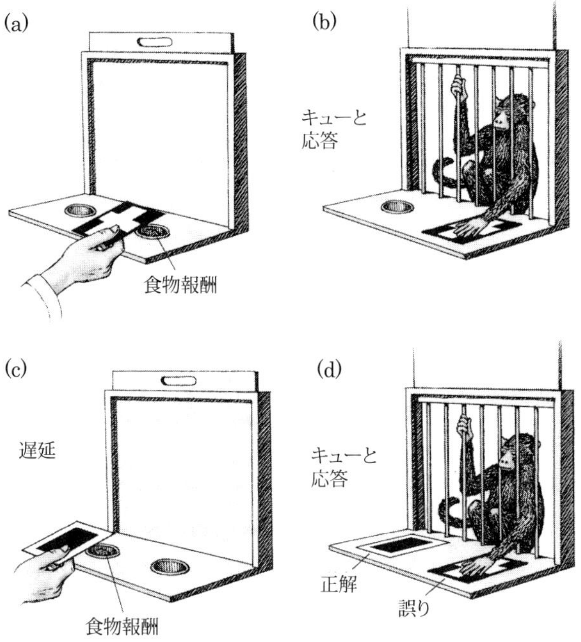

図 **8.4** サルにおける学習課題 (Gazzaniga, 2006)

のことがわかってきている．この種の実験には，課題の提示が簡便で，時間の管理が正確に行えることもあり，コンピューターを用いたタッチパネル方式が利用されてきた．報酬に応じて，中脳にある，ドーパミン産生ニューロンが活動していることがわかってきた．そして，このニューロンが投射する線条体のニューロンも報酬に応じて活動することが見いだされてきた．

マウスやラットに代表されるげっ歯類動物を用いた学習課題も考案され，広く利用されている．最もよく用いられているものは，Morris 水迷路課題（図 8.5 で紹介）である．直径 1 m 程度のプールに浅く水を張る．動物は泳ぎ回り，偶然，足場を見つける．水をにごらせることで，足場を見えなくしておけば，動物は周りの風景から判断して，足場の位置を記憶する．泳ぎつづけるという行為は，動物にとって好ましくない行為なので，それを避けるために足場の位置を覚えようとする．水迷路学習は，いやなことを避ける一種の嫌悪学習と捉えることができる．1 日に数回の試行を行い，足場にたどり着くまでの時間を計測する．数回の試行の後，動物は，足場の位置 (CS) と，そこに行けば休息が取れ

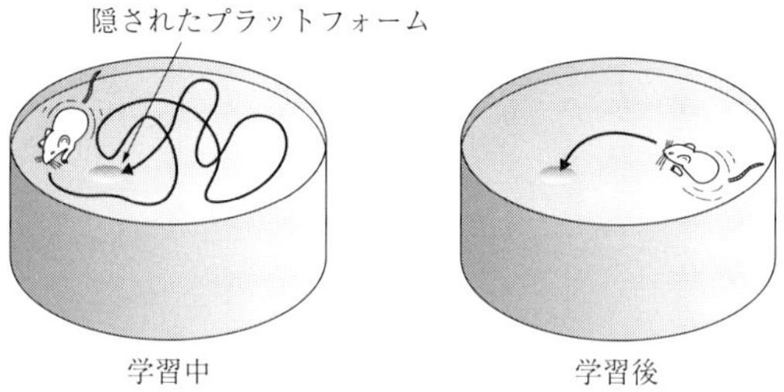

図 **8.5**　Morris の水迷路

学習中（左）はまだプラットフォームの位置を覚えきれていない．学習後（右）は位置を記憶している．

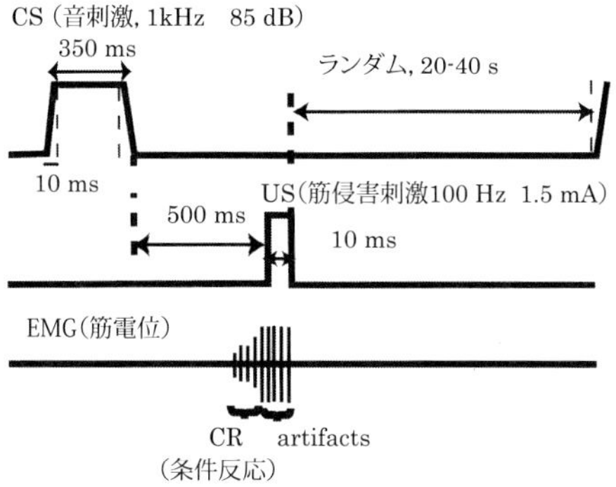

図 **8.6**　トレース型コンディショニング

る (US) という関係性を学習する．学習が成立するまでに，数日を要している．

げっ歯類動物を用いて，その他にもいくつかの嫌悪学習モデルが開発されてきた．瞬目反射学習について説明する．まぶたに電気的な刺激が加えられると動物は「ちくっ」としてしまうため，まぶたを閉じることでこの刺激を和らげようとする．条件刺激 (CS) として，ある一定の音（周波数，デシベル，長さが一定）が用いられる．この音の直後，あるいは少したった後，まぶたに刺激 (US) を与える．この試行を繰り返すことで，動物は音とまぶた刺激の関係性を理解（「学習」）し，まぶた刺激の痛みに備えて事前にまぶたを閉じるようになる．このときまぶたの筋肉が動く．実験では，この筋肉の動きを電極により計測する．音刺激直後に刺激を行う学習パラダイムを delay conditioning，少し時間がたった後（1 秒前後）に刺激を行うパラダイムを trace conditioning と呼ぶ．これまでの研究から，delay conditioning では小脳が，trace conditioning では海馬が重要な役割を果たしていることがわかってきた．海馬に依存した trace conditioningについて，もう少し詳しく述べてみることにする．学習が成立する過程について，高齢の動物が利用され，研究が進められた．興味深い研究結果を，以下に紹介する．これまでに「学習」と海馬に発生する特徴的な脳波（シータオシレーション）の関係について研究が行われてきた．そして，シータオシレーションが発生している最中に，課題を実施させたほうが，学習効率が高まるのではないかと研究仮説が立てられてきた．若年の動物と，高齢の動物を比較し，実験を行ったところ，高齢の動物に限り，θ リズムの発生に応じて課題を実施したほうが，はるかに学習効率が高いことがわかってきた (Asaka et al., 2005).

シータオシレーションとはどのような脳波であろうか．脳波といえば，α 波が有名である．脳の表面にくっつけた，表面脳波電極から記録される．リラックスしているときに，視覚野のあたりで発生する10 Hz程度の脳波である．一方，シータオシレーションは，海馬に差し込んだ深部電極から記録される 4–12 Hz の大きな振幅を伴う脳波のことを指す（図 8.7; Buzsáki, 2002)．電極を脳の内部に挿入する必要がある．そのため，多くのデータは，動物モデル研究から得られてきた．この脳波の発見も古く，今から遡ること 50 年以上である．どのようなしくみで発生しているかについて，いまだに不明な点が多い．学習など，注意を必要とする行動をとっている最中に海馬回路において発生していることが人間においても確認されてきている．

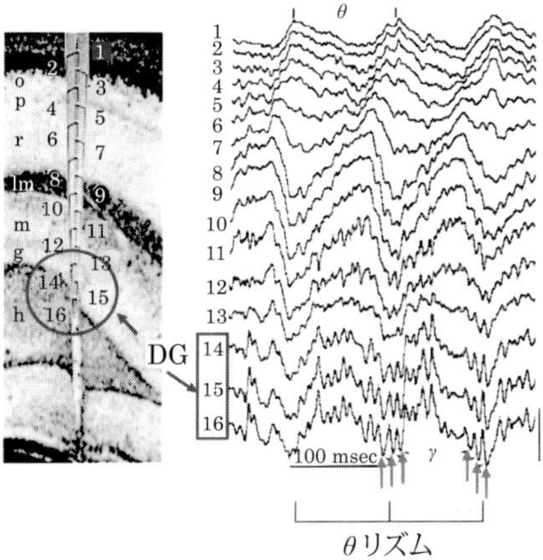

図 **8.7**　海馬シータオシレーション (Bragin et al., 1995)

8.1.4　加齢による「学習」機能の低下

「物忘れ」をはじめとして，歳をとってくると記憶力が低下する．人の名前など，固有名詞が思い出せなくなってしまうことが多い．また，トランプゲームの神経衰弱などでも，若い人のほうが，記憶力がよい．記憶には，2 つの面がある．覚えることと，思い出すことである．このどちらの能力が，年をとるとともに衰えてくるのか．あるいは，この両方の能力とも衰えてしまうのか．この程度の記憶力の低下ならば，病気の心配をすることはない．

近年，中高齢者において，多くの認知機能は正常であるのに，記憶機能のみが極端に低下してしまう軽度認知障害 (Mild Cognitive Impairment: MCI) がクローズアップされてきた．この MCI は，認知症の前駆段階である可能性も指摘されている．高齢者が急増し，認知症患者の増加に拍車をかけている．認知症患者の介護について，その経済的な負担に関し議論が沸騰している．認知症患者を減らすためには，予防治療によって認知症の発症を防ぐことが求められる．MCI の診断には，高度な記憶能力も評価できるウエクスラー記憶試験などが使用されている．たとえ，MCI の時期であっても，通常の認知機能が正常であるならば，学習機能はある程度保たれているとも考えられる．経験的に知られているように，作業療法などによって脳を普段より積極的に使い「学習」を行うことで，加齢に伴う脳機能の低下を食い止めることができるのではないかと期待されている．もし，MCI の時期によく学習することで，壊れかけた脳回路が保護され，認知症の発症を未然に防ぐことができるようになれば非常に望ましい．

新しいことを学習しようとする場合，高い記憶力がどうしても必要かといえば，そうともいえない面もある．中高齢者の脳回路の中には，すでに経験に基づいた多くの蓄積がある．新しいことを記憶しなくても，古い記憶を引っ張り出してくることができれば，さまざまな問題の解決が可能であろう．しかし一方で，記憶機能が，「学習」機能を下支えしているのだとすれば，記憶力が衰えてしまった場合，学習能力も引きずられて低下してしまうようにも考えられる．

さて，認知症の進行に伴い記憶能力がどんどん低下してしまうことは周知であるが，この際海馬の活動性はどのように変化していくのであろうか．Sperling らの研究によれば，認知症の進行に伴い，ごく初期の段階では海馬の活動性が一度向上し，その後，低下していくという．この研究を紹介してみることにする．実験は，ボストン市内の MGH 病院で治療を受けている軽度認知症患者さらには初期のアルツハイマー病患者からの協力を得て始められた．この研究の特徴的なポイントは，軽度認知障害患者を，その認知機能の程度の違いからさらに前期と後期に分けた点にある．被験者に人の顔と名前を記憶させ，顔を提示したときに名前を思い出す課題を実施させた．正解率にはさほど差は見られなかったが，課題遂行時の海馬の活動を fMRI で捉えたところ，健常人に比べ，MCI 初期の人のほうがかえって活動が高くなっていることが見いだされた (Sperling, 2007)．MCI 後期になると健常人よりも活動性が低下し，アルツハイマー病と診断された後はさらに活動が低下することが見いだされた．海馬回路においては，衰えかけた機能を補っているかのようにいったんは活動性が増加するが，その後は活動性の増加を維持する機構を維持できなくなるようだ．

動物モデル研究からも示されるように，加齢によって，学習の成立までに要する時間が延びてくる．この時間的な変化をもって，学習機能が低下してきたとする考え方もある．認知症にいたる脳回路の変化を調べるために，アルツハイマー病のマウスモデルが作成された．老人斑の原因となるアミロイドペプチドが，生後 1 年あたりから，脳内に蓄積してくるマウスである．これまでに，このマウスの脳組織変化や，認知機能変化について，詳しく研究が進められてきた．脳内に老人斑が蓄積されてくるにつれて，記憶力をはじめとする認知機能の低下が見られている．アルツハイマー病において，脳内のどの神経回路がまず傷害されてくるのであろうか．また，どういうしくみで，このマウスの学習・記憶機能が低下してくるのであろうか．これからの研究に期待したい．

いったんは低下してしまった記憶に関わる脳機能も，機能回復が望める可能性がある．脳に備わった，修復・可塑性のしくみを活用することに期待が集まっている．次の項目では，脳回路に変化をもたらす基本的なメカニズムである可塑性について説明していく．

8.2　可塑性

8.2.1　「学習」に伴う脳回路の可塑性

行動的な指標を基準に，学習について，これまでにわかってきたことを説明

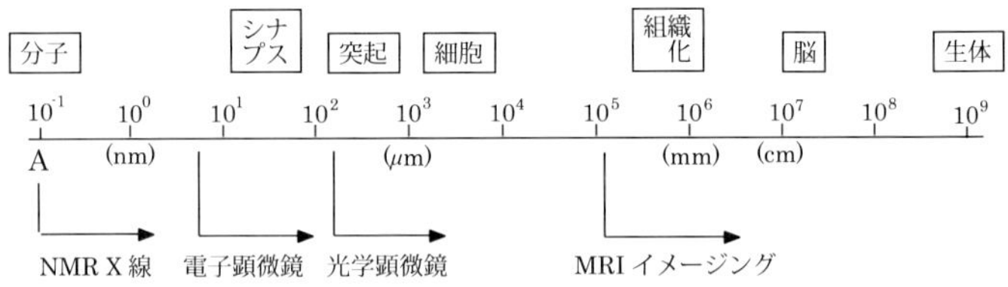

図 **8.8**　学習中の脳にみられる構造変化を調べる計測装置

してきた．では，学習中に脳回路はどのように変化しているのだろうか．知的好奇心が大いに刺激される話題である．しかし，具体的に，このテーマで研究をするとなると，さまざまな障壁が立ちはだかっている．この話題に直接関係して，紹介できる研究データは驚くほど少ない．本節では，読者の想像力を助けに，その周辺分野についても，これまでの知見を紹介する．実際に，学習の最中に，脳回路で起こっているであろう変化について考えていただきたい．

脳回路の可塑性とは，構造的あるいは機能的に，ある時間変化が継続することを指す．図 8.8 に，空間スケール，時間スケールに分類して，これまでに発見されてきた可塑性の事例について紹介する．空間スケール的には，分子変化に始まる非常にミクロのレベルから，脳領域の構造的変化というミリメートルスケールの変化がある．それぞれのしくみが，階層的に，脳回路の可塑性を支えている．より具体的には，シナプス可塑性 (LTP/LTD)，神経突起（樹状突起，軸索末端）の形態変化，神経細胞自身の出現と消滅，大脳皮質機能単位の反応性の変化，そして最もマクロのレベルの変化は領域間ネットワーク構造の変化である．

概して，ミクロレベルの変化の場合，持続時間はそれほど長くは期待できない．長くても数十分までである．一方，MRI 形態イメージングでも観察可能なマクロレベルの変化の場合，この変化は数ヵ月以上の長さで，非常に長期に持続すると考えられている．

特定の運動学習において，担当する脳領域の体積そのものが増加することが報告されている．紹介するのは，学習・訓練によって，特定の脳領域が広がっていったドイツ，レーゲンスブルグ大学，May Arne 博士らの実験結果である (Harding et al., 2004)．実験には，お手玉遊び（ジャグリング）が採用された．実験には，24 人の若者（平均年齢 22 歳）が参加しているが，すべての人が訓練するうちに，60 秒間以上，3 つのお手玉を落とさずに続けられるようになったと報告されている．

そして，訓練を始める前と，3つ玉ができるようになってからでは，大脳皮質の一部分で，明らかな構造変化が起こることがわかってきた．ミリメートルの精度を持ったMRI装置で，脳組織の大きさの変化を計測したところ，訓練の後でその領域が拡大していたのだ．この場所は，大脳新皮質の中の視覚野の一部分で，物体の移動を認知する領域である．3つ玉のお手玉がうまくできるようになるためには，3つのお手玉が上下に移動するそのありさまを認知する視覚のはたらきが最も大切であることがわかる．お手玉なので，手を微妙かつ巧妙に動かすことが，まず第1に大切であるように思えるかもしれないが，それよりも動くものを見る目のはたらきのほうがお手玉の習得には大切であった．野球の世界においても，一流のバッターは人並みはずれた動体視力を持つという．

また，練習3ヵ月後に同じ場所をスキャンしてみると，訓練前よりはまだ広がっていたものの，訓練直後と比べると少し縮んでいることもわかった．このように，学習や訓練によって，該当する大脳の領域が構造的にも変化すること，場合によっては，拡大の様子が視覚的に捉えるレベルにまで達することもあることがわかってきた．

この訓練においては，脳組織の体積も増えていたことが報告されている．なぜ増えたのか，その理由はまだ定かになっていないが，要因として，主に3つのことが考えられる．

① 細胞そのものの数が増えた．
② 細胞の数は変わらないが，個々の細胞の容積が増加した．
③ 細胞と細胞の間の隙間が，細胞間物質の増加などによって広がった．

このうち，現状の理解で最も有力な説となっているのが②である．神経の活動に応じて，神経細胞の細胞体の大きさや，その突起（樹状突起や軸索）が太さを増すという証拠が挙げられてきている．「脳組織の個々の細胞の容積が増加した」とするのが有力と考える，別の実験例についても述べておこう．紹介するのは，イタリア人が参加したイギリスウェルカム研究所のAndrea Mechelli博士らの脳スキャン実験の結果である (Harding et al., 2004)．実験は，イタリア語だけ話せる人，イタリア語に加え英語も話せるバイリンガルである人の2つのグループに分けて行われた．大脳皮質の各領域の変化を，2つのグループ間でつぶさに比較したところ，イタリア語も英語も話せる人においては，第 2 言語の習得に関わる大脳皮質の部位 (left inferior parietal cortex) が顕著に広がっていることが判明した．さらに細かく分析してみると，語学習得の年齢が若いほど，この領域はより拡大していた．英語が流暢であるほど，この領域が広がっていることもわかったのである．

人体を用いた研究の場合，組織的な変化を観察することはきわめて困難である．動物モデル研究において，特定の学習により脳の特定部位の増加を誘導できるならば，今後，特定部位が拡大する原因として，個々の細胞の容積が増加する中身として，ニューロンそのものが大きくなる可能性やニューロン支持細胞であるグリア細胞が太ってくる可能性などについても検証が加えられることになるであろう．

脳組織が拡大する事例として，プロのミュージシャンでは，担当する指の領域が，一般人に比べ，有意に増加することが見いだされている．さらに，ミュージシャンの中には，不幸なことに，指を酷使しすぎたために，隣どうしの指で，担当する脳領域がオーバーラップしてしまうことがある．このことが原因で，指がとても痛んでしまったため，ミュージシャンをやめざるを得なくなってしまった人が数多くいることも事実である．指の支配領域がオーバーラップしてしまったミュージシャンの場合，脳組織が構造的に変化することに加え，担当する脳領域の活動性が変化したことも推定される．組織の変化は見られなくとも，活動する領域が拡大あるいは縮小する現象は多く報告されている．前項で紹介した，方程式の学習の際にも認められている．さらに，酒井らは，英語の学習においても，同じ課題をこなすために，学習の初期には前頭葉の広いエリアが活動するが，学習が成立すると前頭葉の活動するエリアが縮小することを認めている (Sakai, 2005)．

このような，MRI イメージングで観察可能な可塑性は，光学顕微鏡で観察可能なミクロンレベルの可塑性に下支えされている．海馬回路では，何と大人になってもニューロンが新しく生まれることで，回路の可塑性が高められていることがわかってきた．この事柄については，8.3 節で詳しく説明する．二光子レーザー顕微鏡を使った詳細な観察により，海馬回路や大脳皮質回路などにおいて，ニューロンの細胞突起（軸索末端や樹状突起末端）の形が，可逆的に変化していることが認められている．この実験事実から，神経情報を伝達するシナプスが，新しくできたり，あるいは消滅したりしていることが容易に推察できる．

目にすることができると，脳回路の変化を理解しやすい．ただし，歴史的には，微小電極による生理学的な記録方法によって，脳回路の可塑性が初めて発見された．長期増強 (Long-term potentiation: LTP) である．1973 年に Timothy Bliss と Terje Lϕmo によって，海馬回路において見いだされた．当初，この変化は，シナプス伝達効率の違いが主な原因であると考えられた．その後，神経伝達物質受容体タンパク質の修飾変化（リン酸化，など）についての実験データが得られた．だが，最近では，この長期増強に，ニューロンの細胞突起（軸索末端や樹状突起末端）の可逆的変化が，寄与することが強く推定されている．海馬回路は，比較的単純であり，結果的に可塑性に富んでいたため，これまでに多くの学習研究に利用されてきた．次項において，詳しく説明する．

8.2.2 海馬回路に見られる可塑性

海馬といえば，記憶に関係する脳の場所として有名だ．しかし，海馬の研究の歴史をひもといてみると，古くは，感情の制御に関わる部分として考えられていた．感情に関係する「パペッツの回路」を提唱した James W. Papez は，海馬は感情を生成する脳回路の一部であると考えた (Papez, 1937)．この時代，人々は，脳について，強く関心を抱くようになったころと思われる．実際，脳のさまざまな疾患に対して，外科的な手術が多く行われるようになったのも，この時代である．Egas Moniz 博士は，精神疾患に対して，脳の切除を含めた大胆な外科的処置を行い「ロボトミー手術」を開発し，1949 年度にノーベル賞を受賞している．

さて，脳の疾患として，古くからてんかんも有名であった．この病気を治すためにも，さまざまな外科的治療が行われている．重度のてんかんの患者 (H.M.) に対し，両側の海馬を切り取る手術が実施された．すると，彼のてんかんの症状は，見られなくなった．しかし，H.M. 氏はその後，日常のエピソードを記憶することが一切できなくなってしまった．この症例報告が引き金となって，海馬は，一気に感情の回路から，記憶の中枢へと捉えられ方が変わった．

その後，サルやラットなどを用いた，動物モデル研究も多く実施され，海馬は記憶の中枢として不動の位置を占めてきた．と同時に，海馬のはたらきについても多くのことがわかってきた．てんかんの外科的治療として，現在では，てんかんの原因となる方の海馬が，片方だけ切除されている．こうすると，術後も，海馬は，片側が残っている．そのため，手術の副作用もさほどなく，高い治療効果が挙げられている．

哺乳動物のシナプスにおける長期変化は海馬研究から得られた．1973年に，Bliss と Lϕmo は麻酔下のウサギを用いて，海馬歯状回に対する貫通線維の高頻度電気刺激によって，歯状回のニューロン群の活動が長期に高まることを，フィールド記録電極による計測から明らかにした．引き続き，無麻酔下のウサギを用いて，この長期増強は数週から1ヵ月以上にわたり継続することを見いだした．当初，長期増強は，海馬回路にのみ見られる現象であると考えられたが，その後の研究から，長期増強は，小脳や，大脳皮質，扁桃体にも見られる現象であることがわかってきた．

その後，長期増強現象は，海馬回路の中でもCA3–CA1間のシナプスにおいて，研究が進んだ (図8.9)．CA3錐体細胞のSchaffer側枝 (Schaffer collateral) は，CA1錐体細胞との間にシナプスを形成するが，このシナプスは，可塑性研究のために，最も広く利用されてきた実験サンプルである．図8.10に，ラットから得られた海馬スライスを用いた，実際の実験データを提示する．Schaffer

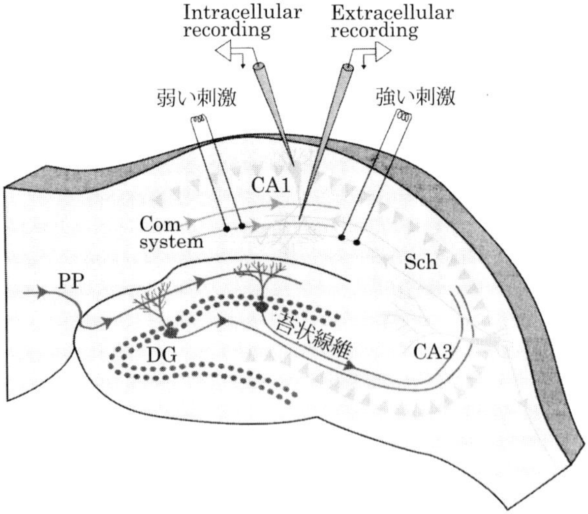

図 8.9　海馬スライスを用いた長期増強試験の様子 (Squire et al., 2002)

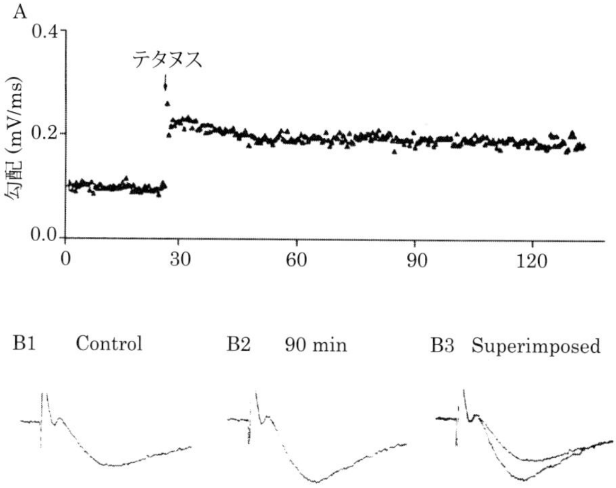

図 **8.10**　長期増強を示すデータ (Squire et al., 2002)

側枝を 1 秒間に 100 回の頻度 (100 Hz) で電気刺激することで，シナプスの伝達効率を少なくとも 120 分以上，継続的に増強することができた．その後，引き続き行われた海馬スライスを用いた研究の結果から，長期増強にはニューロン内へのカルシウムイオンの流入が必要であること，カルシウムイオンの流入は，グルタミン酸受容体の 1 つのタイプである NMDA 受容体を介していることが，薬理学的な実験の結果から示されてきた．

8.2.3　遺伝子変異マウスを用いた可塑性研究

海馬における可塑性研究は，海馬スライスを用いて進められてきた．長期増強をもたらす，分子メカニズムについて，多くの知見が得られてきたが，学習との関わりについては，検証の方法がなかった．1992 年，利根川進らはノックアウトマウスを用いた研究から，海馬 LTP と学習・記憶の関係を見事に明らかにした (Silva et al., 1992)．カルシウムイオンによって活性化されるタンパク質キナーゼ (α-CaMKII) と LTP との関係がすでに明らかになっていたことを利用し，この酵素をつくれなくしたマウス（α-CaMKII ノックアウトマウス）を作成した．このマウスから海馬スライスを作成して調べると，LTP がほとんど起きないことがわかった．しかし，ニューロンのその他の性質は調べられた限り正常であることが確認された．引き続き，このマウスの行動が調べられた．

そして，このマウスは，空間学習課題（Morris 水迷路課題）がほとんどできないことがわかった．この実験の結果，はじめて海馬の LTP がある種の学習に必要であることが確かに証明された．

しかし，LTP の形成に必要とされる NMDA 受容体の役割について，解析をするためには，さらに巧妙な遺伝子変異マウスを必要とした．NMDA 受容体ノックアウトマウスを作成すると生後すぐに致死になることがわかったからだ．Cre-LoxP システムを利用して，海馬それぞれの部位のニューロン（CA1，CA3，DG）に限って，NMDA 受容体の発現を消去したマウスが作成された．CA1 ニューロンに特異的に NMDA 受容体を消去する (Tsien et al., 1996) と CA3–CA1 間の LTP のみが阻害され，Morris 水迷路課題においても学習効率の低下が観察された．NMDA 受容体が学習において，重要な役割を果たしていることがはじめて確認された．CA3 ニューロンに特異的に NMDA 受容体を消去する (Nakazawa et al., 2002) と CA3 ニューロンが形成するリカレント結合部位の LTP のみが消失したが，苔状線維–CA3 間の LTP は正常であった．この可塑性は NMDA 受容体に依存的ではないことがすでにスライス研究から示唆されていた．Morris 水迷路課題において，このマウスはある種の学習機能のみ低下していることが判明した．プール周囲に複数個ある，位置の手がかりキューを部分的に欠如すると，コントロールと比較してたちまち学習効率が低下することがわかった（pattern completion の欠如）．つい最近，DG のニューロンに特異的に NMDA 受容体が消去されたマウスが作成された (McHugh et al., 2007)．Bliss と Lϕmo が行った実験と同じプロトコールで，*in vivo* で貫通線維を刺激した際の DG ニューロン LTP が，このマウスでは阻害されていることが確認された．水迷路課題では，コントロールと同じ学習能力が確認された．さらに，このマウスの学習能力の判定に，contextual fear conditioning が使用された．この実験には A，B の 2 種類の箱が準備された．この 2 つの箱は一見似ているが，箱の天井の材質，におい，そして照明に使っている光のみが微妙に異なっていた．DG ニューロンに特異的に NMDA 受容体を消去すると，この微妙な違いの識別学習のみが阻害されることが見いだされた（pattern separation の欠如）．このように，NMDA 受容体は，海馬それぞれのニューロンにおいて，可塑性に寄与していることがわかった．学習との観点においては，CA1 のニューロンは学習全般における役割が，また CA3 あるいは DG のニューロンにおいては，ある特定の役割があることが示唆された．

(a) NMDA 受容体サブタイプの可塑性における役割

NMDA 受容体は，海馬回路の可塑性にとって，非常に重要な分子であることを理解していただけたと思う．そもそも，NMDA 受容体は，複数の R1 分子と R2 分子とが構成する陽イオンチャネルである．ナトリウムイオンやカリウムイオンに加え，カルシウムイオンを透過することに特徴がある．このカルシウムイオンにより，細胞の形態変化を含む回路の可塑性が生み出されている．

NMDA–R2 分子には，主に 4 つのサブタイプがあることが知られている．R2A，R2B，R2C，R2D の 4 種類である．このうち，R2A と R2B が海馬や大脳皮質に発現することが知られている．そこで，本節では，とくにこの 2 つのサブタイプに絞り，説明を進めていく．発生学研究の結果から，まず，R2B 分子が発現し，次第に R2A 分子に置き換わっていくことが見いだされている．電気生理学的研究から，R2B と R1 によるチャネルのほうが，R2A と R1 によるチャネルより，チャネルの開口時間が長いことが知られている．このため，可塑性の観点からも，R2B と R1 によるチャネルのほうが，R2A と R1 によるチャネルより，LTP 効率が高い．

このような知見から，R2B 分子の発現を普段よりも高めてあげれば，海馬回路での可塑性効率が高まることが推定された．プリンストン大学の Joe Tsien 博士らは，遺伝子操作により，普段より R2B 分子の発現が高められたマウスを作成した (Tang et al., 1999)．このマウスの海馬回路における可塑性が高まっていたことはいうまでもない．驚くことに，さまざまな学習課題において，このマウスは，普通のマウスより，賢くなっていることがわかったのだ．このマウスは，Morris 水迷路課題において，好成績を記録した．また，足への電撃刺激と場所を関連付ける連合学習においても，興味深い結果が得られた．実験にはきわめて類似した A と B 2 種類の飼育ケージが使用された．A のケージに入れて電撃刺激を加えると，それからしばらくは，マウスを A のケージに入れただけでマウスは驚愕反応を示すようになる．B のケージもきわめて似ているので，はじめは B のケージに入れても驚愕反応が見られる．しかし，マウスは次第に A ケージと B ケージの違いを見分けられるようになり，B ケージに入れても驚愕反応が見られなくなる．空間情報の微妙な差異を識別するために，海馬回路における情報処理が必要であることがわかっている．このマウスでは，空間学習がうまくできるために，電撃の際に利用されない B ケージに対する自らの驚愕反応を抑えることを速やかに学習した．この発見によって，人間の学習や記憶においても，R2B 分子の発現を増強することができれば，賢くなれる可能性が考えられた．また，学習障害の治療や，アルツハイマー病の進行防止の観点から，海馬回路の NMDA 受容体のはたらきを増強する薬剤や治療法が有効である可能性が推察された．

実際，次節で詳しく紹介する海馬新生ニューロンは，発達途上のニューロンであることから，R2B 分子の発現割合がきわめて高いことが見いだされている．この性質から，新生ニューロンにおいては，LTP 効率が上昇していることが観察されている．また，この海馬新生ニューロンをある方法により除去すると海馬歯状回における LTP がほぼ消失したとする報告も得られている．そして，大変面白いことに，この海馬新生ニューロンの数を，薬剤や生活習慣の改善により，普段の数倍のレベルまで，高めることができることが見いだされている．このような知見に従って，人間の学習機能を高めることが，具体的にイメージできるようになってきた．次節において，成体海馬のニューロン新生について，解説を進めていく．

8.3　成体海馬のニューロン新生

8.3.1　成体海馬のニューロン新生とは

「人間の脳細胞のはたらきは，成人のころピークに達した後は，年をとるとともに衰える一方である」と考えられてきた．ところが，近年，海馬歯状回において，どんなに年をとっても新しくニューロンが生み出されていることが発見され，この現象が大いに注目されている．1998 年にスウェーデンの Eriksson らは，大人の脳でも海馬でニューロンが新生していることを発見した (Eriksson et al., 1998)．海馬新生ニューロンの機能については，まだ研究が始まったばかりではあるが，可塑性が高いことが明らかになり，ある種の学習に関わっていることが示唆されている．これまでの研究から，学習行動によってニューロン新生の程度が高まることがわかってきた (Tozuka et al., 2005)．また，ある種の病態において（脳梗塞など），新生ニューロンの数が増加していることが示されている．

それでは，大人の脳の中で，海馬以外の場所においてニューロンの新生は起こっていないのであろうか．これまでの研究から，脳内部の空洞（脳室）周囲にも，神経幹細胞が存在していることが知られている．げっ歯類（マウスやラット）においては，この細胞が嗅球（におい感覚の伝達中枢）に移動し，GABA 陽性の介在性ニューロンになることがわかっている．ごく最近，ヒトにおいても，脳室周囲の神経幹細胞が嗅球に移動し，新生ニューロンが発生する証拠が挙げられている (Curtis et al., 2007)．新生ニューロンによって，嗅覚に関する神経回路の可塑性が高められていることが推察される．その他の場所については，詳しい解析が行われているが，今のところ新生ニューロンを示す有力な証拠は得られていない．

本節では，学習との観点から，海馬でのニューロン新生に的を絞り，説明を進めていく．図 8.11 に海馬の簡単な解剖学を記す．海馬はマウスの脳を上部後方から見た場合，2 つのバナナを脳の内側に埋め込んだような形をしている．その内部構造は，CA1–CA3 領域からなる錐体細胞層と，顆粒細胞層 (DG) からなる．この顆粒細胞層が V 字の構造を示すことから歯状回と呼ばれる．新生ニューロ

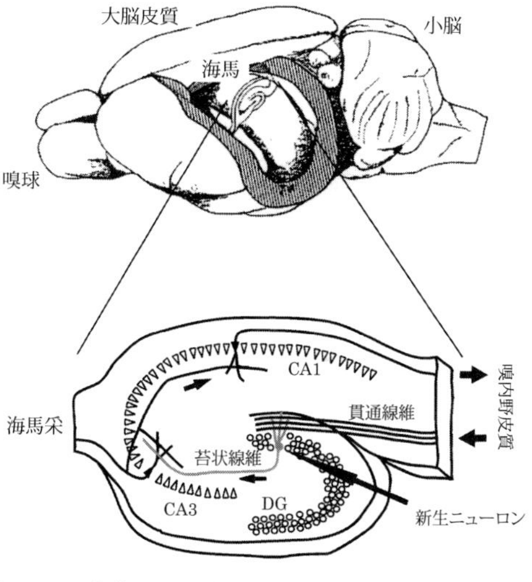

図 8.11 成体海馬の歯状回に存在する新生ニューロン

上図に，マウスの脳の大まかな構造を示した．下図には，海馬回路と新生ニューロンの関係を示した．海馬歯状回 (DG: dentate gyrus) の新生ニューロンは，貫通線維からの入力を受け，CA3 の錐体細胞へ（苔状線維で）出力する．

ンが存在しているのは歯状回であり，成熟して顆粒細胞 (granule cell) として機能する．顆粒細胞は，歯状回の外側を通る貫通線維 (perforant path) の投射を受け，苔状線維 (mossy fiber) という投射を海馬錐体細胞 CA3 部位に出す．

CA3 領域では，錐体ニューロンが記憶形成を担うリカレント結合を形成することが知られている．新生ニューロンは，学習に寄与しており，さらに感情調節にも関わっていることが示唆されている．海馬体からの出力は，①海馬采を経て脳弓へと至る経路（感情に関連）と，②嗅内野皮質を経て大脳新皮質と連結する経路（知性に関連）が知られている．確かに成体脳で新生ニューロンが存在しているのはきわめて限られた領域であるが，新生ニューロンは確実に海馬回路に組み込まれることで，脳全体の回路に対してもはたらきかけているのである．

8.3.2　新生ニューロンの海馬回路の可塑性におけるはたらき

新生ニューロンは，貫通線維からの入力を受け取り，CA3 の錐体細胞に出力することが，これまでの研究からわかってきている．このほかに入力を受けていることはないのだろうか，またこのほかに出力しているニューロンはないのだろうか？

顆粒細胞に関する研究を詳しく調べてみると，顆粒細胞は，興奮性の入力として，貫通線維のほかに，苔状細胞 (mossy cells) からの入力を受けていることが知られている．また，GABA 神経の入力を，細胞体付近，ならびに分子層に伸びた樹状突起上において受け取っていることが知られている．入力は，海馬内の回路に限られるわけではない．中隔野 (Septum) からは，GABA 神経ならびにアセチルコリン性神経の入力を受け取っているし，脳幹部より，セロトニン神経やノルアドレナリン神経の投射を受けていることも見いだされている．ドーパミン神経については，この部位には，ほとんど投射がないことが知られている．

新生ニューロンに対する GABA 神経の入力については，最近詳しく調べられてきた．新生ニューロンへの分化後しばらくは，驚くことに GABA の入力は興奮性に作用することが見いだされた．新生ニューロンは発達中の細胞であることから，発達期のニューロンに見られる性質を受け継いでいるものと考えられる．発達期においても，ニューロンは分化後，しばらくは（マウスの場合は 2 週間ほど）GABA の入力は興奮性に作用する．この興奮性 GABA 入力によって，新生ニューロンの分化が非常に促進されていることが発見されている．その後次第に GABA による抑制が強くなってはいくが，成熟した顆粒細胞と比べ，GABA 神経による抑制は強くはかからない．新生ニューロンは，周りの成熟ニューロンと比較して活動を出しやすい性質があると考えられる．

新生ニューロンに対する興奮性のグルタミン酸神経入力に対するシナプス可塑性が調べられ，新生ニューロンは周りの成熟ニューロンと比較して幼若型の NMDA 受容体の割合が高いため，可塑性を強く有していることが見いだされた．また，海馬スライスのフィールド記録による LTP 測定の実験系において，X 線あるいは遺伝子変異により新生ニューロンを除去したマウスでは，LTP の消失が起こることが観察された．このマウスにおいても，GABA 受容体阻害剤の存在下における LTP は影響を受けていなかった．これらの結果は，海馬新生ニューロンがなければ，貫通線維と顆粒細胞間におけるシナプス可塑性 (LTP) が生じないことを示している．と同時に，成熟した顆粒細胞においては，GABA による抑制が強すぎるために，通常の状態ではシナプス可塑性が見いだせないことが示唆された．前述した DG ニューロンに特異的に NMDA 受容体を消去したマウスにおいて，貫通線維と顆粒細胞間におけるシナプス可塑性 (LTP) のみが阻害され，微妙な違いの識別学習のみが阻害されていた．X 線あるいは遺伝子変異により新生ニューロンのみを除去したマウスにおいても，微妙な違いの識別学習がうまくいかず，驚愕反応が起こりづらい傾向が認められた (Saxe et al., 2006).

以上を考え合わせてみると，DG においては，新生ニューロンがなければ，LTP をつくり出すことはできず，この LTP は空間的な微妙な変化を学習するために使われていることが推察できた．微妙な変化は pattern separation とも呼ばれ，海馬 DG ニューロンが関わっている (McHugh et al., 2007)．これらの結果を詳しく見てみると，DG ニューロン特異的に NMDA 受容体を消去するよりも，新生ニューロンを欠落させたほうが，よりドラスティックな効果が得られている．新生ニューロンを欠落させた場合，pattern separation の獲得学習においてもすでに差が見られているのに対し，DG ニューロン特異的に NMDA 受容体を消去したマウスでは，pattern separation の獲得学習には有意な差がなかったが，消去学習においてようやく差が見いだされている．

そのため，新生ニューロンにおいては，貫通線維との間の可塑性に加え，別の場所での可塑性もより高まっているのかもしれない．候補としては，苔状細胞から入力を受ける際の可塑性，あるいは出力する際のCA3錐体細胞との間の可塑性や苔状細胞との間の可塑性なども高まっていることが推定できる．薬剤などにより新生ニューロンを消去したラットにおいて，Morris水迷路学習課題やトレース版瞬目反射学習の成績が低下していることも報告されている．新生ニューロンは高い可塑性を有しているため，学習に関わる海馬回路において，重要なはたらきを示していると思われる．

8.3.3　ニューロン新生の調節

新生ニューロンの数そのものも，神経活動や生活習慣によって，大きく変動することが知られている．可塑性の高い新生ニューロンは，その数自体も可塑的にコントロールされることで，海馬回路の可塑的性質をさらに高めているものと考えられる．

それでは，成体海馬の新生ニューロンはどのような細胞から生み出されているのであろうか．胎生期において，ニューロンは神経幹細胞としての性質を有する放射状グリア細胞より生み出される．この過程を詳しく見てみると，放射状グリア細胞より，いったん分裂性のニューロン前駆細胞が生み出され，数回の分裂によりその数を増やした後に，ニューロンが誕生していることが見いだされた．ニューロン前駆細胞は，膜生理学的にニューロンと類似の性質を持ち，膜の基本的性質である入力抵抗値が放射状グリア細胞に比べ10倍近い値になっている．

成体海馬においても，歯状回の最も内側の部位に分裂を繰り返す放射状グリア細胞様の神経幹細胞が存在していることが示唆されてきた．これまでに，Alvarez-Buyllaらは，グリア細胞にのみ感染する巧妙なレトロウイルスベクターを使用した実験によって，海馬歯状回においても放射状グリア様細胞が神経幹細胞として機能していることを立証した (Seri et al., 2001)．我々は，放射状グリア細胞が細胞骨格の構成分子としてネスチンを有することを利用して，ネスチン ^{P}-GFPマウス (Yamaguchi et al., 2000)（神経幹細胞マーカーであるネスチンのプロモーター制御下でGFPを発現するマウス，東京大学山口正洋博士より供与）を用いて，海馬に存在する神経幹細胞を可視化し，この細胞の膜生理学特性を明らかにするパッチクランプ研究を行った．電気生理学的な性質と，形態的，免疫染色学的な手法を組み合わせた研究の結果，海馬歯状回においても，幹細胞としての性質を強く保有する type-1 細胞から，ニューロンとしての性質を部分的に持ち分裂を繰り返す type-2 細胞が分化し，そして最終的にはこの type-2 細胞より新生ニューロンが発生することがわかった (Fukuda et al., 2003)．ニューロンへの終末分化が完了したわずか 10 日後には，新生ニューロンの軸索は CA3 領域に伸びている．終末分化から 2 週間以上経過すると新生ニューロンは貫通線維からの入力を受ける．膜興奮特性や軸索構造も成熟する．CA3 錐体細胞との間にも，シナプス結合を有するようになる．海馬新生ニューロンの生理機能に関して，薬剤投与や X 線照射などで新生ニューロンだけを除去した実験の結果から，空間学習機能 (van Praag et al., 1999; Shors et al., 2001) や，不安感に対する抵抗性 (Santarelli et al., 2003)，を高めるはたらきがあることが示唆されている．

「海馬歯状回における成体ニューロン新生」が，海馬回路の可塑性を高めていることが示されてきた．また，加齢に伴い，海馬新生ニューロンの数が激減することが報告されている．そのため，とくに中高齢者において，海馬新生ニューロンの数をうまく増やすことができれば，加齢に伴う脳機能の低下（記憶力の低下やうつ状態の増加）を防ぐことができるのではないかと大いに期待されている．動物実験の結果から，加齢により，年をとっても若い動物と同じような高い認知機能を有する個体 (Good Learner) と，認知機能が低下してしまう個体 (Bad Learner) が現れてくることが示されている．高齢ラットを用いた研究によると，Good Learner では新生ニューロン数が高いレベルで維持されていたのに対し，Bad Learner では新生ニューロン数が極端に減少していることが見いだされた (Drapeau et al., 2003)．

学習行動により，新生ニューロンの数が増加することが知られていたため，海馬回路の活動によりニューロン新生の過程が促進されていることが推測された．そこで，我々は，海馬回路から放出された神経伝達物質により，ニューロン新生の過程が直接制御されていると想定し，「蛍光ガイド神経幹細胞パッチクランプ法」を用いて仮説の検証を進めた．

type-2 細胞については，GABA に対して応答性を持っていることがわかった．type-2 細胞は細胞表面に $GABA_A$ 受容体を有し，GABA 刺激により Cl^-

チャネルが開放することがわかった．また，type-2 細胞は細胞内 Cl^- 濃度が 30 mM と非常に高いため，GABA 刺激により Cl^- が細胞外に流出することがわかった．このため，type-2 細胞は GABA の刺激を受けて電気的に興奮（脱分極）することが示された．

これまでの研究から，学習行動などの際，海馬 GABA ニューロンが特殊なパターン（θ 波：より厳密には γ スパイクが θ リズムで現れるシータオシレーション波）で発火することが知られている (Buzsáki, 2002)．そこで，貫通線維に電気的にシータオシレーション刺激を施し，GABA ニューロンを通じて type-2 細胞に刺激が伝達されるかどうかを評価した．その結果図 8.12 に示すように，海馬の GABA ニューロンが興奮し，シナプス結合を経て type-2 細胞に電流応答が現れることが示された．この脱分極刺激により，電位依存的カルシウムチャネルが開口し，ニューロン前駆細胞内に一過的にカルシウムイオンが流入することが認められた．このカルシウム流入反応が引き金となって，ニューロン分

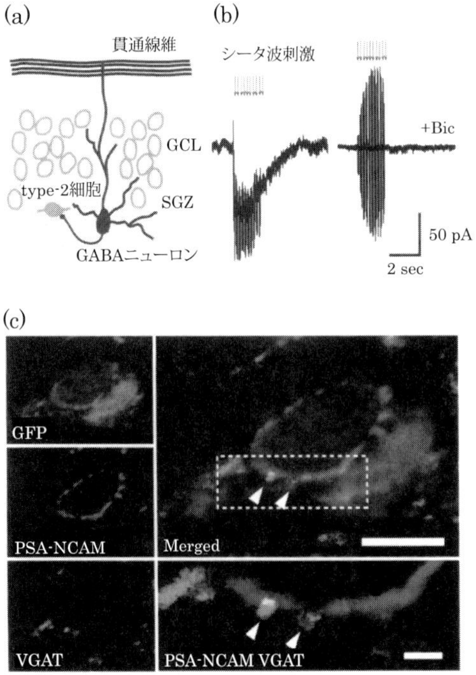

図 **8.12**　type-2 神経幹細胞に投射する GABA ニューロン (Tozuka et al., 2005)

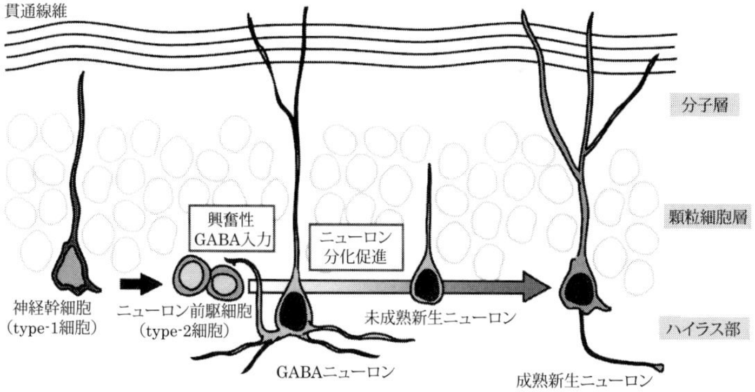

図 8.13 成体神経幹細胞から新生ニューロンへ至る細胞分化のプロセス
放射状グリア様の type-1 細胞より type-2 細胞が分化する．この type-2 細胞に，周辺の GABA ニューロンからシナプス様入力があることが発見された．興奮性 GABA 入力により，ニューロン分化が促進されることがわかった．

化に関わる転写因子（ニューロ D）の発現量が増加し，新生ニューロンへと至る分化が促進されることがわかった．「学習によってなぜニューロン新生が増強されるか」について，はじめてそのしくみの一部が明らかになった．

上記研究の結果をまとめたものが，図 8.13 である．成体の海馬において，まったく未分化の状態である神経幹細胞（type-1 細胞）から，ニューロン前駆細胞ともいえる type-2 細胞が生み出され，その後新生ニューロンが発生することが示された．そして，この type-2 細胞は，海馬の GABA 神経より興奮性の神経入力を受けていることが明らかとなった．ヒトが学習するときに現れる脳波である θ 波を加えたところ，GABA ニューロンを通じて type-2 細胞に刺激が伝達されることが確かめられた．GABA 性の興奮性刺激により type-2 神経幹細胞にカルシウム流入反応が起こり，ニューロンへの分化にスイッチが入ることが明らかになった．

さらに，この研究では，学習刺激を模倣するために，薬剤による GABA 受容体刺激実験を行った．2 種類の GABA 作動薬をマウスに投与し，海馬新生ニューロンの数を海馬すべての領域において数えるという非常に根気のいる共焦点レーザー顕微鏡・細胞数計測実験を実施し，マウス 1 頭あたりに存在する海馬新生ニューロンの数に変化があるかどうかを評価した（図 8.14）．その結果，GABA 作動薬を投与したマウスにおいては，通常の 1.5 倍以上の海馬新生ニューロンが存在していることが示された．学習によるシータ波刺激により

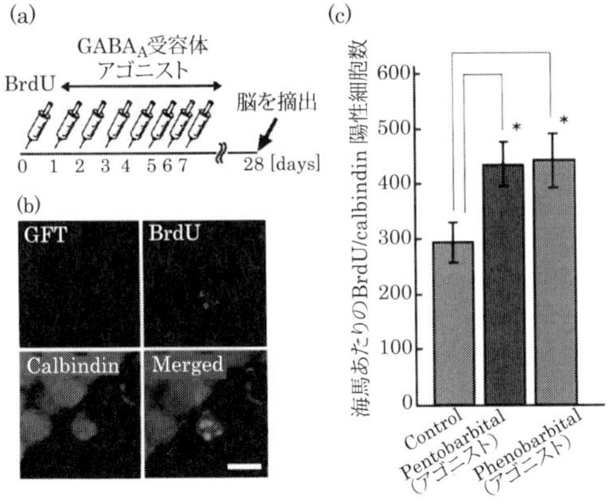

図 8.14　GABA 作動薬の投与による新生ニューロン数の増加
(Tozuka et al., 2005)

type-2 細胞へ GABA 刺激を施すために，2 種類の $GABA_A$ 受容体のアゴニストを 1 週間投与した (a)．(b) 図中，新生ニューロンは，分裂した細胞のマーカーである BrdU と海馬歯状回ニューロンのマーカーである Calbindin により 2 重染色された細胞である．その結果，海馬両側あたりの新生ニューロンの数が 50%以上増加することがわかった．* $P<0.05$

GABA 神経回路が活性化され，type-2 細胞の細胞分化が促進されることで，結果的にニューロン新生が促進されていることが推測された．

8.3.4　さまざまな病態における海馬ニューロン新生

精神疾患における海馬の役割についての研究が進み，感情を制御する回路の一部である点についても，あらためて注目が集まってきている．こうして，海馬はそのはたらきから，認知機能に関わる posterior hippocampus と，感情制御に関わる anterior hippocampus に区別して，そのはたらきをとらえていこうとする新しい流れが復活している（図 8.15）．

海馬新生ニューロンと感情調節についても，注目されている．先に述べたように，新生ニューロンの分化に GABA 回路が重要な役割を果たしている．成体の海馬に特異的に $GABA_A$ 受容体の $\gamma 2$ 鎖変異を入れたマウスにおいては，新生ニューロンに至る分化が阻害されるとともに，行動学的にも不安症の症状が出ることが発見された (Earnheart et al., 2007)．新生ニューロンの分化が阻害され，このニューロンの数が少なくなってしまったために，不安症になる可能性が考えられた．GABA 回路のはたらきを高め，そして学習刺激などにより，

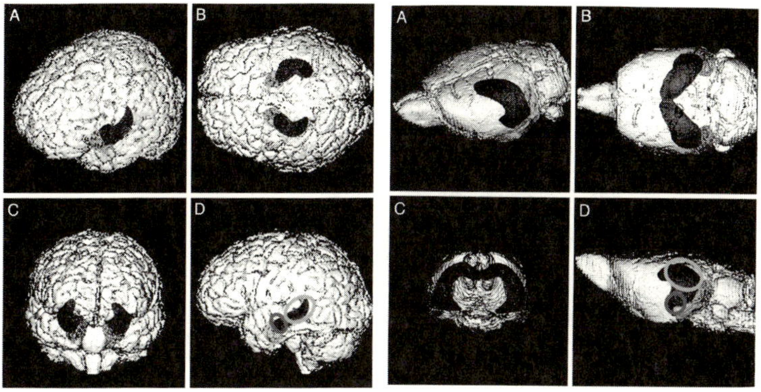

図 8.15 海馬回路と学習・感情の関係 (Andersen et al., 2006)
（左）ヒトの脳における海馬（黒）と扁桃体（灰色）の位置を示した. A–D はさまざまな方向から見た図. D はとくに posterior hippocampus を○で囲った.（右）マウスの脳における海馬（黒）と扁桃体（灰色）.

ニューロン新生の過程をうまく進行させてあげることで，不安症の軽減につながる可能性が挙げられる.

海馬ニューロン新生は，うつ病や統合失調症患者においても，低下していることが示唆されている．うつ病とニューロン新生の関係については，下記の 3 つの点でさらに詳しく調べられている．うつ病の治療薬として使用されている SSRI（selective serotonin reuptake inhibitor: 選択的セロトニン再取り込み阻害剤）によってニューロン新生が高まること，うつ病の原因と考えられるストレス（コルチゾール）によってニューロン新生が阻害されること，うつ病の治療に使用される ECT (Electroconvulsive therapy) でニューロン新生が高まることである．うつ病患者においては，海馬新生ニューロンが少なくなっているために感情調節がうまくいかず，うつ症状が現れている可能性がある．また，統合失調症とニューロン新生の関係についても動物モデル研究 (Pieper et al., 2005)，ならびに臨床研究結果 (Reif et al., 2006) から，海馬新生ニューロンが減ることが統合失調症の直接の原因となることが論じられている．精神疾患の新しい治療戦略として海馬ニューロン新生に期待が集まっている．統合失調症において，何らかの原因によって減ってしまった海馬新生ニューロンの数を，薬剤などにより元の状態に戻してやることができれば症状の改善につながることが大いに期待されている.

脳梗塞（とくに中大脳動脈閉塞）の動物モデル（主にラットやマウス）にお

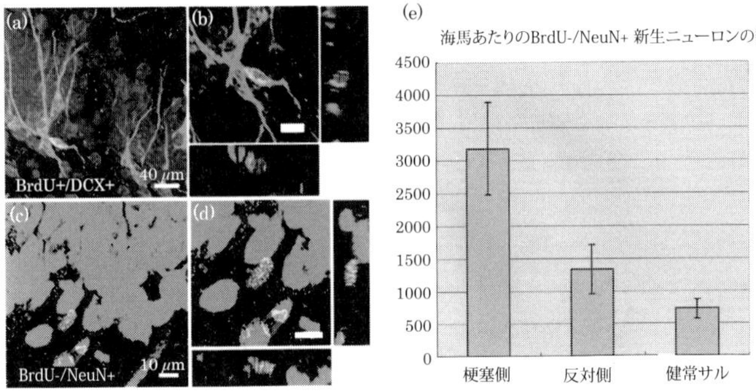

図 **8.16**　脳梗塞後の新生ニューロン数の増加 (Koketsu et al., 2006)

いて，海馬ニューロン新生が高まることが知られていた．我々は，カニクイザルの中大脳動脈閉塞モデルを用いて，ヒトを含めた霊長類においても，脳梗塞後にニューロン新生が増加するかどうかを調査した (Koketsu et al., 2006)．この動物モデルにおいて脳梗塞の誘導後に脳機能が低下することが認められた．意識レベルについては，術後 1 ヵ月で，ほぼ回復した．ほかの神経機能については，顕著な機能回復は認められなかった．この術後 1 ヵ月の時点で，解剖により脳を取り出し，ニューロン新生の程度を免疫組織染色により評価した．その結果，海馬におけるニューロン新生の程度が，およそ 4 倍に高まっていることが認められた（図 8.16）．本研究により，霊長類においても，脳梗塞後に新生ニューロン数が顕著に増加することが確認された．このように，霊長類の病態モデルにおいても，ニューロン新生の程度が高まることが認められた．そして，高まったニューロン新生と脳機能（意識レベル）の回復に何らかの関係があることが推察された．

これまで述べてきた結果は，主に動物モデル研究から得られてきたものであるが，実際にさまざまな脳疾患患者において，海馬新生ニューロンは増えていたり，あるいは減っていたりするのであろうか？　非常に興味がもたれる点である．ごく最近，驚くことに，「アルツハイマー病患者の脳内では海馬ニューロン新生の程度が高まっている」ことを示した論文 (Jin et al., 2004) が提出され，大変な注目を浴びている．海馬新生ニューロンのはたらきを利用して，アルツハイマー病が治療できるとすれば画期的である．この場合，新生ニューロンは海馬回路のはたらきを高めるようにはたらいているのか？　あるいはその逆で過剰になった活動を鎮めるようにはたらいているのか？　両方向からの仮説が考えられ，動物モデルを用いた検証試験が進行している．うつ病，不安症，統合失調症といった精神疾患においては，新生ニューロンが減っていることが推定されている．薬剤などにより新生ニューロンの数を増やすことができれば，精神疾患の治療につながることが期待されている．今後の研究の進展によって，「成体海馬のニューロン新生」を活用した再生医療工学が発展することは想像に難くない．

また同時に，このような応用研究が進展することで，脳そのもの，さらには学習機能に対する新たな理解の手がかりが得られると考える．これまでの研究から「成体海馬のニューロン新生」を知るために数々の新しい研究手法が開発されてきた．病気によって変化してしまった脳回路を，「成体海馬のニューロン新生」という羅針盤を用いて，特定の方向から観察することによって，逆に，自然な状態の脳のはたらきを類推することができるようになると考える．海馬，なかでも歯状回，そしてこの場所にしかない新生ニューロンには，どのようなはたらきがあるのだろうか．この先研究を続けていくと，どのような不思議に出くわし，そして発見が待っているのか．このわくわくする予感こそが，私にとって研究を続ける動機付けであり，「報酬」になっている．

参考文献

[1] Andersen P, Morris R, Amaral D, Bliss T, O'Keefe J (2006) *The Hippocampus Book*. Oxford University Press.

[2] Asaka Y, Mauldin KN, Griffin AL, Seager MA, Shurell E, Berry SD (2005) Non-pharmacological amelioration of age-related learning deficits: The impact of hippocampal θ-triggered training. *Proc Natl Acad Sci USA* **102**: 13284–13288.

[3] Bragin A, Jandć G, Nádasdy Z, Hetke J, Wise K and Buzsáki G (1995) Gamma (40–100 Hz) oscillation in the hippocampus of the behaving rat. *J Neurosci* **15**: 47–60.

[4] Buzsáki G (2002) Theta oscillations in the hippocampus. *Neuron* **33**: 325–340.

[5] Curtis MA, Kam M, Nannmark U, Anderson MF, Axell MZ, Wikkelso C, Holtås S, van Roon-Mom WM, Björk-Eriksson T, Nordborg C, Frisén J, Dragunow M,

Faull RL, Eriksson PS (2007) Human neuroblasts migrate to the olfactory bulb via a lateral ventricular extension. *Science* **315**: 1243–1249.

[6] Drapeau E, Mayo W, Aurousseau C, Le Moal M, Piazza PV, Abrous DN (2003) Spatial memory performances of aged rats in the water maze predict levels of hippocampal neurogenesis. *Proc Natl Acad Sci USA* **100**: 14385–14390.

[7] Earnheart JC, Schweizer C, Crestani F, Iwasato T, Itohara S, Mohler H, Luscher B (2007) GABAergic control of adult hippocampal neurogenesis in relation to behavior indicative of trait anxiety and depression states. *J Neurosci* **27**: 3845–3854.

[8] Eriksson PS, Perfilieva E, Bjorkeriksson T, Alborn AM, Nordborg C, Peterson DA, Gage FH (1998) Neurogenesis in the adult human hippocampus. *Nature Med* **4**: 1313–1317.

[9] Fukuda S, Kato F, Tozuka Y, Yamaguchi M, Miyamoto Y, Hisatsune T (2003) Two distinct subpopulations of nestin-positive cells in adult mouse dentate gyrus. *J Neurosci* **23**: 9357–9366.

[10] Gazzaniga MS (2006) *Cognitive Neuroscience.* W W Norton & Co Ltd.

[11] Harding EJ, Paul ES, Mendl M (2004) Changes in grey matter induced by training. *Nature* **427**: 311–312.

[12] Jin K, Peel A, Mao XO, Xie L, Cottrell B, Greenberg DA (2004) Increased hippocampal neurogenesis in Alzheimer's disease. *Proc Natl Acad Sci USA* **101**: 343–347.

[13] Koketsu D, Furuichi Y, Maeda M, Matsuoka N, Miyamoto Y, Hisatsune T (2006) Increased number of new neurons in the olfactory bulb and hippocampus of adult non-human primates after focal ischemia. *Exp Neurol* **199**: 92–102.

[14] McHugh TJ, Jones MW, Quinn JJ, Balthasar N, Coppari R, Elmquist JK, Lowell BB, Fanselow MS, Wilson MA, Tonegawa S (2007) Dentate gyrus NMDA receptors mediate rapid pattern separation in the hippocampal network. *Science* **317**: 94–99.

[15] Mechelli A, Crinion JT, Noppeney U, O'Doherty J, Ashburner J, Frackowiak RS, Price CJ (2004) Structural plasticity in the bilingual brain. *Nature* **431**(7010): 757.

[16] Nakazawa K, Quirk MC, Chitwood RA, Watanabe M, Yeckel MF, Sun LD, Kato A, Carr CA, Johnston D, Wilson MA, Tonegawa S (2002) Requirement for hippocampal CA3 NMDA receptors in associative memory recall. *Science* **297**: 211–218.

[17] Papez JW (1937) A proposed mechanism of Emotion. *Arch Neurol Psychiatry* **38**: 725–743.

[18] Pieper AA, Wu X, Han TW, Estill SJ, Dang Q, Wu LC, Reece-Fincanon S, Dudley CA, Richardson JA, Brat DJ, McKnight SL (2005) The neuronal PAS domain protein 3 transcription factor controls FGF-mediated adult hippocampal neurogenesis in mice. *Proc Natl Acad Sci USA* **102**: 14052–14057.

[19] Qin Y, Carter CS, Silk EM, Stenger VA, Fissell K, Goode A, Anderson JR (2004) The change of the brain activation patterns as children learn algebra equation

solving. *Proc Natl Acad Sci USA* **101**: 5686–5691.

[20] Reif A, Fritzen S, Finger M, Strobel A, Lauer M, Schmitt A, Lesch KP (2006) Neural stem cell proliferation is decreased in schizophrenia, but not in depression. *Mol Psychiatry* **11**: 514–522.

[21] Rovee-Collier C (1999) The development of infant memory. *Current Directions in Psychological. Science* **8**: 80–85.

[22] Sakai KL (2005) Language Acquisition and Brain Development. *Science* **310**: 815–819.

[23] Santarelli L, Saxe M, Gross C, Surget A, Battaglia F, Dulawa S, Weisstaub N, Lee J, Duman R, Arancio O, Belzung C, Hen R (2003) Requirement of hippocampal neurogenesis for the behavioral effects of antidepressants. *Science* **301**: 805–809.

[24] Saxe MD, Battaglia F, Wang J-W, Malleret G, David DJ, Monckton JE, Garcia ADR, Sofroniew MV, Kandel ER, Santarelli L, Hen R and Drew MR (2006) Ablation of hippocampal neurogenesis impairs contextual fear conditioning and synaptic plasticity in the dentate gyrus. *Proc Natl Acad Sci USA* **103**: 17501–17506.

[25] Seri B, Garcia-Verdugo JM, McEwen BS, Alvarez-Buylla A (2001) Astrocytes give rise to new neurons in the adult mammalian hippocampus. *J Neurosci* **21**: 7153–7160.

[26] Shors TJ, Miesegaes G, Beylin A, Zhao M, Rydel T, Gould E (2001) Neurogenesis in the adult is involved in the formation of trace memories. *Nature* **410**: 372–376.

[27] Silva AJ, Paylor R, Wehner JM, Tonegawa S (1992) Impaired spatial learning in alpha-calcium-calmodulin kinase II mutant mice. *Science* **257**: 206–211.

[28] Smith EE, Nolen-Hoeksema S, Fredrickson BL, Loftus GR (2003) *Atkinson and Hilgard's Introduction to Psychology* 14th Ed. Wadsworth/Thomson Learning（内田一成訳 (2005)『ヒルガードの心理学』ブレーン出版）.

[29] Sperling R (2007) Functional MRI Studies of Associative Encoding in Normal Aging, Mild Cognitive Impairment, and Alzheimer's Disease. *Ann NY Acad Sci* **1097**: 146–155.

[30] Squire LR, Roberts JL, Nicholas C, Spitzer L, Zigmond MJ, McConnell SK, Bloom FE (2002) *Fundamental Neuroscience, Second Edition.* Academic Press.

[31] Tang YP, Shimizu E, Dube GR, Rampon C, Kerchner GA, Zhuo M, Liu G, Tsien JZ (1999) Genetic enhancement of learning and memory in mice. *Nature* **401**: 63–69.

[32] Tozuka Y, Fukuda S, Namba T, Seki T, Hisatsune T (2005) GABAergic excitation promotes neuronal differentiation in adult hippocampal progenitor cells. *Neuron* **47**: 803–815.

[33] Tsien JZ, Huerta PT, Tonegawa S (1996) The essential role of hippocampal CA1 NMDA receptor-dependent synaptic plasticity in spatial memory. *Cell* **87**: 1327–1338.

[34] van Praag H, Christie BR, Sejownski TJ, Gage FH (1999) Running enhances neurogenesis, learning, and long-term potentiation in mice. *Proc Natl Acad Sci USA* **96**: 13427–13431.

[35] Yamaguchi M, Saito H, Suzuki M, Mori K (2000) Visualization of neurogenesis in the central nervous system using nestin promoter-GFP transgenic mice. *Neuroreport* **11**: 1991–1996.

索引

［な行］

［は行］

監修者略歴
甘利俊一（あまり・しゅんいち）
理化学研究所脳科学総合研究センター長
1936 年　生まれ
1958 年　東京大学工学部卒業
1963 年　九州大学工学部助教授
1967 年　東京大学工学部助教授
1982 年　同教授
2003 年より現職
著書『神経回路網の数理』（産業図書，1978），『情報幾何の方法』（共著，岩波書店，1993）ほか多数

編者略歴
岡本　仁（おかもと・ひとし）
理化学研究所脳科学総合研究センター副センター長
1958 年　生まれ
1983 年　東京大学医学部卒業
1991 年　岡崎国立共同研究機構助手
1997 年　慶應義塾大学医学部専任講師
1997 年　理化学研究所脳科学総合研究センター発生遺伝子研究チーム・チームリーダー
2008 年より現職
著書『脳科学の進歩』（共著，放送大学振興協会，2006）ほか

脳の発生と発達　シリーズ脳科学 4

2008 年 9 月 12 日　初　版

[検印廃止]

監修者　甘利俊一
編　者　岡本　仁
発行所　財団法人　東京大学出版会
代 表 者　岡本和夫
〒 113-8654 東京都文京区本郷 7-3-1 東大構内
電話 03-3811-8814　Fax 03-3812-6958
振替 00160-6-59964
印刷所　三美印刷株式会社
製本所　矢嶋製本株式会社

ISBN978-4-13-064304-7　Printed in Japan